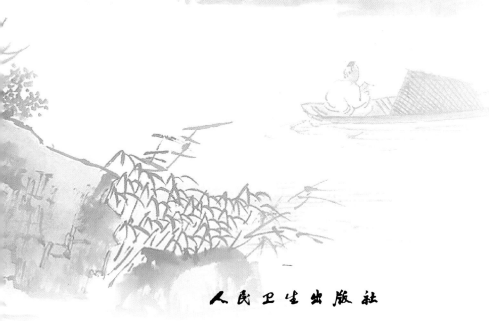

张志远 临证七十年 精华录

（下册）

张志远 著

邱浩 整理

人民卫生出版社

图书在版编目（CIP）数据

张志远临证七十年精华录:下册/张志远著.—北京:人民卫生出版社,2017

ISBN 978-7-117-24055-0

Ⅰ.①张… Ⅱ.①张… Ⅲ.①中医临床-经验-中国-现代 Ⅳ.①R249.7

中国版本图书馆 CIP 数据核字（2017）第 012421 号

| 人卫智网 | www. ipmph. com | 医学教育、学术、考试、健康，购书智慧智能综合服务平台 |
| 人卫官网 | www. pmph. com | 人卫官方资讯发布平台 |

张志远临证七十年精华录（下册）

著　　者：张志远

出版发行：人民卫生出版社（中继线 010-59780011）

地　　址：北京市朝阳区潘家园南里 19 号

邮　　编：100021

E - mail：pmph @ pmph. com

购书热线：010-59787592　010-59787584　010-65264830

印　　刷：三河市宏达印刷有限公司

经　　销：新华书店

开　　本：710×1000　1/16　印张：19　插页：2

字　　数：362 千字

版　　次：2017 年 3 月第 1 版　2024 年 3 月第 1 版第 12 次印刷

标准书号：ISBN 978-7-117-24055-0

定　　价：59.00 元

打击盗版举报电话：**010-59787491　E-mail：WQ @ pmph. com**

质量问题联系电话：**010-59787234　E-mail：zhiliang @ pmph. com**

张志远简介

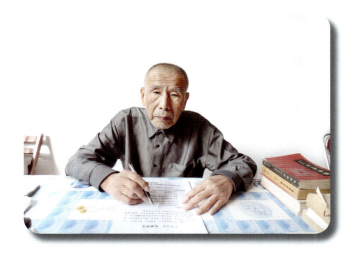

蒲甘老人张志远于抱拙山房

张志远，生于1920年，教授、主任医师，山东德州人，幼学先秦诸书，读经、史、子、集，在父亲寒江遗翁、业师耕读山人指导下步入医林。1957年始先后在山东中医进修学校、山东中医学院、山东医学院、山东中医药大学从事临床、科研、教学工作，讲授《伤寒论》《金匮要略》《温病学》《妇科学》《中草药》《中国医学史》《中医各家学说》，曾任中医系顾问、教研室主任、国家卫生部中医作家成员、全国中医各家学说研究会顾问，系山东名老中医，享受国务院政府特殊津贴。曾被国外大学、科研机构聘为顾问、方药总编辑、荣誉博士。业医七十余年，知识渊博，经验丰富，发表论文400多篇，主编、主审、著述医籍18部，曾获国际医学会议奖。

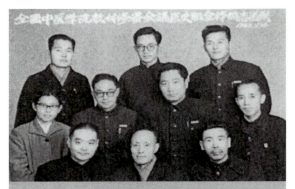

1963年11月,在合肥召开了"全国中医学院教材修审会议"。图为《中国医学史》编审小组全体成员的合影。前排左起:耿鉴庭、李重人、张志远;中排左起:甄志亚、……、李志浩、余瀛鳌;后排左起:李经纬、……、陈道瑾。

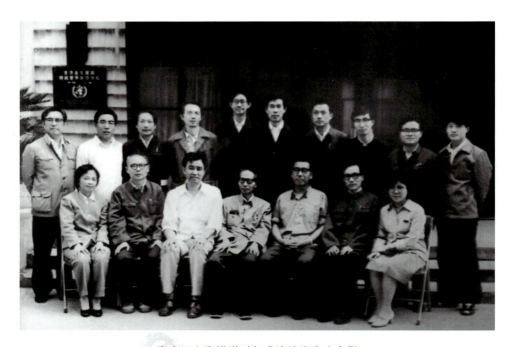

张志远上海讲学时与裘沛然诸先生合影
前排:裘沛然(右四),张志远(右三)

尘 言

负壶捣药送病友，光阴荏苒七十年。

老朽已染重病，风烛时间有限，将所积临床经验随笔写出，汇集一册，留于人间，供同道、岐黄学术爱好者过目、指正，权作纪念！

岁在乙未端午

乐天翁张志远合十

皆大欢喜

祝福大千世界

目 录

（下册）

第五编

精华录 481～600 小节

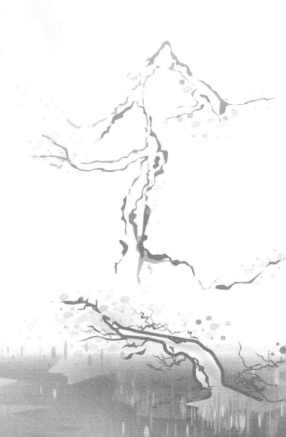

▣ 481. 龙骨、牡蛎治狂

《素问·举痛论》瞩目精神刺激、情志变化，怒则气上、喜则气缓、悲则气消、恐则气下、惊则气乱、劳则气耗、思则气结，对人体有重大影响。《伤寒论》调理火疗发生的惊恐证，投镇静药物，采取护阴、潜阳，常开龙骨、牡蛎，为运用介类的嚆矢，龟板、玳瑁、鳖甲、珍珠母、紫贝齿、石决明组方的引导先河。到目前为止，无论经方、时方、杂方派，都继承了这一心法。吾于民国时代曾见过客居山东的老尼，专门妇科，遇焦虑、精神分裂，除起用"哼哈二将"，即授予大量龙骨、牡蛎、珍珠母，可把躁狂的现象纠正过来，开量在 60 克以上，甚至百克仍不封顶，这位老尼也因此得绰号"龙牡女佛"。

1954 年老朽出诊河北景县，遇一中年女子，一月之内父母相继死亡，悲伤、恐惧，逐渐转向发狂，夜间外出不辨南北，有时全身抖动"如祟所凭"。当时与其知医的家属协商，先试服桂枝汤加龙骨、牡蛎，因肠道通利，没用大黄、元明粉，计桂枝 10 克、白芍 30 克、甘草 10 克、大枣 15 枚（擘开）、生姜 10 片、龙骨 80 克、牡蛎 80 克，水煎，日饮一剂。连吃十天，病况递减，已能熟睡七小时；又继续一周，症状消失，基本治愈。由于白芍量多，润泽濡枯，未受龙、牡收敛而影响大便排出的药弊，疗程比较顺利。

▣ 482. 风火感冒考虑时方

家父曾说：《伤寒论》为圣经而非全书，应学伤寒、用伤寒、不泥于伤寒，要随着社会发展与时俱进；清贤吴瑭"跳出伤寒圈子"的观点可以参考，并非谬论。张路玉、程郊倩、舒驰远皆酷嗜《伤寒论》，但不固守成见，和胸内只有麻桂、姜附、膏知、硝黄的陆九芝等前辈走的道路不同。把视野放大，也涉猎百家，有益无损。多学科知识，不仅能武装自己，尚是分析研究、辨别真伪优劣、投向临床的工具。读五车书改变愚昧，非美言悦耳。就现实来讲，《伤寒论》所遣药物九十余种，攻补寒热均备，却不能面对内科复杂诸证，如流行性温病的营血阶段，则捉襟见肘、枵腹难应。

以解表而论，1964 年老朽诊一夏季风火感冒，发烧、腹泻、无汗。授予苓桂术甘汤加麻黄，汗出泻止，体温不降；考虑细菌、病毒传染，改用金银花 15 克、贯众 15 克、黄芩 15 克、青蒿 15 克、滑石 3 克（冲）、板蓝根 30 克，典型时方，结果两剂便愈。岐黄学术，全方位掌握，极有好处。

▣ 483. 麻黄因祛风湿而止痛

麻黄属经方重点药物，除同桂枝组方，发汗解表，大都用于哮喘，如麻杏石甘汤、小青龙汤，《金匮要略》中行水利尿的甘草麻黄汤临床较少应用。麻黄虽非止痛品，若调理风、寒、湿痹，配合白术、桂枝、附子、细辛、汉防己，利用其开腠解肌之效，可提高处方的止痛功能。高血压患者不必拒服，有桂枝降压就会控制其不良影响。吾目睹伤寒派前辈何梦白重视此项疗法，将麻黄用到中量 10～15 克，仍以白术为君，附子第二，很少起用乌头或天雄，形成自己的用药特色。

1956 年老朽师意诊一风水，表现感冒症状，舌苔白腻，脉象沉迟，怕冷无汗，体温在正常范围，头面四肢浮肿，肌肉关节剧痛，病史十天，服用成药未见好转，乃来寻治。当时即以本汤予之，计麻黄 15 克、炮附子 15 克、白术 30 克、细辛 10 克、桂枝 10 克、汉防己 15 克，每日一剂，分三次用。连饮一周，剧痛缓解，水肿逐渐消退；把量减半，又服六剂，完全治愈。麻黄的止痛效果，可能和其发汗作用，致使风、寒、湿三邪被驱除有重要关系。

▣ 484. 陈氏乌头救急汤

《伤寒论》不仅调理外感疾患、流行性疫病，亦施治内科杂证，和《金匮要略》一起攻读，范围扩大，更有利于临床。明、清两代知识阶层虽不业医，也提倡翻阅二书，增强自我保健；有的弃官下海，从事诊疗，转为儒医，同家传、师授之传统医，手执串铃的走方医，共称"刀圭三医"。民国初期，一乡试落榜的儒医来山东门诊，属经方派，仿照王好古，善治阴寒，喜投附子、乌头、肉桂、干姜、蜀椒、吴茱萸，不开硫黄、荜澄茄之类，用量之大，几无敌手，乃名副其实的火神家。

吾曾收藏老人一首处方，由乌头 45 克、肉桂 15 克、干姜 15 克、甘草 15 克、细辛 15 克、蜂蜜 45 克组成；先煎乌头两小时，再放他药，蜂蜜后入，连煮二遍，合在一起；六小时一次，分四次服。1955 年遇一大雪后冒寒远行的患者，全身肌肉剧痛，四肢关节尤甚，老朽即以本汤授之。日饮一剂，三日而愈。效力迅速，令人叹奇，命名"陈氏乌头救急汤"。

▣ 485. 土瓜根散、下瘀血汤合方

妇女月经延期，或量少，一二日便无，若下腹部胀满、隐隐坠痛，与血瘀于内，冲、任二脉运行障碍有关，称周期落后、血下不利。切勿给予《金匮要略》温经汤，宜用土瓜根散配合下瘀血汤，连服莫辍，功力较好。此乃老朽家传验方，对子宫肌瘤、慢性盆腔炎、输卵管阻塞亦起作用，卵巢囊肿、畸胎瘤效果甚微。前贤喜投桃红四物汤、桂枝茯苓丸纠正月经推迟、晚潮、闭而不来，实际成绩不及此方。

1980 年老朽诊一少妇，月经周期延至 2 ~ 3 个月，稍见即断，因其怀孕心切，要求快马加鞭。遂以本汤予之，取土瓜根、大黄、䗪虫为主，大黄小量，可起君、臣、佐、使四项功能，嘱其坚持服用。计土瓜根 15 克、大黄 2 克、桃仁 10 克、桂枝 10 克、白芍 10 克、䗪虫 10 克，水煎，分三次饮之，吃三日、停一天。蝉联一个半月，周期恢复，量也增加；1982 年春季生下健康男儿。坤门同道往往不太重视土瓜根散、下瘀血汤二方，最好开展实践，深入研究，列为钩沉项目。

▣ 486. 重视大黄

《伤寒论》主要处方君药，大都属于重点。主攻方向、疗效良好者，前人比作大雷音寺的佛门列神，共有十八味，称"十八罗汉"：麻黄为发汗定喘罗汉，桂枝为活血通络罗汉，人参为益气止渴罗汉，白术为健脾利水罗汉，茯苓为安神涤饮罗汉，柴胡为往来寒热罗汉，大黄为破积泻火罗汉，瓜蒌为开胸润燥罗汉，黄连为送凉解毒罗汉，附子为温里回阳罗汉，半夏为降气下痰罗汉，白芍为养阴止痛罗汉，茵陈蒿为制黄祛湿罗汉，山栀子为三焦平热罗汉，白头翁为扫去脓血罗汉，甘草为补中矫味罗汉。单投或组用均可，此十八味均能挂帅出征。大黄尚有将军称号，为"四大天王"之一，破癥瘕、积聚、痰窠、胃肠宿邪，疗精神分裂、行为躁狂，乃《伤寒论》攻坚、泻火、排毒第一神品。

老朽临床七十年，深知它的伟力，随着与兄弟药物配伍，可发挥多种作用，且刚中含柔，如调胃承气汤；刚内增刚，如大承气汤。掌握这些方面，就可运用自如、猛虎变羊。

◼ 487. 运用附子经验

家父《旅世杂文》谓《伤寒论》"四大天王"，应推麻黄为开表发汗天王、石膏为清热降温天王、附子为驱寒扶阳天王、大黄为泻火净肠天王，祛病除邪能大显身手、率众攻敌。附子被视为祝融，俗名火神，应用规律：温通表里，投熟者；驱寒，砂子炮制；回阳、补命门火，则开生品，久煎内服。一般组方，10 ~ 20 克；镇痛、急救阳亡，30 ~ 60 克，少用不佳。火神医家有的升至百余克，因水中溶解达到饱和度，停止转化，与量小相同，等于浪费药材。

1965 年遇一农民，形体虚弱，乏力、怕冷、手足发凉、面色枯白、大便次数较多，感觉十分疲劳。表现内寒严重，乃授予四逆汤，计干姜 20 克、炮附子 70 克（先煎二小时）、甘草 10 克，加了吴茱萸 15 克，水煎，分五次饮之。三剂未见阴去阳回，试将附子减半，改为三次用，使人惊奇，症状缓解，精神焕发。嘱咐蝉联勿辍，又十剂基本治愈。事实证明，若增加水量，可解决水溶饱和度问题，但患者入腹胀满难忍，会造成吃药添病，得不偿失。

◼ 488. 葛根芩连汤东山再起

岐黄医术，属百工技艺，博文广见，才能提高，学海无涯苦作舟，应自强不息；否则，浮光掠影，了解皮毛，无有成就。这是先师"耕读山人"的教诲。老朽早年学习《伤寒论》，缺乏深入，常冷落葛根，非因其"耗胃汁"，而是由于升发，易使大便干结。实际葛根乃一味良品，能辛平解表、扩张血管、降低血压，在调理项背强直方面，堪称第一。《金匮要略》所开之瓜蒌根（天花粉），功力不佳，屈居末座。邪陷阳明，吾常投白虎加葛根芩连汤，可防止向腑证转变，比专开石膏、知母，收效显著。近年来也配合降血压，改善动脉硬化，避免脑血管梗阻、血栓形成，临床很起作用。

1980 年诊一教师，头昏、记忆力大减，有时糊涂，不辨南北，血压、血脂均高，恐患偏瘫，急于求治。当时即给予葛根 30 克、黄芩 20 克、黄连 10 克，加入丹参 20 克、石菖蒲 15 克、决明子 20 克，利用其开窍、活血，降血脂、扩张脑动脉、促进血流量。吃了二十余剂，病情缓解，已登堂讲学。临床有效率达到了百分之八十，葛根一味，值得重视。

■ 489. 玄府六钥开表

《伤寒论》麻黄、桂枝、葛根、柴胡、细辛、升麻，为发汗解肌药，称"玄府六钥"，均有开表作用。细辛配干姜、五味子调理咳嗽，众皆周知；然其外散风寒、宣发肺气、温中化冷，乃治咳嗽的关键，却很少有医家注意。把启鬼门的功能沉入深渊，应当钩沉，表而出之。升麻清热解毒、升阳散火，在麻黄升麻汤、《金匮要略》升麻鳖甲汤内，列为重点，毋庸置疑；但开毛孔透表，则没人问津。只有同麻黄组方，才会被瞩目这个方面；不然，亦会销声匿迹，难见光华。考民国初期稷门一医家，常投以上"六钥"治疗风寒感冒，温化体表，最易得汗，兼解所染毒邪；仅盖被取暖，不吃热粥以助药力，症状亦迅速消失。因有柴胡、升麻，能阻止外邪再传少阳、厥阴，被叹为奇治。

吾临床喜遣麻、桂、柴、葛，细辛、升麻较少，忽略了它俩启玄府的作用，不易总结经验。

1985 年遇一大学文友，外感无汗，舌苔淡白，哮喘、痰多，扁桃体红肿、咽痛，即给予此药，计麻黄 6 克、桂枝 6 克、葛根 10 克、柴胡 10 克、细辛 6 克，突出升麻 30 克。连饮两剂，情况转佳；嘱咐继服，共六天，症状全解。由于汗出极少，未影响咽喉。升麻量大，消肿祛毒，也起了灭火效果。

■ 490. 七通利尿

《伤寒论》除峻泻利水之甘遂、大戟、芫花、商陆，一般者则为"七通"，即茯苓、泽泻、白术、猪苓、滑石、赤小豆、葶苈子，功专排尿，凡痰饮、积液、水逆、浮肿皆可应用。滑石难溶于水，要碾粉口服；赤小豆为白眉红色圆粒，非相思子，切勿混淆；瓜蒂散、麻黄连翘赤小豆汤均以之为佐使，宜大量入药，少则其力不显；葶苈子强心平喘，涤饮行水，具双向疗能，在大陷胸丸、牡蛎泽泻散中祛痰、利尿，令水邪下行，苦者力锐，甜者效低。"七通"对肾炎、心力衰竭、营养不良性水肿，都适合选择投予；泌尿系感染、尿道炎、膀胱炎、肾盂肾炎，加入败酱草、蒲公英、紫花地丁、鸭跖草清热解毒，也会立竿见影。

1965 年老朽诊一肝硬化腹水，蛋白倒置，脐眼外翻，脚面凸起如球，小便极少，就开上方授之，委白术为君 60 克、猪苓 20 克、茯苓 40 克、泽泻 20

克、滑石 10 克（冲）、葶苈子 30 克、赤小豆 50 克兼护胃气，水煎，分四次服，每日一剂。连饮一周，症情递减；凡十五天，水邪全部消去。诸药同组，发挥了理想的功用。

◼ 491. 仲景安神六药

《伤寒论》《金匮要略》所载百合、龙骨、牡蛎、阿胶、茯苓、酸枣仁，能镇惊、安神、疗狂，常用于癔病、癫痫、小儿抽动、噩梦纷纭、神经衰弱、精神分裂、更年期综合征，重点调理失眠、心悸、怔忡、恐惧，经方家称"睡乡六宝"。这些良品，都是有关处方主药，富有实践价值。龙骨、牡蛎不可火煅；酸枣仁炒香醒脾，比生者为优；阿胶补血，专益阴虚；百合对大脑功能紊乱、神志变异起改善作用；书内无有茯神，茯苓之力临床观察，不乏逊色。

1972 年老朽诊一编辑，神经衰弱，久未工作，心慌、烦躁、焦虑，感觉思想不集中，夜卧张目，难以入睡，痛苦不堪。当时即开了"六宝"，计百合 20 克、茯苓 20 克、阿胶 15 克（烊）、龙骨 30 克、牡蛎 30 克、大量酸枣仁 40 克，水煎，下午 5 点一次、10 点一次，分两次饮之，每日一剂。逾十天，已见转机；四周后，症状解除，基本治愈。

◼ 492. 四冬治泻

黄芩、黄连、黄柏、苦参，习称"四冬"，清火、燥湿、解毒，源自《伤寒论》黄芩汤、白头翁汤、栀子柏皮汤；《金匮要略》当归贝母苦参丸。能调治热性病、头面丹毒、口舌生疮、痢疾、肺痈、肠炎、妇女崩漏、二便下血，因守而不走、有厚肠作用，可解除便溏、腹泻，属广谱抗菌、抑制火邪、不通大腑药。苦参尚医心脏期前收缩，脉象间歇，放于炙甘草汤内，收效最佳；配合百部、蛇床子、硼砂、夜交藤煮水坐浴，治滴虫、真菌性外阴瘙痒或阴道炎。

1985 年诊一湿热型慢性肠炎，每日滑泻五六次，肛门如灼，里急后重，排出物似米汤，月余不愈。老朽就以四冬汤予之，有黄芩 15 克、黄连 15 克、黄柏 10 克、苦参 15 克，加入猪苓 10 克利水，一剂分三次服。吃了十天即止，未再复发，平中寓奇。

◼ 493. 治咳十五芳

《伤寒论》《金匮要略》所记宁咳药，除习投干姜、细辛、五味子，尚有杏仁、白前、桔梗、半夏、紫菀、款冬花、泽漆、贝母、瓜蒌、旋覆花、桑白皮、露蜂房，宣肺、祛痰、涤饮，应用范围广泛，经方家谓之"华盖十五芳"。杏仁取苦，甜者力微；五味子打碎，令仁内辛味溢出；桔梗易致呕恶，不宜多开；紫菀、款冬花为比目鱼药，须同组合用；内伤投松、沪贝母，外感用象贝母；旋覆花蜜炙较好，防止刺激咽喉；细辛不过钱说，可以打破，不超10克，很少不良反应；露蜂房即马蜂窝，医口腔炎、鼻黏膜炎、关节炎、支气管炎，十分驯良；泽漆亦名猫眼草，量小无害，因祛痰、利水，多服使人消瘦，李时珍言功同大戟，指消水肿，并非毒草。

1965年遇一老年慢性支气管扩张症，咳嗽，每日咯吐一大碗痰涎，舌苔白厚，气喘吁吁，冬季不敢外出，遇风寒刺激则症状加重。老朽就授予上述十五芳，计半夏10克、杏仁10克、干姜10克、细辛10克、五味子10克、紫菀10克、款冬花10克、松贝母10克、桔梗10克、白前10克、瓜蒌6克、旋覆花10克、桑白皮15克、露蜂房10克、泽漆15克，水煎，日饮一剂。连吃一周，病情扭转，咳止、痰涎减去三分之二，效果可观。

◼ 494. 壮水生津一条龙

《伤寒论》《金匮要略》收入滋水养阴、生津者，有人参、麦冬、玉竹、天冬、阿胶、山茱萸、乌梅、白芍、芦根、生地黄、知母、瓜蒌根（天花粉）、五味子，称"商羊舞""增液一条龙"。所投人参，恐非东北产，宜改用山西党参；二冬之效相似，天冬偏寒，现今均开麦冬，且有健身作用；玉竹兼能益气，性味平和，久服可见殊功；白芍、阿胶补血；乌梅、山茱萸、五味子善于收敛；芦根清热护阴；瓜蒌根刺激唾液分泌，缓解口干；知母苦寒，常同石膏配伍，尚可治疗咳嗽，和瓜蒌根一样，并非纯正补药。

1958年老朽编写《伤寒论评议》时，适值炎夏三伏，火气如炽，天旱无雨，诊一林场伐木工人，恶心欲吐，口渴，头目昏沉，汗出不止，脉呈细数，有中暑脱水现象，为了急救，即以十三味"一条龙"予之，计天冬10克、党参30克、玉竹15克、麦冬10克、山茱萸30克、五味子15克、瓜蒌根10克、生地黄15克、阿胶15克（烊）、白芍15克、乌梅10克、芦根30克、知母10

克，水煎，三小时一次，分四次饮下。连服两剂，恢复正常状态，比较有效。

◼ 495. 经方中人参、黄芪

人参在《伤寒论》《金匮要略》中不占显赫地位，属一般配伍药，未有当过君主之官。由于遗憾，后世质疑，徐松岩、张锡纯前辈指出非东北所生，乃台、党参之类。从医口渴而言，益气生津，水分上腾，唾液分泌增加，和性能温燥的吉林人参大相径庭；因此，二书所开乃"阴柔"的台、党参，只当臣、佐，无戴高帽资格，与四君子汤应用的东北人参，完全不同。故杏林先贤将真正人参（东北人参）、台参、党参分别入药，防止鱼目混珠，很有意义。

黄芪重点坚卫固表，护守鬼门，如桂枝加黄芪汤、黄芪芍药桂枝苦酒汤。调理"血痹"，取其温运络脉，改善阴阳俱虚，如黄芪桂枝五物汤——《医林改错》之补阳还五汤师法了其中经验。黄芪建中汤为桂枝汤加黄芪、胶饴，是用其温化，益于中州，亦未提及升阳或补元气，四君子汤不收黄芪，实际已考虑这个问题。有人讲由补阳还五汤大投黄芪追回半身元气，证明属专科补气药，与此非同一概念；该汤虽然黄芪量大领先，而当归、赤芍、地龙、川芎、桃仁、红花的活血散瘀，也占重要成分。客观事物宜全方位观察，最怕孤雁出群，缘木求鱼。

◼ 496. 六仙寿桃汤

《伤寒论》《金匮要略》所收当归、白芍、生地黄、川芎、阿胶、酸枣仁，水煎饮之，家父命名"六仙寿桃汤"。当归性温养血，川芎活血利气，白芍凉血止痛，生地黄滋阴化血，调心律不齐、肠道燥结，胶艾汤中之四味合用，为四物汤原始来源。传统说法属妇产专利品，实际应用范围广泛，在内科领域同四君子（人参、白术、茯苓、甘草）并驾齐驱，称"兄妹方"，乃广谱理血药。阿胶为驴皮熬制，民间号"补血王"。酸枣仁疗心悸、怔忡、催眠、安神，入血补虚是明代缪仲淳与王肯堂二人对话时提出，才得以彰明。六药联合组方，除治月经延后、量少，在其他方面则适于多种阴亏血虚、颜黄肌瘦、视力下降、身体羸弱、浅睡易梦、疲惫不堪。

1971年诊一同道，因"文革"迫害，活动受限，食物缺乏，营养不良，表现形貌苍老、语言无力、两目发直、精神崩溃、已卧床难起。嘱其家属自购六仙寿桃汤服之，计生酸枣仁10克、当归10克、川芎10克、白芍10克、阿胶 10 克（烊）、生地黄 10 克，添入党参 10 克、白术 10 克。连吃十九剂，体重上升，神志清醒，见人能打招呼，可参加"思想改造"学习了。

◼ 497. 打开六经藩篱，发扬医圣学说

经方家石凡庸，学识、经验超群，属拔尖人物。以凡、庸自命，低调处世，平易近人。乡试落第，执业岐黄，甚有建树。研究前贤学说，全面考虑，与众不同。认为《伤寒论》乃外感热性病系统专书，处方能普遍运用，"有是证便投此药"，内、妇、外、儿都可信手拈来。六经界限应当打破，阳中寓阴、阴内含阳，多种杂、坏、变证，已超出本经所辖范围，仍局于原在提纲，打不开牢笼圈子，千变万化的病机、证候，则很难对号入座；因而要另辟蹊径，区别施治，才会左右逢源。临床诸科常用的理中汤、猪苓汤、抵当汤、苓桂术甘汤、半夏泻心汤，调理肠炎、尿路感染、闭经、脑震荡、小儿脑积水、跌打损伤、胃神经官能症皆起作用，且效果较好，宜深入探讨。

1965 年冬季，老朽于山东省中医院遇一肠道暴泻，频跑厕所又感风寒，大便日下七八次，无汗而喘，卧床委顿不起。即给予家传逆流挽舟、借刀捉贼法，开了麻黄 10 克、杏仁 10 克、桂枝 10 克、甘草 6 克四味麻黄汤，由于血压偏高，兼利水、分化二阴，加入泽泻 15 克，水煎，六小时一次，作三次服，温覆、啜热粥以助药力。连饮两剂，则汗出、喘平、泻止。一石三鸟，令经方发挥了疗他病的威力。

◼ 498. 小陷胸汤加味治痰水结胸

老朽继承《伤寒论》学说，对胸闷、气喘、痰多、尿少，舌苔厚腻，感觉膈间堵塞，大便无变化，属痰水结胸，师法《金匮要略》己椒苈黄丸、葶苈大枣泻肺汤，常投小陷胸汤加椒目、葶苈子，获效较佳。椒目乃蜀椒种子、葶苈子为十字花科独行菜，性质平和，与商陆、大戟、甘遂、芫花峻泻有天壤区别，放心用之，很少闪失，称通渠行水、解除泛滥二药。

1977 年诊一产业职工，素有支气管炎，表现痰饮过盛，胸闷、呼吸障碍、咳嗽、哮喘并不严重，惟咳吐痰涎极多，脉象滑大，更衣甚爽。即以此方予之，计瓜蒌 30 克、半夏 12 克、黄连 10 克、椒目 10 克、葶苈子 30 克，添入枳壳 10 克，每日一剂，水煎，分三次服。连饮一周，症状全解，停药恢复工作。被誉为"六味小品"，得天独厚，妙在开结、驱水。

▣ 499. 肺燥传方

经方医家掌握一首验方，专门调理肺燥干咳无痰，久疗不愈，养阴生津配合收敛，投《伤寒论》《金匮要略》药物，有瓜蒌 30 克、麦冬 15 克、诃黎勒 10 克、五味子 30 克。瓜蒌有两种：一是仁瓜蒌，含种子多，润肠通便；二为糖瓜蒌，种子少，红瓤多。本方用糖瓜蒌。五味子打破，将仁碎出。诃黎勒尚治声音嘶哑，开量不要超过 15 克，否则大便秘结、外排困难。据云清末淮军首领李鸿章吃过此药，名"滋肺育液汤"。口渴加知母，气喘加杏仁，烦躁加石膏，精神抑郁不畅加百合 30 克。

1964 年老朽在山东省中医院遇一半百男子，咳嗽三个月，口干喜饮，没有痰涎，有肺痿现象；医院诊断间质性肺炎，药后未效，转来改用传统中医疗法。反复考虑，就授予该汤，每日一剂，分三次服。共十五天，症状消失，邪去而安。近年发现，若增入大量芦根，鲜者 80 ~ 120 克，最佳。

▣ 500. 换龄汤治经断前后诸证

妇女四十余进入更年期，到六十岁经断前后，为特殊年龄段，易发生交替式综合征，好怒、烦躁、低热、失眠、月经周期紊乱、阵发性出汗、坐卧不宁、行为异常、甚至精神分裂转成疯狂。在此期间，要解除忧郁、焦虑，多参加娱乐活动、练习书画、弹唱歌舞寄托人生，禁忌闭门、孤独、痴心妄想、思绪万千。"英雄勿提当年勇"，把过去看作黄粱一梦，开辟新的环境，死亡是生物规律，老了就要落叶归根，宜"道法自然"。

老朽按照妇女更年期所发综合征，制定一方，是由《金匮要略》中方化裁而来，名"换龄汤"，即"温经汤"减味，含有当归 10 克、川芎 10 克、白芍 10 克、阿胶 10 克（烊）、牡丹皮 10 克、麦冬 10 克、百合 10 克、浮小麦 30 克、珍珠母 10 克、甘草 6 克，水煎，分三次服。1980 年诊一干部，自主神经功能紊乱，月经超前，手足心灼热如火，合眼便入梦境分驰，思前想后，心烦多疑，缺安静状态。乃以此方予之，饮了二十剂，病去百分之八十。

▣ 501. 经方选药佛手加一指汤

《金匮要略》医风、寒、湿，身体肌肉、关节疼痛，载有五味药物，指麻黄、防风、独活、细辛、乌头，称"佛手汤"。大瓢先生增入露蜂房，更名"佛手加一指汤"，适合于痛风、关节炎，对四肢麻木、知觉迟钝亦起作用。其中以防风、独活、细辛、乌头为主，麻黄、露蜂房不属重点。流传之量使人恐怖，然其分四次口服则学者可焕然冰释。老朽临床减半，反馈平妥，效也客观。

1959 年于德州遇一风湿型肌肉痛，投医一年，症状未见明显变化，医院介绍转中医处理。因下肢疾患，添了牛膝，计麻黄 10 克、防风 20 克、独活 30 克、细辛 10 克、乌头 30 克（先煎 90 分钟）、露蜂房 10 克、川牛膝 30 克，嘱咐每日一剂。连饮两周，无不良反应，症状日消，基本治愈。事实说明，若不考虑药量，虽然对证，往往无功，反而落败。

■ 502. 桂附八味丸应用生地黄

桂附八味丸，源自《金匮要略》肾气丸、崔氏八味丸，其中干地黄八两为君，山药、山茱萸皆四两，泽泻、茯苓、牡丹皮用三两，桂枝、附子仅一两，养阴领先，助阳居末。医"脚气上入少腹不仁"，"虚劳腰痛，少腹拘急"，"转胞"、烦热不得卧、尿出不利，消渴、小便反多，地黄均投生者，并未言及炮制；只有防己地黄汤，才提到火蒸变熟的记载。后世把干地黄在桂附八味丸内改成熟地黄，已脱离了取其清热、凉血、保阴的意义。古方寒热、攻补合用，司空见惯，不应因含有桂枝、附子，掩盖八两干地黄所起的主体作用。恢复庐山真面目，仍开生地黄为佳。八味丸疗途不大，钱乙将桂枝、附子减去，另组六味地黄丸，施治范围比较广泛，几乎家喻户晓，成了不倒翁方。

1956 年医一市民，属高龄产妇，面红耳鸣、腰痛如折、走路足后跟似针刺，有明显肾阴虚表现。当时老朽曾考虑给予六味地黄丸，由于壮水药物量多，恐阳被阴伤，产生偏害，乃转为桂附八味丸，改成汤剂，计生地黄 30 克、山茱萸 15 克、山药 10 克、牡丹皮 10 克、桂枝 3 克、炮附子 3 克、茯苓 6 克、泽泻 3 克，水煎，分三次服。牡丹皮护阴，10 克较宜，少则难以发挥清热之力。连饮两周，病情大减，症状逐渐消退。说明滋润阴柔处方添入阳刚药品，还可防止矫枉过正带来不吉，防止留下遗患。

■ 503. 《金匮要略》三事

中药水丸、蜜丸，常取朱砂挂衣，"纳真朱为色"，增加红色艳丽，诱人喜服，且吃了镇静安神，易于休息。如《金匮要略》赤丸，现代认为含汞，能发生中毒，已逐渐被淘汰。

《金匮要略》鳖甲煎丸所用灰酒，是清酒（朱酒）与灶下灰（百草霜）合在一起煮药，绞出其汁赋形，再同他品打成水丸；配制复杂，功力不大，也停止操作。

《金匮要略》妊娠养胎投白术散（白术、川芎、蜀椒、牡蛎），方后附言："心烦吐痛，不能食饮，加细辛一两、半夏大者二十枚。"切勿盲用，否则会导致先兆流产。家父和岐黄前辈诸友剪烛夜谈，曾目睹一中年孕妇，身体虚弱，严重贫血，早期妊娠恶阻不止，误信民间传方，自购细辛、半夏大量服之，阴道流血，令两个月胚胎组织堕下。

■ 504. 人参止渴析

经方对热性病应用人参，大都以益气生津护阴为主，从白虎汤加人参治口渴，如"大渴""口燥渴""身热而渴""渴欲饮水""烦渴不解"，就能证实。现在所投均属东北吉林人参，擅长补中益气，因性偏温燥，未见发挥止渴作用；需要滋阴育液时，很少加入该品，并非医家白眼，而是该品缺乏这一功能。开白虎汤壮水灭火，则派遣山西台参、党参，或加石斛、麦冬、生地黄。老朽临床，若患者经济状况允许，就推出西洋参粉墨登场，单任旗手角色。

1980 年诊一暍证，习名中暑、日射病，发烧、出汗、烦躁、头目昏沉、脉象洪滑，要求吃冰、冷饮，口干而渴为重点症状。即以白虎汤加西洋参予之，计石膏 60 克、知母 30 克、西洋参 20 克、甘草 10 克、粳米 60 克，添入麦冬 15 克，水煎，六小时一次，分三次服。三剂便热退体凉，口渴遂止。

■ 505. 党参可以重用

《伤寒论》《金匮要略》近四十首处方内应用人参，除白虎汤加人参生津止渴，他方尚取其补中、健脾、养胃、通脉、益血、扶正去邪、推动大气解除心下痞满，属强壮药，和现在所开之台参、党参功用大致相同。因台参、党参性质驯良、平妥，宜投大量，方可建树，少则不易见奇，一般水煎，50 克封顶；但振起虚寒，效力低于东北吉林地道人参。

1981 年老朽诊一工程师，素患神经衰弱，近来胃呆，稍食即饱，下肢乏力，心慌气短，感觉疲惫似瘫，当时授予理中汤加黄芪，计白术 15 克、干姜

6 克、党参 20 克、黄芪 30 克、甘草 6 克。连吃三剂，口渴、烦躁，将干姜减去，依然如故；考虑黄芪升阳利水，又把黄芪删掉，尚无病却迹象。于进退维谷的情况下，增加了党参之量，改为 50 克，孰知吉人天相，症状转佳。凡十剂，健康开始恢复；休息半个月，即到车间工作。此案，颇有启发性。

■ 506. 葛根与麻黄

葛根在临床上，能发挥多种作用，如辛凉解表，调理头眩、耳鸣、消渴、腹泻，扩张心脑动脉、降低血压、促进血流量增加，尤以解痉见长，对项背强几几有特殊效果。开鬼门、启腠理逊于麻黄，故前人透发斑疹，欣赏本品，不投麻黄。《伤寒论》《金匮要略》二书，除取其治外感、肩凝，则和黄芩、黄连配伍，针对肠道"利遂不止"，起升提固下作用。老朽实践，常选含有葛根二方，即葛根汤、葛根芩连汤。奔豚汤中葛根虽开到五两、以之为君，但其效果如何？经验其少。

1972 年于宁阳遇一风寒外感，正在端午节，患者已吃葱豉汤得汗，而项背拘急、仍然强直，且大便滑泄、日行数次，虽里急后重，排出物未见脓血。当时就授予葛根芩连汤，功力颇佳；唯项背强直无明显改变，乃在原方内加入麻黄少许，计葛根 30 克、麻黄 6 克、黄芩 15 克、黄连 15 克，日饮一剂。连服三天，症状很快消失。由事实可知，葛根解除肩凝、项强，尽管当仁不让，也有时未能立竿见影；若添入小量麻黄，船借帆行，最有助益。

■ 507. 白薇的应用

白薇与蒲黄、牡丹皮、白芍、生地黄，称"仲景五大凉血药"。白薇之用见于《金匮要略》竹皮大丸、《小品方》二加龙骨汤，清热、抑制虚火，调理风温发烧、精神烦闷、夜难入睡、惊邪若狂，别号"春草"。温病学派王孟英嗜投本品，医阴虚手足心灼热，功在凉血。由于前贤运用较少，曾被冷落，故商场、药肆乏人青睐。济南同道王昇凡为经方继承者，对吾讲，若不钩沉，将会埋没。

1964 年老朽遇一高校学生，长期低烧，五心烦热，月经先期、量多，无结核、消耗性疾患，医院排查后仍原因不明。因体弱、纳呆、营养状况欠佳，厌食苦味，遂取白薇当君，配入上述四药予之，计白芍 15 克、生地黄 15 克、蒲黄 6 克、牡丹皮 10 克、白薇 20 克，水煎，分三次服。连用十剂，症情即减；时饮时止，约三十剂，终于治愈。白薇占山为王，投量并不过大，虽然有地、芍、蒲、丹相辅，但所起疗效也足可观。

▣ 508. 灶心土止血疗呕

灶心土为民间烧饭灶堂内熏烤火燎的土块，紫红色，又名"伏龙肝"；现在的火砖代之，效果较差。既往取其止血，无论吐、衄、便、尿、崩、漏何处所溢，都可投予，性味辛温，功力平妥。《金匮要略》载有调理肠胃溢血的黄土汤，黄土量大至半斤，宜于消化道炎变、溃疡、肿瘤等多种出血证。尚对逆气上冲、恶心呕吐，特别是妊娠早期发生的恶阻现象，疗绩最佳。比竹茹、苏叶、半夏、黄连、陈皮、代赭石有过之而无不及，被誉"镇呕止吐第一"。

1970 年在新泰农村诊一怀孕二个月女子，饮食入口辄吐，妊娠反应十分剧烈。由于缺医少药，乃就地取材，砸开锅下灶堂两侧，挖出七八年之久的伏龙肝，打碎，约一斤左右，急火煮之。患者将伏龙肝水一勺一勺饮入腹中，半小时呕恶停止，当时已能进食。单方胜过药物，于此可见。尔后不断投向临床，几乎每试皆验。

▣ 509. 苦参通脉

苦参清热、燥湿、利水、解毒，内服医火邪弥漫、目赤流泪、手足心发烧；外用消炎，观察较优，适于妇女白黄带下，外阴、阴道刺痒，抑制滴虫真菌，且有杀灭作用，故谓其可治狐惑、阴蚀、疮疡。和茵陈配伍，能疗黄疸；与大黄组方，降火，通利大小二便。虽苦难咽，成绩易见。除此，对心脏期前收缩、脉搏间歇，给予 30 ~ 60 克，单味即会获效，置于炙甘草汤内，更为有益。

1981 年老朽遇一中年男子，心律不齐，3 ~ 5 跳一停，感觉怔忡、动而不安。当时就以苦参40 克居君，加入桂枝 15 克、人参 10 克、麦冬 10 克、炙甘草 15 克、生地黄 15 克、生姜 6 片，突出大枣 30 枚（擘开）补气养血，每日一剂，水煎，分三次服。连吃两周，怔忡、心悸现象纠正过来，恢复正常。尔后小结经验，对于心律不齐，凡重用本品者，收效比较理想；减去苦参则功力转低，疗程拖长。苦参堪称良药。

▣ 510. 白头翁汤的应用

经方家调理痢疾，往往以白头翁为正宗；但从《伤寒论》白头翁投量看，黄连、黄柏、秦皮均三两，白头翁二两，虽方名冠以白头翁，结合临床实践，白头翁的作用，不占绝对优势，其他三味起了主体作用。秦皮疗痢之力不低于白头翁，单独试验，亦富有疗效。老朽遵照业师遗言，调理痢疾只开黄连、黄柏、秦皮，也能药到病减，和含白头翁四味同用者，无明显差别，说明白头翁没有起决定性作用。

1965 年秋末于山东省中医院诊一传染性赤痢，腹痛，里急后重，大便脓血、日下四五次，约有半月史。当时因白头翁空档，新货未到，仅用了黄连 15 克、黄柏 10 克、秦皮 20 克，水煎，分三次饮之。连服六剂，症状解除，彻底治愈。白头翁加入与否，非至关重要。

▣ 511. 学习古籍注意事项

学习、研究、审议、勘误古代医籍，要有"小学"基础，重点掌握断句、音韵、假借、避讳、训诂、旁证、版本、时代背景、政治影响、作者倾向、参考文献，不考虑这些因素，以文论事，就会指鹿为马、秃子是僧。如《素问·汤液醪醴论》"开鬼门""洁净府""去菀陈莝"，"莝"为体内垃圾、代谢产物，即自由基，非衍字，应保留；《伤寒论》真武汤原为玄武汤，因避帝名而改，宜恢复原貌；仲景先师《伤寒论》序，疑点甚多，所言"撰用《素问》九卷、《八十一难》"缺乏引文，批评切脉"握手不及足"，亦无上中下三部遍诊实例，虽谈及"趺阳"，但少"人迎"，通过考证，杂有伪作成分。

似此情况，不胜枚举，可利用上述手段、方法予以识别。大柴胡汤内柴胡之量与小柴胡汤相等，均开半斤；须参酌《金匮要略》添入大黄，如《伤寒论》方后附言："若不加，恐不为大柴胡汤。"退一步讲，无此旁注，也要再增大黄。

▣ 512. 汗多病变

医家从事岐黄工作，多看书、勤临床，乃奋发有为的战斗精神，精益求精才是目的、胜利之本。前贤所说"读万卷书、走万里路，方有经验可谈"，确属高论名言。良医苦海渡人，大都有三折肱的历史，颠扑不破；疗疾万千，促进了医术成就，为子孙后代留下绝技，但这时他也要结束旅途、风雨归舟了。

吴七先生在离开人世、转入涅槃前，曾告其弟子：风寒外感侵袭体表，得汗便解，不能反复开放鬼门；否则，伤阴损阳，易于造成坏证。《伤寒论》半部内容，皆属火攻、吐、下误治者，发汗约占第一。先辈指点后昆，邪气在表发汗，乃《伤寒论》的处理要诀，应在"汗"字上多加思辨，慎重投药；因汗出不当而导致病变的屡见不鲜，汗既疗疾，也最伤人。宜奉为座右铭。

▣ 513. 处方注意药量

《伤寒论》《金匮要略》在编次、翻刻过程中，常发生误书，投量也会错写，切勿按图索骥、依样葫芦，如麻黄汤杏仁70个；桃核承气汤桃仁50个，比破血重剂抵当汤多30个；调胃承气汤芒硝半斤，泻下功力相等于大承气汤，失去"缓"的效果，虽有甘草，不易抵过；麦门冬汤含麦冬七升，超过粳米三合六十余倍，非大锅不能水煎；大黄甘遂汤的甘遂，开到二两，更足骇人。都不可仿照而用。

1952年老朽曾见一中学教师，业余攻读岐黄，因急性肾炎水肿，自取发汗法，抄了麻黄汤原量，杏仁70个。由于量大、炮制不纯，呕吐、呼吸困难、瞳孔散大，发生氰甙中毒，几乎丢了性命。继承古人经验，须依据病情，掌握药理，不应脱离客观实际；否则，导致意外，祸不旋踵。

▣ 514. 附子止痛

附子镇痛，《伤寒论》投炮制且大量，桂枝附子汤用三枚、炮，超过通脉四逆汤之用生者，通脉四逆汤开大附子一个。由此可见，治风湿身痛、不能转侧，非重用不可。不取乌头而给予附子，说明附子疗力不低于乌头，尤其在量上和桂枝、甘草、生姜、大枣配伍，鹤立鸡群。家父有言，经方派崇拜乌头，忽视附子，就连伤寒家也很少起用桂枝附子汤，令人殊感遗憾。

1970年老朽于蓬莱诊一农民，因夜间冒着风雨回家，遭受寒湿，肌肉、关节剧痛，汗流浃背有阳虚现象。当时即处方桂枝附子汤，委附子为君40克、桂枝20克、甘草10克、生姜6片、大枣15枚（擘开）。药后身痛未解，将炮附子增至60克（先煎两小时），水煎分四次服；共五剂，症消而愈。附子的作用应归主流。

▣ 515. 介类潜阳亦应慎用

温病学家叶派继承者，除远避麻黄、桂枝，亦不欣赏升阳宣散，如柴胡、葛根、升麻，重视润、降、凉、开之品，王孟英比较典型，费伯雄尚强调介类封藏，沉潜龙雷腾越熔光。这是二氏临证特色。老朽经验：投予龙骨、牡蛎、珍珠母、石决明、鳖甲、玳瑁、紫贝齿、龟板下降浮阳、重坠逆气、解去上冲火邪，固然有效，也是求本之治，但同时也会因此项疗法令气机郁遏、肠道阻塞引起胸闷、便秘。防止静化，最好添入走而不守"运动药"，予以纠偏，方成正果。

1973 年遇一高血压，头痛、眩晕、目糊、耳鸣、烦躁，心情稍有不舒，便怒发冲冠、大闹不已。曾给以镇肝潜阳、抑制亢奋，方中含有龙骨 30 克、石决明 30 克、龟板 20 克、牡蛎 30 克，连吃五剂，即见功力；却食欲减退，数日不能更衣，感觉腹内胀满，心烦意乱。欲速不达，与药有关，又将量压缩一半，增加少许大黄，才逐步转安。若不了解可产生类似情况，就能影响良效。

▣ 516. 经、时方结合有益

杂方家曾提倡经方与时方合璧，共同组方，古为今用、今续古传，很富意义，能多、快、好、省，提高疗效，既有利扬古，又可厚今，一举双得。老朽酌法此意，调理外感头痛、流涕、恶寒、无汗、发烧，给予麻黄、荆芥、苏叶、白芷、藿香、苍耳子，往往汗出而解。胸闷、憋气、疼痛、胸中如物堵塞，投半夏、瓜蒌、枳壳、薤白、杏仁、黄连、丹参、参三七，一周症状消除；就是冠状动脉粥样硬化性心脏病，亦起作用，命名"胸痹汤"。

1975 年于山东医学院诊一流行性热证，从开始太阳病到口渴引饮、脉滑、出汗、喜吃冷食、体温上升，持续不降，属伤寒失治，火陷阳明。当时即授以大剂白虎汤，石膏 60 克、知母 30 克，未见效验。遂在方中加入青蒿 15 克、黄芩 15 克、板蓝根 40 克，水煎，四小时一次，分四次服；连饮三剂，凡 48 小时，烧退身凉。由事实可知，经、时方有机结合，对临床甚有裨益。

▣ 517. 巧用四大天王

经方家虽尊麻黄、石膏、附子、大黄为四大天王，应用不当，则戴不上桂冠。麻黄发汗，单投功力不显，和桂枝组方，则开鬼门、启腠理，且不影响利尿；石膏量大、配伍他药，溶解度高，只开一味，几乎不溶于水；附子因炮制太过，其效丧失三分之一，难起回阳作用；大黄入药，用量稍小，仍居霸主，能坐山称王。因此要注意副手、剂量、加工问题。

老朽临床，凡风寒感冒给予麻黄时，均加桂枝，二者同等 6 ~ 12 克；石膏 30 ~ 60 克，添知母、青蒿、大青叶、重楼、竹叶、板蓝根；附子补命门火，生用久煎，温里驱寒师法四逆汤，汇入干姜，再加肉桂、吴茱萸，提高治绩；大黄单用或置于他方，都会立竿见影，若利肠通便，煮沸二三分钟即达到药力标准，超过半小时，泻下就可降低百分之四十。

▣ 518. 小青龙汤主治对象

《伤寒论》中小青龙汤，含麻黄、白芍、细辛、桂枝、干姜、甘草各三两，半夏、五味子均半升，从量上看，以疗呕恶、痰喘、咳嗽为主攻方向，发汗解表居次要地位。且麻黄平喘，亦非专为开鬼门、启腠理而起用；因此，无有外邪侵袭，也可给治内服务。业师"耕读山人"常不囿于风寒，凡水饮、痰涎、肺气失于宣泄，皆开本汤。其中五味子打碎入煎，辣味溢出，改变收敛，由于能解除支气管痉挛，大量运用不致发生投鼠忌器，30 克划界，很少感到不适或大便秘结。

1975 年老朽于山东医学院诊一教授，有支气管炎史，此次哮喘发作，异味刺激、吃了海鲜，喉内痰鸣、张口呼吸、咳嗽较轻，西药未效，乃转中医。即书小青龙汤予之，将五味子增到 30 克，每日一剂。连饮六天，就病去人安。痰饮存在不可服五味子之说，应当打破，要重新认识它的临床价值。

▣ 519. 准古酌今视为规律

时方为经方的发展，时方派乃经方家的学术转化，一个源流、两个体系，非冰炭、水火互不相容。天士翁所言温证邪在气分，实际就是参考《伤寒论》热入阳明的传变，亦投白虎与承气汤；调理胃病，重视濡润、凉降，开瓜蒌、石斛、沙参、石膏、枇杷叶、半夏、粳米，师法了竹叶石膏汤；疏通络脉用虫类药物，脱胎于抵当汤、鳖甲煎丸、大黄䗪虫丸，应看做经方再现、局部缩影。魏之琇一贯煎（沙参、麦冬、当归、枸杞子、生地黄、川楝子）施治口干舌红，胸、脘、胁痛，泛酸吐苦，则是仿照麦门冬汤化裁。因而说都不属无源之水、无根之木。杏林登高，运用了前人的梯子，数典忘祖的思想，不应存在。

1963 年老朽于济南诊一大学女子，因癔病放弃攻读研究生，无故悲伤，夜间易惊，对空说话好似念咒，精神、行为十分异常，人们怀疑鬼怪附身；饮食、二便、月经均无变化，曾吃镇静药，时发时止，乃叩门中医。当时遵照甘麦大枣汤增入后世习用药物予之，计甘草 30 克、大枣 30 枚（擘开）、浮小麦 100 克、龙骨 30 克、石菖蒲 15 克、桂枝 10 克、郁金 15 克、胆南星 10 克，祛痰、活血、养正、补血、潜阳、开窍，攻邪扶正兼施，日饮一剂，分三次用。连服十天，没再更方，病情大减，逐渐获愈。若不传承《金匮要略》，准古酌今，恐乏此效。

520. 调理手足发凉

山东医林先贤黄坤载，精通经典，信奉四圣人，著述等身，有独到见解，是东夷地区一面旗帜。重视人体功能，擅长温补，强化动力，被误为"贵阳贱阴"，划入火神派的帮办，殊欠公平。清末、民初湖南医家将其推出，传播大师学说，一时风起云涌。黄氏名作十一种，遍行三湘。令人感慨的是，桑梓齐鲁，却很少问津，渊沉无闻。

老朽根据他的论点，强调脾主中州，似车轮运转，辐射四肢。诊一内科同道，大病之后身形虚弱，手足发凉，从无热感，表现营养不良。时值 1961 年春天，介绍试吃《伤寒论》理中汤配合当归四逆加吴茱萸生姜汤，开了人参 10 克、白术 10 克、当归 15 克、细辛 6 克、桂枝 15 克、川芎 15 克、干姜 10 克、吴茱萸 10 克、甘草 6 克、大枣 20 枚（擘开），每日一剂，分三次用。突出当归、川芎、桂枝通络活血，干姜、吴茱萸温里驱寒。连服二十剂，病况转佳；将量减半，继续未停，共两个月，手足变暖，基本治愈。

521. 肺燥咳嗽

老朽师承族伯父，对肺热口干、咳嗽无痰，曾多次应用《伤寒论》麻黄升麻汤加减，取全蝎镇痉，投大量五味子，很起作用。计知母 15 克、黄芩 10 克、石膏 30 克、玉竹 10 克、白芍 15 克、全蝎 10 克、天门冬 15 克、升麻 10 克、五味子 30 克、甘草 10 克。升麻宣上，清热解毒，无不良反应，驯如羔羊，不会因升发耗阴产生意外。凡肺虚津液亏损的慢性支气管炎、间质性肺炎，只要掌握舌红、喜饮、大便不爽、干咳无痰，就可投予。能壮水沃枯、滋润熄焚、抑火保金。

1970 年诊一肺结核，低烧、盗汗、口腔干燥、脉象细数、频频咳嗽、时吐鲜血、面赤如化妆，即以此方授之，每日一剂，水煎，分三次服。连饮两周，症状大减，疗效甚为显著。

522. 葛根汤的今用

《伤寒论》中麻黄汤、桂枝汤、葛根汤为解表三方。麻黄汤有桂枝，桂枝汤无麻黄，葛根汤麻黄、桂枝皆用，调理伤寒、中风。凡肩凝、项背强直，都可投葛根。葛根启腠理，外透皮毛，属发汗药；除升散，尚逆流挽舟，固肠止泻，动摇津液，又添了"耗胃汁"之说。现在邪客人体，无论风寒、风热，喜开葛根宣发者很少，只有解痉治项部拘急时，才考虑派之出征；其他角落，几乎没有战场。

1955 年于河北遇一同道，告诉老朽一古刹禅师精通刀圭，每诊风寒感冒，身体骨楚、无汗、疼痛如杖打，均与葛根汤，重用白芍，往往三剂便愈。奥妙处在于白芍为君、葛根量大。经反复询问，确实与众不同，计白芍 30 克、葛根 30 克、桂枝 20 克、麻黄 10 克、甘草 20 克、生姜 10 片、大枣 10 枚（擘开）。止痛、消除痉挛，白芍配甘草，葛根、桂枝第二。吾曾给予相应病友，颇富疗效。

523. 水蛭破血消瘤

水蛭又名蚂蟥，为吸血动物，破血驱瘀，攻逐癥瘕积聚，属于猛药。医学前辈张锡纯比较欣赏，主张口服细末。《伤寒论》抵当汤、《金匮要略》大黄蟅虫丸含有本品，能施治慢性炎块、肿瘤、月经闭止、乳腺增生、脑栓塞、中风半身不遂、外科跌打损伤。研末口服，标准 2～5 克；煎剂量大，抵当汤中水蛭开到三十条。气味咸平，生者恶浊，临床应用，砂炮醋炒较好，且易于粉碎。

1981 年老朽在济南遇一中年妇女，腹内不舒，月经来潮久而不停，有轻度贫血貌，医院诊断子宫黏膜下肌瘤，呈多发性；曾吃桂枝茯苓丸，采取攻补双向疗法，虽见缩小，辍药仍长。吾亦感觉棘手，当时胸无成竹，即授予抵当丸、大黄䗪虫丸加减，计水蛭（炮制）80 克、大黄 20 克、桃仁 50 克、生地黄 100 克、白芍 40 克、䗪虫 80 克、虻虫 5 克（炮制）、三棱 60 克、莪术 60 克、蛴螬 30 克，增入当归 100 克、川芎 100 克，水泛为丸，每次 8 克，日服三次。连用一料，B 超检查，瘤体转小二分之一。尔后不断派遣水蛭进入战场，其效可观。

524. 咳嗽一扫汤

《金匮要略》调理痰饮，头眩投苓桂术甘汤，胸满投厚朴大黄汤，呕恶投小半夏汤，脐下悸、吐涎沫投五苓散，肠间有水气投己椒苈黄丸，咳喘不得卧投小青龙汤；严重者，开甘遂半夏汤、十枣汤，都很适用。其中茯苓、白术、泽泻对头晕目眩，桂枝、猪苓、椒目对吐涎沫，麻黄、细辛、五味子、半夏、葶苈子对哮喘、咳嗽，均有良效。老朽根据实践，将上述药物优选、汇合一起，治疗支气管扩张、支气管炎、轻度肺气肿，凡哮喘、咳嗽、痰涎壅盛、呼吸困难，即可应用，计半夏 10 克、麻黄 6 克、茯苓 30 克、桂枝 10 克、枳壳 10 克、细辛 6 克、葶苈子 15 克、五味子 15 克，命名"咳喘一扫汤"。

1972 年诊一花甲工人，患间质性肺炎，长期咳嗽，白痰似水，半夜出现喘息，发作时间较短，尿液短少，大便正常，脉象弦滑，浅睡多梦。就授予上方，每日一剂，水煎，分三次服。蝉联未更，吃了七天，病情转减；把量删去三分之一，继饮十天，停药而愈。

525. 医圣传人水肿肘后方

《金匮要略》水气病所列证候，风水面部浮肿，目窠如卧蚕，手足按之呈凹状，水在体表，四肢"聂聂动"。调治以腰分界，上者发汗，下则利小便。汗出、低热、恶风，投越婢汤；开通尿路，从下焦泻水，用防己茯苓汤、五苓散。临床区别，若急性肾炎，常给越婢汤；心力衰竭，则用五苓散，壮阳加炮附子；肝硬化腹水，肚大脐凸，病情较轻开五苓散，严重的投《伤寒论》牡蛎泽泻散，甚者十枣汤。这是医圣传人信手拈来之肘后方，虽然简单，确有效果。

1957 年冬季，老朽于山东中医进修学校门诊，遇一青年学生，急性肾炎，发烧、面目悉肿、小便不利，就授予越婢汤：麻黄 15 克、石膏 30 克、甘草 6 克、生姜 5 片、大枣 3 枚（擘开），水煎，分三次服，五剂而愈。不久，又一老妇患心力衰竭，双腿肿胀，足肿隆起似瓜，身体状况及虚弱程度，未见危重现象，乃以防己茯苓汤配合五苓散予之，计黄芪 30 克、桂枝 10 克、汉防己 10 克、茯苓 30 克、白术 10 克、猪苓 10 克、泽泻 10 克，加入人参 15 克、炮附子 15 克，仍按上述，三次饮下；连用四剂，因感觉胸内灼热，将炮附子去掉，继续七天，共十一剂，症消转安。

▣ 526. 小柴胡汤的四证

《伤寒论》少阳病投小柴胡汤，都以往来寒热、胸胁苦满、嘿嘿不欲饮食、心烦喜呕为依据，或渴、或腹中痛，不在此列。因续文尚有伤寒、中风，出现柴胡汤对象，"但见一证便是，不必悉具"，引起无休争鸣，认为从中抽出一个就能应用。此说欠妥，嘿嘿不欲饮食，内、妇、儿科均可发生，非少阳独有，不属小柴胡汤主攻方向，观点很难成立。恽铁樵前辈在上海讲学，力辩要以"往来寒热"为正鹄，比较公允，切合临床实际。家父补充："心烦喜呕"亦不属于小柴胡汤专利，只有"往来寒热、胸胁苦满"才够得上攻打目标，离开二证，则等于没有抬望眼的出征。

1955 年老朽在泊头诊一少妇，从其心烦、呕恶、纳呆、不欲进食、"头痛发热者属少阳"，曾给予小柴胡汤，药后病情不减，反而不舒；乃改用羌活、白芷、半夏、苏叶、山楂、神曲、生姜，三剂而愈。充分说明，小柴胡汤运用不当，经方同样失灵。也不难看出，辨证施治，至关重要。

▣ 527. 附子、干姜影响阳与阴寒

阴极似阳或阴盛格阳，乃物极必反。表露身热、面色发红、欲坐泥水中、却加穿衣服者，比较少见；然腹痛、下利清谷、蜷卧、脉微、手足厥冷，呈现严重阴寒、命门火衰、阳气虚脱，却能发生。常伴有精神萎靡、体温、血压下降、心力衰竭、纳食溃败，生命转为危笃状态。扶困救急，师法《伤寒论》投白通汤、通脉四逆汤，而在用量上各家主张不同。老朽经验：助阳开路应君生附子，侧重温里驱寒须加大干姜用量，要超过白通汤两倍；白通汤葱白四茎，宣通弱阳，因无甘草补中益气，缺乏辅力作用。当此之际，应二方结合，

将附子翻番，才可发挥巨任，否则易于功亏一篑。

民国时期大瓢先生诊一患者，面色晦暗，有汗恶寒，双目紧闭，呼吸浅表，大便日行二三次、完谷不化。他开了生附子 60 克（先煎二小时）、干姜 20 克、人参 30 克、桂枝 10 克、葱白 3 段、甘草 10 克，水煎，分四次饮之。由于生附子量多、干姜量小，谓逐寒功效不足，病家拒绝口服。另行自主接治，改用圣愈汤加味；过了五日，马姓商翁撒手人寰，使人感到痛惜。

▣ 528. 癔病与甘麦大枣汤

癔病呈阵发性精神、行为改变，发生异常现象，使人狐疑，困惑难解，归咎于魔鬼作怪，迷信思想升级，跑到佛、道寺观求助，送走妖邪。《金匮要略》调理脏躁的甘麦大枣汤可派上用场。因属食物，平淡无奇，往往被冷落，封诸橱头。经验证明，如大量、多服，能获难以思议之效。除所起安抚、缓和精神紧张作用，还会解脱功能障碍，是双向同疗。

老朽临床伊始，也不相信此方功力，通过施治一名静止型歇斯底里患者，才知晓它的作用。投量应达到生甘草 50 克、浮小麦 100 克、大枣 40 枚（擘开），加百合 30 克、茯苓 30 克，每日一剂，水煎，分三次服。连饮 10 ~ 20 天，均见好转；把量减半，至症状逐渐消失。

▣ 529. 论白虎汤

温病学家吴瑭指出：投白虎汤掌握大热、大汗、大脉、大渴，反之"不可与也"。将施治标准提到骇人的程度，同《伤寒论》不太吻合，白虎汤实际属于驯良处方。张锡纯、刘蔚楚先辈临床都有小结，石膏不是猛药，和虎狼之品存有天壤差别。吴氏曾给予一伏暑患者，每剂 250 ~ 500 克，"期年之间，用至一百七八十斤"，说明并不可怕。由于四个标准出台，把白虎汤圈到地牢里，无法显其身手，造成远观、"不敢问焉"。

老朽少时亦受此囿，三十岁后笔下解放，转开大量，遇流行病高烧常授予 60 ~ 90 克，配入知母、黄芩、青蒿、板蓝根，在水中增强溶解度，分 3 ~ 4 次饮下，效果很好，无不良反应。若单方一味，易于反弹，降体温功力则不理想，所以要投加味白虎汤。另一经验，石膏均用煎剂，不宜口服粉末，一是量小，二是胃内不适，清热泻火的作用太低，甚至等于零。《伤寒论》中白虎汤的配伍比重，石膏一斤、知母六两、甘草二两、粳米六合，其量值得参考，在滋水护阴上恰到好处，切勿随意削减。

▣ 530. 谈白术、桂枝

《伤寒论》风湿证，投桂枝附子汤，方后注语，开附子三枚。量多，超过大热回阳的通脉四逆汤大附子一枚，有欠稳妥。大便硬，桂枝利尿，恐加重病情，加白术四两，不言而喻，白术能通肠降结，是大量白术排便的依据；反之"大便不硬、小便不利"，则保留桂枝，又是桂枝走膀胱、蒸动气化的首见滥觞。虽然白术有洁净府功能，知者不多，量小不易发现，达到 60 克，肠道蠕动，促屎下行。桂枝除活血、启腠理，列为辛温解肌之药，在五苓散内未有提及与茯苓、泽泻、猪苓同样利水，《大论》中也是按着体表发烧而用；实际下通膀胱排尿，乃俗称"水得气化、就可出矣"。桂枝投量不必太多，15 克即会水到渠成。老朽经验：调治湿邪，白术、桂枝二药联袂，畅利二阴，大、小便齐下，最收捷益。

▣ 531. 杏仁助麻黄宣开肺气

吴七先生将《伤寒论》比拟佛教西天大雷音寺，称杏仁为开肺菩萨、泽泻为驱水菩萨、瓜蒂为吐积菩萨、黄芩为灭火菩萨、细辛为宣化菩萨、五味子为宁嗽菩萨、当归为通络菩萨、生地黄为护阴菩萨、麦冬为润燥菩萨、阿胶为养血菩萨、代赭石为降逆菩萨、厚朴为散气菩萨、枳壳为解结菩萨，合名"十三菩萨"。

杏仁宣散、通利肺气，属药、食两用品，能平喘、止嗽、滑润肠道，促使大便下行。要取苦者，以传统方法焯制，去皮尖。麻黄汤应用杏仁，不专为施治喘、嗽，而是辅助麻黄开提肺气，外达皮毛，强化解肌发汗，故该汤没有涉及咳嗽症状。忽视这个问题，就会臆断为了止嗽、疗喘——尽管含有此项作用，在麻黄汤内并非重点，和麻杏石甘汤的配伍毫不相同。老朽肤浅体会，谨供参考。

▣ 532. 全面理解古人学说

学习历代各家学说，既应纠偏救弊，亦要研究他的偏颇。偏颇并非都是缺点，属倾向性，持久的力学，其成果的结晶乃艺术的精华。刘河间怫郁化火，破除先表后里，提倡内外双解；张戴人病非所应有，调治重视汗、吐、下，邪去人即获安；李东垣言阴火虽别于壮火，却能伤气，二者势不两立，互为胜负；朱丹溪相火妄动，阳有余阴液亏损，须增水治亢；张介宾从虚弱观察，人体活动则物质、功能消耗，可导致阳非有余、阴也不足……认真分析，汇合一起，是完整的人与疾病论。若孤立对待，就会步入歧路，甚至歧中再歧，先贤不歪后世歪，前人著述不枉学者枉。

因此师法医林经验，认识全面，才能得到要领；吸收精华，灵活运用方药，提高业务水平。否则，抓一淹没其余，反易重蹈覆辙，或无所适从了。

533. 麻黄、大黄同用

《伤寒论》指出临床法则，先表后里；但内外同治者，亦有若干处方。如大青龙汤、麻杏石甘汤，麻黄、石膏并用；只有桂枝汤加味含有大黄，如太阴病腹内"大实痛"，投桂枝加大黄汤；而麻黄、大黄合组的，极为少见，迨至金元时代，始露端倪，刘完素防风通圣丸就含有上述二味。事实证明，麻黄、大黄合方，发汗、泻下，是开鬼门、洁净府双向疗法。老朽临床七十年单独拟方，开过十余次，风雨同舟，量不太大，无不良反应。

1955 年由医院转来一基层干部，支气管哮喘，吃小青龙汤乏效，改用从龙汤（半夏、苏子、龙骨、牡蛎、白芍、牛蒡子），因龙、牡收敛，大便数日一行，病情转重。当时吾亦手无胜策，就授予炙麻黄 10 克、杏仁 10 克、紫菀 10 克、厚朴 6 克、细辛 6 克、旋覆花 10 克、半夏 6 克、大黄 3 克、甘草 6 克，每日一剂，水煎，分三次服。连饮八天，即症消而愈。但也要掌握，若无逆气上行、更衣困难，一般不宜麻黄、大黄合方遣用。

534.《伤寒论》五怪

民国时期，坤医荆大姐以经方鸣世，被称女魁。曾对吾讲，《伤寒论》存在五怪：一是挽危救阳通脉四逆汤用生附子一枚，风湿身痛投桂枝附子汤炮附子三枚，似乎本末倒置。二是炙甘草汤中甘草四两为君，而生地黄投予一斤，未见功力出奇，使人困惑，等于赘物。三是小建中汤白芍领先，处于主位，不易解除"心中悸而烦"，和其止痛作用相悖。四是汗多发烧乃白虎汤证，提议投大承气汤，转成三急下，药不吻合。五是邪入少阳，表现柴胡汤对象，喜呕、心下急、烦闷，"与大柴胡汤下之则愈"，但方内无有大黄；"胸满烦惊"、小便不利、谵语、身重难以转侧，投柴胡加龙骨牡蛎汤，应为小柴胡汤加龙骨、牡蛎，其中却含桂枝、茯苓、大黄、铅丹，不符合《大论》遣药规律，乃局外之方。

老朽研习，已注意这些方面，又蒙提醒，感慨莫铭，随笔记下，以免读书踏入误途。

▣ 535. 白术、防风治风湿

《金匮要略》调理风、寒、湿性关节炎，大家认为比较标准的处方，常推桂枝芍药知母汤，对身形尪羸、关节疼痛、脚肿如脱，易见疗效。由于投予量小，难显功力，逐渐被人忘却。老朽临床，根据实际情况，将诸药重新定位，在比例上要突出白术，次则桂枝、防风，其他白芍、生姜、麻黄、炮附子居后，知母寒凉，作用较小，可以减去，计桂枝 30 克、白术 50 克、防风 30 克、白芍 20 克、生姜 15 片、麻黄 15 克、炮附子 20 克、甘草 10 克。同桂枝附子汤所开炮附子三枚不一样，未把火神列入上宾，每日一剂，水煎，分三次服，仍能发挥作用。若炮附子升到 40 克，和白术相将，并没产生特殊治绩。从量的观察，防风的祛湿、搜风、散寒、止痛，起了主脑、辅佐，当然 30 克也是重要因素。

1980 年老朽客居青岛，遇一类风湿关节炎，骨节变形、疼痛剧烈、呈鹤膝风状，左脚水肿似卧瓜，腹股沟、阴囊潮湿，尿少，大便日行二次，要求专吃中药。即授予此方，一个月，证情消失大半；乃改为两天一帖，三月后来济复诊，基本转愈。

▣ 536. 风寒湿八骏汤

经方家曾将《伤寒论》《金匮要略》药物麻黄、桂枝开表发汗，厚朴、枳壳行气散结，龙骨、牡蛎镇静潜阳，干姜、附子温里散寒，大黄、元明粉逐积泻火，代赭石、旋覆花降逆祛痰，紫菀、款冬花止咳平喘，防风、独活宣搜风湿，人参、黄芪补中益气，黄芩、柴胡和解少阳，生姜、大枣调治营卫，白术、泽泻健运利水，当归、川芎滋养冲任，红花、桃仁活血化瘀，白芍、生地黄壮水保阴，阿胶、酸枣仁助眠安神，黄连、瓜蒌开胸消满，两味一组，配合一起，投予多种疾病，正名"对药"，亦称"双将十七"。临床应用，常收事半功倍之效，深受医林欢迎。老朽常把麻黄、桂枝、干姜、附子、防风、独活、白术、泽泻抽出组成小方，专题施治风、寒、湿三种邪气所致身体肌肉、关节久痛不愈，感觉疲劳，活动困难，甚至四肢浮肿，对风湿、类风湿均可试服。与桂枝芍药知母汤相比，能同样发挥疗效。

1997 年遇一离休军官，从头到脚阵发性疼痛，客观检查，无异常情况，怀疑神经性变化，当时就把上述八品授之，计麻黄 10 克、桂枝 10 克、干姜 10 克、炮附子 20 克、防风 30 克、独活 30 克、白术 20 克、泽泻 10 克，突出防风、独活之量。日饮一剂，连吃七天，患者病情便减；把量压缩一半，继续服药，凡六周，症状逐渐解除。尔后把处方送给其他病友，均言是不倒翁方。名曰"八骏汤"。

▣ 537. 风热用苏连石膏汤

杂方家调理外感风热，体温升高，身上无汗，重视解毒，常投《伤寒论》麻黄连翘赤小豆汤，去生梓白皮，加苏叶、石膏，比桑菊饮、银翘散易于发汗解表，能缩短疗程。认为赤小豆利尿，同麻黄、苏叶、连翘解肌，可加速清火、解毒、退烧。方义攻补两用，强调保护胃气，较为合拍。其中麻黄量小，突出苏叶、连翘、石膏三味，应对风热之邪，富有创见。连翘用根，果壳效差。老朽经验：凡流行性热证初起，都可应用，范围广泛。要抓住"发烧无汗"四字，恶寒与否不占主位，大都汗出热退，药到病除，截断了病邪内传的发展。

1954 年遇一男子，头痛、发烧、口渴、烦躁、无汗，因为知医自行调理，吃了施治春温药物，功效未显，乃来求诊。当时就以此方授之，计麻黄 6 克、苏叶 15 克、连翘 20 克、杏仁 10 克、石膏 30 克、赤小豆 20 克、甘草 6 克、生姜 6 片、大枣 10 枚（擘开）。仅饮一剂，温覆取汗，便邪去证消而愈，获得良好的效果。命名"苏连石膏汤"。

▣ 538. 四龙治水

经方家将《伤寒论》甘遂、大戟、商陆、芫花摘出，调理痰饮、水肿，攻积破结大显身手，尊为仙草、降魔杵。凡顽固性咳嗽、哮喘、躁狂、癥瘕、水肿，可以选择授用，号称"治水猛药——四条龙"。因毒性较大，入药必须炮制，麵煨、醋炒。四味药性质、功效大致相同，不宜多服或久用，否则泻去人体营养，伤损元气，预后不良。每次吃粉剂 0.5~1 克，日食 1~2 次，不仅大量利尿，尚能促进肠道蠕动，有利粪便同时排出。本方之药属于虎狼之品，切勿轻试，原则上列为禁忌霸药。

老朽除对精神分裂、胸腔积液、肝硬化腹水给予身体较强患者，其他病证几乎不开。所谓四大水龙之覆杯立瘳，却让人生畏。如慎重应用，功效之快、疗力之佳，当推第一。

▣ 539. 老君五仁汤

家父曾把《伤寒论》《金匮要略》内五仁取出，组成处方，有杏仁 10 克、桃仁 10 克、柏子仁 10 克、酸枣仁 10 克、麻子仁 10 克，开肺、活血、养心、安神、润燥濡枯，打碎水煎，专医老人失眠、便秘。依据肺与大肠相表里，提壶揭盖，开上可以通下，活血畅利气机，宁心净化神明，健脑髓海充盈，肠道得到滑润，大便不泻自通，能发挥镇静、催动大肠排除废物的作用，称"老君五仁汤"。

1956 年吾于夏津遇一古稀文翁，浅睡、梦多，长期"枕上待鸡鸣"，数日更衣一次，肛裂出血，即以本方予之。每日一剂，连服两周，失眠、便秘均已解除；效果稳定，数月未再复发。劝其参加体力活动，防止卷土重来。

▣ 540. 表邪存在不忌石膏

时方家顾松园、魏之琇、林珮琴善调热证，受到王士雄先贤称赞，处方遣药不落古人窠臼，当有时代气息，表现大医风范。虽和叶派各异，却能相互辉映。他们治学特色，尊古而不泥方，临床施治自出机杼，能随着社会进展情况、疾病流行，不断变化应对方式，目的为提高疗效。以石膏临床应用为例，顾氏继承《伤寒论》、缪仲淳，除内热授予白虎汤、小青龙加石膏汤，打破石膏外感汗不出者为禁忌领域，开辟了内外皆宜应用。民国时期张锡纯前辈著书立说，传承分析，石膏入药每剂开到百克，无论内火或外邪化热，辨证明确，常以之为主，很少发生不良反应，被呼"白虎元帅""石膏大王"。老朽着意录出，为该品正名写照，恐因石膏点豆腐凝血说，影响了广阔的清火用途。

▣ 541. 甘温除热

学习名家思想、学说，除探讨社会背景、发病特点、感染对象，还应了解师承关系，如刘河间"怫郁"，六气皆从火化，"火郁发之"，遣用寒凉，授表里同治法，如防风通圣散。再传人朱丹溪受理学影响，补充相火妄动，阳有余而阴不足，强调滋阴降火，授大补阴丸；解除气、血、火、食、湿邪之郁，制定越鞠丸。李东垣执业于战争饥馑年代，脾胃疾患占首位，提倡补中益气、升阳散火；继承张元素衣钵，高巅之上唯风可到，鸟在山顶射而取之，喜用升麻、柴胡，因有退烧作用，居于第一，后人尊为"柴胡李"；个别医家降阴火加入黄芩，宗法《伤寒论》小柴胡汤的经验，为数甚少。师承关系属于流派的根源，由嫡传、私淑、遥从弟子，逐渐形成独立体系，发展与众不同的特色，通过争鸣，壮大了岐黄事业。虽有所偏颇，却深化了专题研究，向高端迈进。

1970 年诊一记者，低烧、乏力，感觉身似火燎，吃地骨皮、白薇、银柴胡、龟板、胡黄连、石膏反而转重。老朽接手，仿照东垣"甘温驱热"法，就以他常擅用的人参 10 克、黄芪 15 克、甘草 6 克，增入柴胡 6 克授之。每日一剂，连饮十天，热减病消，疲劳症状随之而去。

■ 542. 两味药佛

瓜蒌、枳壳，一红一黑，伤寒家谓之"两药佛"，行气开结，对上焦痞闷、胸内胀满、大便不畅，凡气、火、痰、食、燥邪停聚，皆能应用。这是《祥云堂古方配本》留下的处方，授量大，功效好，很受医林称道。其开胸破结、洁净大肠与泻心汤、小陷胸汤有异，和攻坚泻下的大黄、元明粉也不同，被呼为小小承气汤。族伯父临床比较欣赏，逢需要缓泻者，即给予此方，效力迅速，可药至病除。

1982 年老朽诊一大学教师，感觉脘间堵塞，干咳无痰，呼吸不利，大便数日才得更衣，就写了瓜蒌 90 克、枳壳 30 克，水煎，分三次服，日饮一剂。四天而愈，令人啧啧叹奇。药佛之誉，成效果然。

■ 543. 朱雀十二味汤

清末进士刘墨庄，精通岐黄，曾将《伤寒论》桂枝汤列为南方朱雀神汤、真武汤为北方玄武神汤、白虎汤为西方白虎神汤、小青龙汤为东方青龙神汤、理中汤为中方太和神汤。认为是麻黄汤、大承气汤、通脉四逆汤之外的五路神汤，调理表虚自汗、阳衰水肿，清热泻火、止咳平喘、温里益气，属重点经方。指出桂枝汤除针对外感中风，疗途较广，若身体虚弱表阳不固、自汗频频，亦能发挥作用，加黄芪、胶饴，转成黄芪建中汤；添入麻黄根、山茱萸、五味子、龙骨、牡蛎，也是制止盗汗的首选。单纯视为中风的护卫者，起保镖作用，则冷落了朱雀大神的施治功能。

1968 年老朽于禹城医一神经衰弱干部，日夜汗出不断，已难分自汗、盗汗，精神不振，感觉疲劳，当时即取此方授之，计桂枝 6 克、白芍 15 克、甘草 6 克、生姜 3 片、大枣 10 枚（擘开）、五味子 15 克、黄芪 30 克、胶饴 30 毫升、山茱萸 20 克、龙骨 20 克、牡蛎 30 克、麻黄根 15 克，水煎，分三次服，日饮一剂。坚持二十天，汗出逐渐停止；善后减量，又继续服用一个月，完全获愈。乃命名"朱雀十二味汤"。

◼ 544. 因人治病

金元时代先贤张从正重视攻邪，强调病邪非人体应有，针对病邪首先驱邪，投动态药，运用汗、吐、下三法，论点高明，富有创见。遗憾的是没把人体置于第一位，医疗目的为了救人；若将患者放在度外，则失去了治病的意义。以调理恶性肿瘤为例，由于大量、不断运用狂杀癌细胞、不分敌我的化疗，大伤气血、损及命门之火，往往人不亡于癌而死于化疗。反之，对付肿瘤晚期已失去手术机会、广泛扩散，吃中药补养，辨证施治，却延长了生存时间，乃明显的经验教训。张氏临床大法不宜盲用，此阶段患者汗、吐、下无适用价值。学习前人论说，要掌握因人而药，据体开方。脱离为人服务的概念，就会走向险途。

◼ 545. 热入营、血案

《伤寒论》三阳为热、三阴为寒，包括阴阳两证，适宜中风、伤寒。清贤叶桂调理温病，鉴于均属热象无寒证表现，且有身发斑疹、吐衄症状，难以吻合六经辨证施治，故提出卫、气、营、血新的纲领，弥补前人的空白，是临床的一大进步。有的经方家指责其独树旗帜，与医圣抗衡，多此一举；实际叶氏是仲景先师的功臣，发展了六经学说。不了解这一背景，就等于厚古薄今，限制了岐黄学术的进化，成了绊脚石、"到此为止"。

1975 年老朽遇一春温，接诊后病邪已转入营、血，患者舌红、烦躁、低烧、鼻衄、小便短赤、身发红斑如云片样，医院检查无有结论，劝其改吃中药。即师法叶氏，恐怕邪陷心包，乃给予玄参 10 克、生地黄 15 克、犀角 3 克（冲）、牡丹皮 6 克、参三七 6 克、阿胶 10 克（烊）、紫草 6 克、小蓟 20 克，每日一剂，水煎分三次服，连用五天，出血停止，症状递减，方未更易，又饮一周，差人相告，基本治愈。

■ 546. 十位耆婆

仲景先师重视痰饮施治，《金匮要略》划分悬饮、溢饮、支饮，投药时可以灵活互用，常开者有半夏、桂枝、白术、茯苓、细辛、泽泻、枳壳、葶苈子、椒目、瓜蒌、桔梗、泽漆、贝母、皂荚、紫菀、旋覆花、桑白皮、露蜂房、陈皮、款冬花、防己，其次则为瓜蒂和剧毒品巴豆、甘遂、大戟、芫花。专题习用重点药物为半夏、白术、茯苓、椒目、葶苈子、陈皮、旋覆花、泽泻、瓜蒌、泽漆十味，经方家比喻禅门高僧，谓之"十位耆婆"。在祛痰、涤饮方面，稳妥、平而含奇，凡胸闷、哮喘、小便不利、涎多、积液、喉内呼吸似水鸡声，都可随证组方，振起应用。

1969 年"文革"时期，老朽诊一七十岁农友，因与子女处世观点不一，矛盾叠出，忧郁、烦恼，感觉胸膈间痞满，痰多，口角流涎。因其下肢尚有轻度浮肿，即以"十位耆婆"予之，计瓜蒌 15 克、旋覆花 10 克、半夏 10 克、泽漆 10 克、陈皮 10 克、泽泻 10 克、椒目 6 克、葶苈子 15 克、白术 10 克、茯苓 15 克，日饮一剂，分三次服。连吃七天，症情大减；将量减半，继续两周，痰消遂安。

■ 547. 大承气汤泻火降燥

经方派曾据《伤寒论》开腠、金锤、火神、净府，指麻黄、白虎、四逆、大承气汤。因含有麻黄、石膏、附子、大黄四大天王，将其尊为君药，发挥发汗、清热、壮阳、泻下驱邪作用，呼为"救死扶伤四面佛"。所谓"四面"，不代表东、西、南、北，亦非色泽青、白、黑、黄四种面孔，是言四个行善者。麻黄汤解表，调治外感疾患初期，通过排出汗液、驱逐病邪，防止传变、向内发展；白虎汤清热降温，固护人体阴液，抑制高烧；四逆汤保身回阳，温里胜寒；大承气汤泻火利肠，排出邪毒、燥结大便。表里、内外分治，类似观音瓶洒圣水，赶走妖魔，普度众生。

1981 年遇一阳明腑证，失于开鬼门汗解，邪由少阳入里，体温直线上升，口渴、出汗、脉象弦数、烦躁不安、腹中胀痛、大便六天未下，病家亦业岐黄，要求通利肠道，令火邪外出，速战立决。当时就开了大承气汤，计枳壳20克、厚朴20克、大黄15克、元明粉10克，药后更衣一次，量少屎干，症状未减；乃把大黄加至18克、元明粉15克，继饮二剂，粪水排出一痰盂，有燥块七八枚，表现热结旁流，很快热退症消。卧床三日，即参加阖第为他举行的六十六岁寿辰。

■ 548. 大承气汤宜用元明粉

老朽家传经验，根据客观需要，掌握火盛、便秘、脉实三证，投予大承气汤，一般不超过三剂，避免损及人体，忌用连珠开炮。尤其方内芒硝引起粪、水同流，排出大部营养物质，易使气血衰竭。运用先贤张子和法，要中病即止，矫枉过正，预后不良。经方家鉴于芒硝力锐，改为经炮制药性缓和的元明粉，比较恰当。尚有换成瓜蒌仁者，因无泻火功能，已失去意义，十分不宜。

1963年吾在山东省中医院诊一秋燥，内热严重，口干，发烧，自汗，大便秘结、数日不行，且有肛裂，缘身形瘦弱，未敢盲投芒硝，大承气汤中加了瓜蒌仁40克；连吃二剂，毫无成效。乃恢复，给予元明粉，计枳壳10克、厚朴10克、大黄10克、元明粉10克；仅饮一剂，就泻下燥屎十余枚，热降邪退，未再服药。大承气汤中开元明粉，对健康损害较小，可代替芒硝。

■ 549. 麻黄脱敏

《伤寒论》麻黄汤，因麻黄为君，存有三忌，指出汗、高血压、小便多；尚有三宜，指无汗、哮喘、过敏性皮肤瘙痒。桂枝能降血压，在方中抑制麻黄升压，则不囿此例。麻黄汤除调理外感风寒发烧，无汗，头、身、关节疼痛，尚医颜面水肿，遍体刺痒，如急性肾炎、荨麻疹。虽然疗标，但能缓解痛苦。选药时要去掉麻黄的节、根，由于所含伪麻黄碱，反起对抗作用，影响该茎发挥功效。

1969年老朽于新泰诊一过敏性皮疹，颗粒鲜红，痒感钻心，曾给予蝉蜕15克、白蒺藜20克、夜交藤30克、百部10克、浮萍10克、连翘10克、徐长卿15克、苍术6克，水煎，分三次服；数剂后，发现不够理想。乃加入麻黄10克，出人意料，药力提高了。麻黄的脱敏，也应占执牛耳地位。

▣ 550. 桔梗治上为主

药物归经，属于亲和与选择性，虽有载体亦难以改变升降出入功能。桔梗载药上浮如舟之说，似乎以讹传讹，它和枳壳、厚朴为大黄的辅佐双楫不同，言其有升的作用则可，谓使降者能转化为上而不下，就不易见到鲜明的事例。

老朽经验：桔梗在《伤寒论》《金匮要略》中组方，以排脓居先，调理肺痈、支气管炎等呼吸系统疾患，宽胸、祛痰、止嗽，疗咽喉肿痛，善医上部病变；然对腹满、肠鸣幽幽，也起散邪作用。全面定性，才会宏图大展。

▣ 551. 如来三尊

经方家将《伤寒论》内人参、生地黄、当归三味药，以人参益气、生地黄养阴、当归补血，认为对人体发挥保健作用，称佛门"如来三尊"。尔后把生地黄改成熟地黄，进一步强化疗效。先贤张介宾所列"四维"，谓人参、熟地黄如太极图中黑白二仪，漏掉了十医七用的当归，令人感到遗憾。上药组成一方，可提高人体免疫、抵抗、修复力，防病、健身、增寿，起保护生命作用。老朽临床，常治疗营养不良、气血两虚、发育迟缓、精神不振、记忆下降、四肢乏力、疲劳不堪，有效率达到百分之八十。

1980 年在济南遇一男子，因从事编写工作劳累，患神经衰弱，心慌气短、夜卧易醒、阳痿早泄、面色苍白、脉沉而细、血象低下，即以此方予之，计人参 10 克、熟地黄 20 克、当归 15 克，加了砂仁 10 克开胃，兼助药力。每日一剂，连饮 15 天，症情大减；改制水丸，继服一个月，基本恢复健康。

▣ 552. 诃黎勒宁嗽

家门传授，调理久咳、久泻，常投"三宝"，指罂粟壳、乌梅、诃黎勒，均属收敛药。诃黎勒习名"诃子"，入药开始于西南亚佛教国家，疗途较广。中医临床，不仅对支气管炎、慢性肠炎起重要作用，且能解除声带麻痹，改善口腔共鸣，施治发音嘶哑，被称为"南海观音"。

1957 年老朽遇一农友，患慢性咳嗽，医院诊为间质性肺炎，日夜不停，痰涎很少，已有四月病史，打针、吃药寡效，来山东省中医进修学校求援。由于一般方剂大都用过，所以将疗绩寄托在"三宝"身上，并配入《伤寒论》

"规律三神"，计干姜 10 克、细辛 6 克、五味子 15 克、乌梅 10 克、罂粟壳 6 克，没有诃黎勒；连饮五剂，未显功力。乃增了南海观音 15 克，仍水煎，分三次服；三剂后情况转化，连续七天，则邪退症消。表现优越，从此不断聘其出征，皆以理想，获得硕果。

▣ 553. 青龙三花汤治喘、嗽、涕

民初山东伤寒家，调理外感哮喘、咳嗽、流涕，喜投小青龙汤去桂枝、白芍，加款冬、旋覆、木笔（辛夷）花，谓之"青龙三花汤"，家父推荐为时代良方。对肺炎、支气管痉挛兼有鼻渊，都可应用。其中麻黄、款冬花、五味子、木笔花四味居君，细辛宣发肺郁、旋覆花降气下痰为臣，与他药共奏联袂之效，比小青龙汤占高峰优势。鼻塞、头痛较重，向鼻炎施治倾斜，加藿香、苍耳子。

1963 年在山东中医学院诊一患者，风寒感冒，剧咳、气喘、涕多如水淌出不停，即取本汤授之，计麻黄 10 克、半夏 6 克、旋覆花（布包）12 克、细辛 6 克、木笔花 10 克（布包）、干姜 6 克、款冬花 12 克、五味子 10 克、甘草 6 克，日饮一剂，水煎，分三次服。连用六天，未有更易，来信告知，获得痊愈。

▣ 554. 白虎汤疗高热不局限阳明

《伤寒论》医治疾病，除举出症状，常蕴藏于方剂中，如四逆散只言"四逆"，没谈及其他重点依据，和小柴胡汤所列四种表现不同，因此要在方内求症，从无字处着眼，忽视这个特点，就难以运用该方。历代《伤寒论》诠释家深明是义，往往抓住亮点，煞费苦心为之补充，节约了读者绞尽脑汁、破釜沉舟的思考，应感谢前贤嘉惠后学。老朽受业师教诲，对白虎汤条文"里有寒"三字，不做无谓纠缠，只于石膏适宜证上探索高烧、渴欲饮水、汗出体温不降的投予条件；亦不株守阳明、温病，多种大热疾患，同样可用。

1980 年吾于菏泽讲学时诊一高中女生，自汗、发烧、口渴、烦躁、脉滑，曾吃滋阴、利肠通便药，未得功效。当时即以邪客居里调之，给予石膏 60 克、知母 30 克、甘草 10 克、粳米 80 克，加了大青叶 30 克，水煎，六小时一次，分三次服。连用四剂，烧去而安。

▣ 555. 瓜蒌瞿麦丸应用

古方寒热、攻补药物合用，屡见不鲜，如《伤寒论》《金匮要略》《千金方》《外台秘要》《太平圣惠方》《和剂局方》，无严格界限。《金匮要略》大黄附子汤、瓜蒌瞿麦丸就是例子。瓜蒌瞿麦丸医口渴、小便不利，类似蓄水五苓散证，宏观上可能为前列腺增生，同泌尿系感染关系不大。后人因该方含有附子，避而称"杂"，将其减去，突出益阴生津、利尿，功力不佳，没注意方后附言"腹中温为知"；抛弃一枚附子，影响了全局，得不偿失。老朽改成汤剂，投炮附子，收效良好，钩沉了这首被冷落的小方。

1972 年于东平遇一企业老翁，小便等待、短少、分岔，夜间淋漓，起床七八次，医院诊断前列腺肥大，必须手术。他要求中药缓解，吾即取此丸改汤方与之，计天花粉 10 克、茯苓 15 克、山药 15 克、瞿麦 15 克、炮附子 6 克，嘱咐日饮一剂，两周查看效果。二十五天，情况改善；一个月后，症状大减。说明药"杂"乃前人的经验、临床特色，应深入研究，切勿一票否决。

▣ 556. 师承古人经验宜求实

女子妊娠禁忌，谓半夏属忌药，和《金匮要略》治孕妇呕吐不止，投干姜人参半夏丸相悖。究诸实际，半夏虽有降逆下气之力，并非堕胎药，超过四个月妊娠期，影响更小，不宜视为危险品，因病而用，"有故无殒"。

《金匮要略》尚提到怀孕者常服当归散（黄芩、当归、川芎、白芍、白术），健脾益气、补血，防止内热胎动，至期易产，能起作用。惟言养胎吃白术散（白术、川芎、蜀椒、牡蛎），由于蜀椒辛温麻醉、牡蛎收敛固肠，就不可滥开，以免身体不舒，腹胀纳呆，营养不良，大便难解。师法古方，要注意带来的副作用，欲明反晦，求健康反引发他病。

▣ 557. 胶艾汤的应用

《金匮要略》调理妇产杂病，女子陷经、漏下色黑不止，投胶姜汤；半产漏下旋覆花汤。药不对症，可能为胶艾汤的错简，即芎、归、地、芍四物加阿胶、艾叶、甘草，习用于阴道异常流血，如月经量多、淋漓不停、先兆流产、恶露不绝、功能性子宫出血，属坤医专业方。伤寒派局限《伤寒论》《金匮要略》二书，亦取其用于他种溢血疾患。满庭芳先生处方简洁、单刀直入，也喜开此汤，凡吐衄加小蓟，胃肠下血加伏龙肝，特点量大，每剂 50～100 克，很见疗效。

1972 年吾于山东医学院诊一五官科同道，十二指肠溃疡出血，腹内隐痛、大便褐色、活动乏力、呈贫血貌，希望中医施治。当时即授予本汤，加了小蓟、参三七、伏龙肝，计当归 10 克、生地黄 15 克、川芎 6 克、白芍 10 克、阿胶 15 克（烊）、艾叶 6 克、甘草 10 克、小蓟 60 克、伏龙肝 100 克、参三七 6 克（冲），水煎，日饮一剂。连用两周，血止，精神焕发；把量减半，又巩固十天而愈。

◼ 558. 温经汤催孕

妇女进入更年期月经停潮前后，内分泌发生变化，常出现手足心灼热、浅睡多梦、阵发性出汗、烦躁不安，谓之易发更年期综合征，一般习投逍遥散、六味地黄丸加减，忘掉了《金匮要略》温经汤。该方组成虽然很杂，但有一定作用，应当在定量上仔细推敲，否则难见药下如攫。老朽遇到此证，按书内所记以吴茱萸、麦冬为君，当归、白芍、川芎、桂枝、阿胶居次，半夏、人参第三。兼医排卵困难，久不孕育。连饮 15～30 剂，便可解决，又名"十二味汤"。

1982 年吾于青岛诊一公务员，体形瘦弱，月经准时下行，婚后五年未孕，经检查卵巢早衰、雌激素低、缺乏规律性排卵，吃药、打针均无效果，转来中医处理。从其口干、腹痛、面色黧黑，断为阴虚、血亏、内寒，给予温经汤，计吴茱萸 12 克、当归 10 克、麦冬 12 克、川芎 10 克、白芍 10 克、桂枝 10 克、阿胶 10 克（烊）、人参 6 克、半夏 6 克、牡丹皮 3 克、甘草 3 克、生姜 6 片，水煎，分三次用。三十二剂停服，感觉情况甚佳，一年后生一男儿。

◼ 559. 四逆散治乳癖

《伤寒论》四逆散，调理气滞超过小柴胡汤，具升、降、出、入四项作用，时方逍遥散甘拜下风，江南温热医家恐"柴胡劫肝阴"，对气机运行障碍不敢投向临床，令人十分遗憾。事实告诉，该方适于多种郁结性疾患，凡气不畅通、以开为主，皆可运用。柴胡应突出量大，枳壳、白芍相辅次之；要加入气帅香附，开路先锋王不留行，协助流利气机；方义护阴而不伤血，配伍甘草少许，以代人参，防止损正。

1977 年吾于山东医学院执教时诊一讲师，每次月经来潮前二三天乳房胀痛，按之有结节，双侧均然，严重影响工作，经水过后疼痛转轻，块状物没有消失。医院诊断乳腺小叶增生、纤维瘤，准备手术挖掉，为此改吃中药。老朽即取上方予之，计柴胡 18 克、枳壳 15 克、白芍 15 克、甘草 10 克、香附 15 克、王不留行 30 克，水煎，分三次服。连饮十剂，病情解除；嘱其减量，继续勿停，共四十二剂，未再复发，彻底治愈。

▣ 560. 大黄、附子合方

学习中医，首先阅读经典、打开心扉，要博览先秦诸子，具有文、史、哲的知识，运用辩证法分析、研究先贤的学说与经验；第二步通过临床不断总结、汲取精华、摒弃糟粕，统计治愈率，乘胜前进。大瓢先生主张学习《伤寒论》，应将寒热、攻补兼用投药方法，深入探讨，最有意义。干姜、黄连并用，超出寒热界限，属于物理综合，与左金丸黄连、吴茱萸相配同一道理，是辛开苦降、凉散温解，化邪于内；大黄和附子组方，与麻黄、石膏类似而不雷同，是热补寒下、扶正祛邪的形式，易于开结，攻积之中尚可助阳，两箭齐射，保证平沙落雁。应用得当，能巧夺天工。师承这一特色，缩短疗程，则获得速愈。

1983 年吾于枣庄遇一患者阴寒内结，大便数日不行，腹中胀满、疼痛，俗云寒水凝聚成冰。从其手足厥冷、喜饮热汤、舌苔白厚、尿液清澈、额头汗出如油，认为阴盛阳衰，即以《金匮要略》大黄附子汤授之，含炮附子 30 克（先煎一小时）、细辛 10 克，恐大黄伤损元气，小量 6 克，加了温补肾阳的肉苁蓉 20 克，取法寒通、热补、泻实、助阳四面综合。日饮一剂，连服三天，更衣四次，虚寒逐渐消退。举此一案，以例其余。

▣ 561. 三竹合用

竹茹、竹叶、竹沥，止呕、清火、化痰，组成一方，名"三竹汤"，调理内热呕吐、哮喘、咳嗽，只要痰涎壅盛、量多，就可委任佐使，投入应用。

经方竹茹（竹皮）、竹叶早已收为药物，竹沥通过制作，才开始列归疗病范围。时方派内科呼吸系统医家曾称：治肺、胃三品，性味平妥，根据证情宜广泛遣用，无不良反应；然非量大，不易显示其效。

老朽临床施于哮喘、咳嗽，凡气促、胸闷，常加"三竹"，特别是给予麻杏石甘汤时，增入竹茹 15 ~ 30 克、竹叶 15 ~ 30 克、竹沥 15 ~ 30 毫升。锦上添花，都有不同程度的功力，协助原方提高疗效。

▣ 562. 通络不宜温药

凡长期身、腰、四肢疼痛，以酸、胀为主，呈慢性发作，医院检查排除风湿、腰椎间盘突出、关节炎，常和久病入络有关。由于气滞，血液运行不畅，或遇到障碍，发生络脉管腔淤塞，表现疼痛。叶桂先贤深晓此义，提倡活血开结，乃根本之治，但不宜破血通经，投水蛭、虻虫、大黄，只可用桃仁、红花、苏木、桂枝、葱管温化调理，取性味平缓、柔和之品；躲避猛药，以免损气伤血，杀鸡动了牛刀。这是关键问题，不要小觑，否则人体蒙害，得一失九，功不补过。

1979 年老朽在济南诊一女性公务员，躯干、臂、腿沉重疼痛，与气候变化无关；久疗未愈，医院诊断神经传导疾患，劝其转就中医。为了远离猛药，即授予稳妥小方，宗法叶氏系统经验，写了桂枝 10 克、丹参 15 克、川芎 10 克、鬼箭羽 10 克、桃仁 10 克、制乳香 6 克、炒没药 6 克，加了风药独活 20 克，搜逐积邪。日饮一剂，连服十天，症状好转；嘱咐打成水丸，每次 10 克，昼夜三次，继续勿辍。坚持一个月，病去而安。

▣ 563. 表里双医

石印本不悉撰人所写《伤寒论新吟》，谓《大论》含有风、火、冰、水、雷，指麻黄、附子、石膏、麦冬、大黄，有宣散、驱寒、清热、滋阴、开闭作用，属"医门五仙"。经方家常将麻黄、附子，麻黄、石膏，麦冬、石膏，大黄、附子，石膏、大黄同用，是古圣、先贤组方特色；时方、杂方学派感到难以理解，因患者受惠，大呼奇治，皆大欢喜。吾多年来曾师此法，投向表里同疗、攻补双治、寒热合解，能起沉疴，获得速愈。

1985 年于微山湖遇一阳虚老人，感冒后手足逆冷、全身恶寒、脉象沉迟、嗜食热物、舌淡苔白、大便溏泻、气喘、卧床不起，住院数日不见转机，委老朽接诊。当时认为应温补为主，兼透外邪，取开腠、助阳两向调节，给予麻黄附子细辛汤，计炮附子 30 克（先煎一小时）、麻黄 6 克、细辛 10 克，水煎，分三次饮下；功力不佳。乃把麻黄升至 10 克，温覆取暖；汗出微量而安。充分说明，"药杂"比单纯一路货色施治"证杂"占上乘优势。遗憾的是，方中若加桂枝 6～10 克，活血通络启动鬼门，就不致再增麻黄 4 克了。

■ 564. 旋覆代赭汤的简化

临床所见一般的噫气、打嗝、呃逆，常和肝郁气逆冲胃有关，依据《伤寒论》以降为主，有效药物不要离开半夏、代赭石、桂枝、旋覆花、大黄，典型处方为旋覆代赭汤，其中就包括了上药中的三味。老朽蒙业师传授，由于桂枝降冲，属疗奔豚重点，必须加入助阵，旋覆代赭汤可简化成应急方，去掉人参、甘草、大枣，只开代赭石、半夏、旋覆花、生姜，配上桂枝、大黄少许。若去痰饮，则举大量旋覆花当君，投 15～30 克，半夏居二。虽然肝气较盛，亦不宜盲添柴胡、白芍，能影响功力下行，乃南派伤寒家的经验，尽管白芍护阴，也恐柴胡劫肝升阳降低疗效，等于开门揖盗。

1985 年吾到重庆参加会议，遇一女性代表，恶心、嗝气、感觉腹内气体上冲，饮食难下，即书代赭石 20 克、半夏 10 克、旋覆花 15 克、桂枝 10 克、柴胡 10 克、大黄 2 克；吃了一剂，依然如故。将柴胡减掉，又服一剂，很快气下呕止、饮水不呛了。事后推测，大概为南地所产狭叶柴胡而致，提出充作参考。

■ 565. 不宜滥补脾胃

东垣老人"内伤脾胃，百病由生"，重视脾胃学说，亦导源于《金匮要略》"见肝之病，当先实脾"，提倡补中益气，保护中州。后世片面领会，将"四季脾旺不受邪、即勿补之"一语忽略了，失去"补不足，损有余"的意义。根据五行木克土制约关系予以预防，理由充分，但脱离《素问·异法方宜论》，亦会铸成大错。

1950 年吾目睹一药商经理，因胃病消化不良，纳呆、精神不振，认为肝旺犯脾，防止土败木贼，吃了大量人参、白术、干姜，即理中汤加味，导致胸腹痞满、阻塞、大便干结、不进饮食。幸亏其友陶姓医家伸手施救，改服厚朴七物汤（桂枝、枳壳、厚朴、大黄、甘草、生姜、大枣），才挽回颓局。似此情况，值得记取，师承前贤经验，还要掌握辨证论治；反之，一定走向失败。

▣ 566. 崔氏八味丸应用生地黄

《伤寒论》《金匮要略》二书，除甘草用炙，有毒药物须经炮制，大都投予生品，崔氏八味丸（肾气丸）内主药生地黄亦不开熟者。后世壮水、滋阴、凉血，改为熟地黄，已转化性能，将凉变温，失去应用意义。虽然方内尚有小量桂枝、附子，乃系振阳而设，与炮生为熟的地黄治向不同。奇怪的是，纯阴组成的六味地黄丸也用熟地黄，令人更加生疑。如果说炮制能提高疗效，相反，寒以医热、凉血的作用却下降了。因此老朽家传遗训，凡配制六味或崔氏八味丸时，都投生地黄，熟品靠边站，这样阴阳双补的崔氏八味丸，才可吻合调理"肾气"的目的。

▣ 567. 瓜蒂疗病

《伤寒论》所载瓜蒂散，由甜瓜把与赤小豆各等分合成，取香豉煮粥送下，催吐上焦、胃内宿食、痰饮、毒物。只有用鸡翎、大葱不伤口腔，来刺探咽喉引发恶心、呕吐，将致病之邪引出，最好在感觉"温温欲吐"的情况下进行，一战成功。

瓜蒂苦寒，单开还清热利水，疗身重、头面、四肢浮肿，《金匮要略》投一物瓜蒂汤，用二十个，水煎饮之。老朽曾给予患者，并不理想；配入麻黄、猪苓、桂枝、泽泻，易见其效。民间常以之研末，**嗿鼻刺激流涕**，调治黄疸，则能获愈。

▣ 568. 瓜蒌量小寡效

仲景先师瓜蒌入药，《伤寒论》有小陷胸汤，《金匮要略》有瓜蒌薤白白酒汤、瓜蒌薤白半夏汤、枳实薤白桂枝汤，以宽中、开结、通痹为主。凡胸闷、积热、痰饮、气滞、血瘀都宜应用，是解凝、降下药。常与半夏、黄连、枳壳、厚朴、薤白、桂枝、桔梗组方。本品分两种，一是糖瓜蒌，种子少，瓤多，兼润肺止咳；二为仁瓜蒌，种子多，瓤少，濡燥利肠，能解决便秘。

目前临床，除同他药合作不当影响疗效，投量上也存在大题小做，事实告诉，无论开胸、散结、破积、行痹，用量轻者30克、重则100克，才能符合《伤寒论》《金匮要略》原书小、大一枚的要求。若不掌握这个尺度，就难以发挥显著功勋。老朽经验，点滴写出，供大雅哂正。

▣ 569. 杂记两则

医林依据《伤寒论》体表发热则投桂枝，列为辛温解表，究诸实际，乃活血通络、毛细血管充血，为麻黄提供汗源，易于启腠解肌；并非大敞鬼门使毛孔开张，和麻黄不同，大异其趣。甘遂、大戟、商陆、芫花，属虎狼剽悍药，临床见而生畏，往往束之高阁，拒绝应用，将其急救功能打入地牢，属一大损失。该四味习称"四龙"，通过炮制，从 0.5 克小量开始，连用 2~5 次，配入人参、黄芪、白术、大枣，驱逐水邪，十分有效。对胸腔积液、浮肿、肝硬化脾大腹水，服之则消，被称神品；切勿戴上怪兽、恶煞帽子。如掌握发病不久、身体尚强、非利水不能脱险，适合投予标准，就应取用，此为老朽家传经验。关键问题，要适可而止，液去水消，立即转吃补养药物，善后不留遗患。

▣ 570. 半夏炮制入药

半夏临床经过炮制虽有多种，但镇呕、祛痰、降逆则属实际功能。《金匮要略》医"虚劳里急诸不足"黄芪建中汤条，谓补气加半夏三两，与证不合，切勿照说师法，雪上加霜，增重病情。老朽经验：半夏泻而乏补，除特殊需要，不宜多投。友人姜春华提出久煎去毒，以不麻舌为度，喜用生品，保存原始疗力。设想甚佳，若不予炮制，破坏生物碱，产生不良反应，易于伤人。

1961 年吾在齐河遇一胃病，医院诊断食管水肿、幽门狭窄，患者恶心、厌食、脘痛、腹胀、嗳气，感觉有气上冲，无奔豚直抵咽喉现象。当时重点以开上降下为治，给予半夏泻心汤出入组方，反馈未效。改用理中汤损益，计白术 10 克、干姜 10 克、生半夏 10 克（先煎半小时）、陈皮 10 克、木香 10 克、槟榔 10 克、砂仁 10 克、厚朴 10 克、盔沉香 6 克，水煎，分三次服。吃了一剂，头眩、口腔发麻、舌头摆动失灵。考虑和生半夏没经加工炮制、水煮时间较短有关；仍开原量，换成清半夏。又饮五剂，中毒表现消失，人遂转安。书此以记药误之过，歉仄难已。

◼ 571. 五仙宁嗽

经方南派伤寒家，将石膏、附子、麻黄、大黄按水、火、风、雷分"四大天王"；又把细辛、干姜、茯苓、甘草、五味子，据绿、橙、白、黄、黑称"五色大仙"，组成一方，名"宁嗽汤"。专题调理风寒袭肺咳嗽不停、痰涎量多，是由"三神"加茯苓、甘草合一，小巧易觅，能建奇功。若恶寒、发烧添麻黄 6 ~ 10 克、桂枝 6 ~ 10 克。老朽从量上予以损益，涤饮放在首位，会提高疗效。

1970 于桓台诊一机关干部，老年慢性支气管炎发作，日夜咳嗽，痰涎张口便出，稀薄似水，面目浮肿，端坐呼吸，仰卧则重。当时就取此汤予之，计茯苓 60 克、细辛 10 克、干姜 15 克、五味子 20 克、甘草 10 克，水煎，分三次服。连吃七天，病消转安。尔后给予其他相应患者，均言宜用，笑容可掬。

◼ 572. 解表八大金刚

杂方派医家曾将《伤寒论》《金匮要略》内所用风药，从其临床应用，以葛根为项背强直金刚，麻黄为开腠发汗金刚，升麻为举陷解表金刚，柴胡为往来寒热金刚，细辛为温化痰饮金刚，防风为宣散风湿金刚，独活为通络止痛金刚，苏叶为解肌降气金刚，合称"八大金刚"。以之共同组方，发汗透表，驱逐风寒，使外感病邪由毛孔排出，属平妥轻散之品，与猛烈药物不同。调理伤寒太阳初起，常投小量，代替麻黄汤；其中虽含麻黄，不超 3 克。除劳动大众欢迎，亦得到白领阶层的首肯，誉为不倒翁方。

老朽师法先贤经验，推出粉墨登场，定量为麻黄 3 克、葛根 10 克、升麻 3 克、柴胡 6 克、细辛 3 克、防风 10 克、苏叶 10 克、独活 10 克。往往三剂，汗出即愈，头痛、骨楚、恶寒、颈部不舒、身体拘紧现象随之消失。

◼ 573. 紫枣龙汤

民国时期观音禅院白云老尼，知识渊博，精通释、儒、道、耶、回多门经典、教义，对岐黄医术最有研究，《伤寒论》《金匮要略》熟烂胸中，属北方伤寒家。认为仲景先师学说，要取得长足发展，应利用西方生理、解剖、化验检查，丰富中医脏腑结构、望闻问切诊断内容，同国际医学接轨，摆脱单打独斗的传统疗法。只有这样，才能创新，发扬光大；闭关自守，等于裹足步行长途。意味深长，值得思考。她据《金匮要略》酸枣仁汤组成一首简易方，有酸枣仁 30 克、紫石英 30 克、龙骨 30 克，施治心慌、惊吓、梦多、悸动不安，功力甚佳。

1980 年吾于青岛医一企业行管人员，从其父亲死亡，感觉心悸、恐怖，辗转反侧，枕上难以入眠，老朽即取上药予之。每日一剂，连服十二天，无不良反应，病去大半，效果可靠。命曰"紫枣龙汤"。

■ 574. 露蜂房有多项功能

露蜂房俗名马蜂窝，消癥散结，疗乳痈、癫痫、风寒湿痹、过敏性瘙痒，《金匮要略》鳖甲煎丸收入组方。常取其调理肝脾肿大、咽炎、鼻炎、喉炎、支气管炎、各种关节炎，恶性癌瘤亦可应用。既往认为能以毒攻毒，实则苦平无毒，很少发生不良反应。老朽临床重点投向四个方面：一、顽固性咳嗽；二、梅核气，咽中有异物感；三、乳腺小叶增生、炎块；四、痛风，多种关节炎。效果均显著。

1981 年初冬在济南诊一中年妇女，素有慢性咽炎、乳腺小叶增生史，近日以感冒、鼻炎、咳嗽求治。开了《金匮要略》射干麻黄汤，稍加损益，计紫菀 10 克、半夏 6 克、款冬花 10 克、射干 10 克、麻黄 3 克、细辛 6 克，添入苍耳子 6 克、辛夷 6 克、桔梗 10 克、金果榄 10 克；服后头痛、流涕、咳嗽，仍然如故。乃于方内添入露蜂房 10 克；继服四剂，诸症大减。说明它的消炎作用具有广泛性，是一味上乘药物。

■ 575. 大肚佛汤

凡身躯肥胖，体重超标，患有高血压病，吾继承先辈经验，喜投《金匮要略》医支饮眩冒的泽泻汤，有白术 20 克、泽泻 30 克，能治痰饮、水肿、头晕、目眩、频吐涎沫、阴囊潮湿、小便不利，对四十岁以上人群疗途很广，禅门沙弥称"大肚佛汤"。临床应用重点给予男女过度肥胖，高血压、高脂血症、高血糖患者，每日一剂，分三次饮之。20~30 天，均得到不同程度的改善，消瘦明显，客观检查，血压、血脂、血糖都会下降。

1983 年老朽于济阳遇一偏瘫干部，因活动受限，嗜食肥肉、海红、蛎黄、鸡蛋，身体超重，三高现象成了生命威胁，劝其常吃大肚佛汤。凡三个月，共七十剂，病情大为好转，肥胖减去三分之一。当中配合架着行走，血脂、血糖接近往日，血压恢复了正常。

▣ 576. 继承创新

民国时期，曾发生反孔浪潮，谓教育界讲授《论语》《大学》《中庸》《孟子》为生，是活人吃死人。以之延伸，言中医学习《内经》《难经》《伤寒论》《金匮要略》，师法黄帝、岐伯、扁鹊、张机开业救死扶伤，亦属活人吃死人，逐渐演化为"废医存药"的妄行。所谓"活人吃死人"，实际是学术的传递，圣火的继承，古今中外都要经过这条路线，才能促进社会发展。"百工技艺"与时俱进，江河之水万古长流，刀圭事业并不例外。目前常用的四物汤，即是《金匮要略》胶艾汤简化，逍遥散则为《伤寒论》四逆散去枳壳的加味方，皆属承上启下又加创新的样板。可以说若没有前人，就无今天，吃祖先之饭毫不奇怪，理所当然。

1963 年老朽诊一大学男生，发病一周，颜面手足浮肿，眼睑如半个兵乓球，张目困难，小便减少，发烧、不恶风寒，烦躁，脉象浮数，医院介绍转来调治。从症状考虑同风水有关，开了《金匮要略》越婢汤，计麻黄 15 克、石膏 30 克、甘草 6 克、生姜 10 片、大枣 10 枚（擘开），因呕恶、厌食增入竹茹 30 克、神曲 10 克，嘱咐每日一剂，水煎，分三次用。蝉联两剂，已见功效；又饮三天，停药而愈。说明吃古人留下之饭未有过错，却起了济世活人作用。

▣ 577. 阿胶治水肿

阿胶原产山东东阿，现全国都可熬制，黑驴皮为材，又名"驴皮胶"。性味甘平，滋阴补血，兼养心、安神、止血，属于保健品。凡贫血、营养状况低下，面黄肌瘦、体重锐减、有羸弱表现，均宜投用，应列为优选。家父称"医门宣善使者"。对蛋白缺乏所致水肿，单方一味，坚持长服，消除最快。

1960 年吾在广饶带领山东中医学院学生实习，适值困难时期，贫血、水肿较多，就诊人大都需要温补，开人参、黄芪、白术、当归、熟地黄、附子、胶饴、蜂蜜易得功力；升阳散火，则加剧病情。蛋白缺乏性身体水肿，无论头面、四肢，给予阿胶 20 克，加水烊化饮之；连吃十天左右，疗效甚佳，冠盖群芳。因而此类水肿，让其挂帅出征，战绩反映辉煌。

▣ 578. 幻境奇梦

人生轮回、复活、借尸还魂之说，属于謇言，都不可信。吃少量曼陀罗花则能令人昏糊，似梦如醉，身入幻境，这是一位同道亲自冒险尝试所言。

1955 年老朽于德州遇一小学教师，夜间入睡出现异梦，皆为游山玩水、居住楼台亭阁、衣着华丽和仙女婚配，美事联绵，喜乐无穷；但饮食减少，形体逐渐消瘦，怀疑鬼狐纠缠，遂求神拜佛，无有宁日。其兄邀吾会诊，开始按心阳过扰、心肾不交、神明外越（俗语灵魂出窍）调理，均乏效果。忽然忆起业师教诲，凡精神恍惚、梦中屡见奇事，要给予《金匮要略》百合为主的处方，可以解脱。是患者心猿意马，同魑魅魍魉无关，乃以百合 40 克当君，加入远志 15 克、珍珠母 15 克、朱砂 1 克、琥珀 2 克，日饮一剂，分三次用。药后情况稳定，异梦短少；共服二十余剂，彻底治愈了。今特录出，备作疗梦幻境参考。

▣ 579. 理中汤加味方

《伤寒论》理中汤，又名人参汤，能健脾养胃、补中益气、运化中州，道家称"开谷方"，杂方派人士谓之"仲景仓廪第一煎"。由人参、干姜、白术、甘草各等分组成，亦可炼蜜为丸，服后啜热粥半碗，促进温化，发挥药力。释家老衲独具只眼，加砂仁改善纳呆，帮助消化；内寒较重，加熟附子暖里振阳，均并同量，十分有益。此乃家父所传，按法配制，对胃病呕恶、厌食、腹胀、脘痛、嘈杂，均起作用。若慢性肠炎大便溏、次数多，将蜜制转为水泛小丸，也很有效。

1970 年吾于兖州遇一患者天亮更衣，俗呼"五更溏"，医院怀疑肠结核，已有二年病史，嘱其专吃此药水丸，每次 10 克，日服三次。连食一个月，症状解除；追访半年，未再复发。

▣ 580. 调治吐涎沫

《伤寒论》所载吴茱萸汤证吐涎沫，属胃液反流；《金匮要略》小青龙汤证之吐涎沫，是痰饮上泛，二者概念不同，切忽混而为一。事实告诉，吴茱萸汤施治胃液反流，颇有功力；小青龙汤豁痰、涤饮虽然有效，但对口吐涎沫疗效较低，在调理咳嗽、哮喘过程中，二症皆会递减，而涎沫的制止，未见显著。若提高麻黄、细辛之量，通过宣散、发汗、利水，仿照逆流挽舟法，则可稍睹成果；但并不理想，加入泽漆、大量茯苓，借花献佛，分化水邪，却能解除这一症状。

1983 年老朽于济南遇一离休干部，因感冒肺失肃降，久咳不止，逐渐发生频吐涎沫，脉象弦滑，舌苔白腻，医院诊为支气管扩张、肺气肿，转来改吃中药。当时即给予小青龙汤，麻黄 10 克、桂枝 10 克、细辛 10 克、白芍 10 克、干姜 10 克、半夏 10 克、五味子 15 克、甘草 6 克；饮了五剂，如水投石，毫无反响。乃在上方基础上增入泽漆 10 克、茯苓 30 克；继用四天，病情日减。遵从传统医规，效不更方，又服六剂，涎沫全消。

581. 养心补血治邪哭噩梦

《金匮要略》邪哭证，吾曾报导一例，悲伤哭泣，夜卧不安，"梦远行而精神离散、魂魄妄行"，并非邪祟所凭、内扰神明，和痰火相结、亢阳过盛"蒙蔽灵窍"亦不同，这一特殊现象不属癔病，也难以列入精神分裂。与阴虚血不荣心有关，大都源于心血不足、虚热内动，所谓"久思生暗鬼"导致的高级神经意识障碍。调理时应考虑温补，忌投寒泻。该病虽不多见，但心小胆怯、胸怀不广的中年妇女则易发生。

1978 年吾于济南遇一商店营业员，为人谨小慎微，热爱自己工作，因小事遭到批评，受了惊吓，经常啼哭，心慌不宁，合目即梦，出现幻境：在外地云游，看见跳井、投河、寻死等骇人的恐怖悲剧。吃镇静剂无效，服清热化痰药加剧，其丈夫陪同来诊。当时忆及书内之言，按心虚论治，授予龙眼肉 30 克为君，当归 10 克、熟地黄 15 克、酸枣仁 15 克为臣，紫石英 15 克为佐，桂枝 10 克、丹参 10 克通络，促进血液循环、改善心脏供血为使，嘱咐连服，以观疗效。凡十五剂，病情便减；又继续两周，噩梦逐步消失。此案提供一条线索，养血扶正，解除误认顽痰而致的怪证，是应开辟的另一途径。

582. 防己地黄汤治风湿痹

吾幼时见一蔡姓老医，以经方鸣世，调理内、妇科杂病，遵《金匮要略》，善走奇经，和其他门派不同。遇见风湿痹证，喜开防己地黄汤，很少用桂枝芍药知母汤。取水酒合煎，不蒸地黄绞用其汁；突出防风、汉防己，不按书中"狂状妄行、独语不休"投药；以四肢肌肉、关节疼痛为施治标准，掌握重点：关节强直、行走困难、疼痛持续，无阵发加剧现象；生地黄量大，起活血通络作用，非搜风祛湿。有效率颇高。

1956 年在德州诊一铁路司机，因患风湿，肌肉、关节持续疼痛，骨质变形，居家休养一年，近期转剧，离开手杖难以出门，医院介绍转诊中医。由于病情缠绵，缺乏专科经验，即给予此方，计桂枝 10 克、防风 20 克、汉防己 10 克、生地黄 30 克、黄酒 30 毫升、甘草 10 克，先行试之；药后告知，未显功力。乃将投量增加一倍，生地黄改为 90 克，仍日饮一剂，分三次服；吃了十天，感觉良好。劝其勿停，又继续两周，疼痛大减，症状缓解。说明防己地黄汤治风湿痹证，是一首可选处方。

▣ 583. 乌头汤简化煎法

《金匮要略》所载历节痛，即风湿性关节炎，处方乌头汤，用麻黄、白芍、黄芪、甘草各等分，水煎去渣；乌头五枚，先取蜂蜜二升，煮至一升，去掉乌头，以蜜与上述药水合于一起再煎，分两次服之。虽然乌头量大，仅用蜂蜜，说明乌头有效成分能熔化蜜中，且无中毒之险，是巧夺天工的疗法，经方派大呼称"妙"。因操作繁琐，有的伤寒家将乌头减量，同他药加水、蜜同煮，每剂 2～3 次饮下，仍易发挥功效，近世均转为这一简化煎法。

1971 年老朽在新泰给一农友施治风湿性关节炎，双膝粗大变形，呈鹤膝风状，曾以本汤予之，计麻黄 15 克、白芍 30 克、乌头 30 克（先煎一小时）、甘草 20 克，由于气虚无力行走，黄芪升到 100 克，煮成分三次用。十二剂，痛止、红肿内消一半；把量压缩二分之一，继续未辍，凡一个月，已可步行 100 米。了了五味，连奏佳绩，深受患者颂赞。蜂蜜每剂 60 毫升为宜，否则影响药用植物水解。

▣ 584. 汗下坏证例举

《伤寒论》太阳篇，谓泻下后又发汗，脉微细，身振寒，属表里俱虚，未言治法。据经方规律性投药，宜用当归四逆汤加人参、附子，重点开当归、白芍养阴补血，人参益气，炮附子温里回阳，桂枝、细辛通利络脉，通草功能虽薄弱，呐喊卒子，亦不可少。家父喜加黄酒助推药力。此方临床应用还应扩大，凡气血不足、阴阳两亏，都宜甄选。比参、苓、术、草、芍、归、地、芍组成的八珍汤以通为补的作用，占优先地位。

1986 年于旅途诊一商店营业员，神经衰弱，纳呆事繁，恶风怕冷，体重下降，极度疲劳，自疑寿短，恐要离开人世。劝其专饮本汤，给予当归 10 克、桂枝 10 克、白芍 10 克、细辛 10 克、人参 10 克、炮附子 10 克、通草 6 克、甘草 10 克、黄酒 30 毫升、大枣 20 枚（擘开），添入鸡内金 10 克、健胃促进消化，生姜 6 片、防止呕恶。日服一剂，连吃半月，精神、食欲、体力明显转佳；共二十八剂，宣告得愈。

▣ 585. 伤寒传经

《伤寒论》所言传经学说，是指致病之邪由表向里发展，如"伤寒一日，太阳受之，脉若静者为不传"。欲吐、烦躁、脉搏急数、体温逐渐升高，就属病情发展，有了"传"的表现，或到少阳，或入阳明；如无这些现象，仍按太阳表证施治。风寒侵袭人体，常随着邪气强弱、患者的抗病能力而变化，邪盛正虚则"传"，反之邪消而解。尚有感染八九日，仍停留于太阳经，并不发展；虽为数不多，却客观存在。

1969 年吾于禹城巡回医疗，诊一医院护士，感冒十天，依然头痛、恶寒、流涕、低烧、咳嗽、无汗，既未有向少阳、阳明传变，也没自愈。当时即按太阳表证处理，授予麻黄汤，计麻黄 12 克、桂枝 10 克、杏仁 10 克、甘草 6 克，加了干姜 6 克、细辛 10 克、五味子 10 克、紫菀 10 克、款冬花 10 克。连吃三剂，汗出热退，邪去而安。病随时间发展的论说，可资参考，非绝对的规律性。

▣ 586.《伤寒论》活学活用

桂枝活血通络，和麻黄配伍，开鬼门发汗，被认为辛温解表药。《伤寒论》桂枝汤禁例，谓："桂枝本为解肌，若其人脉浮紧、发热，汗不出者，不可与之，常须识此，勿令误也。"实际指的桂枝汤，因含有白芍，非避开桂枝。有人据此言桂枝无启腠功力，如桂枝汤调理中风有汗，是阖而不开，非像麻黄汤开而不阖，纯属曲解，误了后人。

老朽习医，由家父启蒙，业师指引门径，且受族伯父、吴七、大瓢三公影响，致力《伤寒论》研究，多次讲授该著，体会较深。并对西医学习中医班提出"要从无字处着眼"，不宜死抠文句或走马观花，应抓精神实质，才可得其真髓、古为今用。脱离这一准则，就会转向守株待兔，甚至全盘否定，陷入邪区，失去了传承、师法意义。掌握重点、内涵、临床之需，便自然恰到好处。

■ 587.《伤寒论》贵阳说

《伤寒论》流传版本较多，有孙思邈《千金翼方》本、成无己本、长沙本、桂林本、康平本、白云阁本等，大同小异。目前以明代赵开美覆刻宋代林亿校刊本为佳，载方113首（缺禹余粮丸），遣药90余种，重点应用不过80味，经方伤寒家笔下虽投150种左右，实际包括了《金匮要略》所收药物。

吾在学医过程中，谒见的南、北伤寒家，真正传承仲景先师衣钵的，常以200种习用药物为界，均未超出这个数字。他们大都以麻、桂治外开端，膏、知降温，姜、附保身，硝、黄泻下落幕，形成自己的门户特点，寒热并用、攻补兼施是拿手戏，但轴心转动，则为贵阳温化，力挽误汗、误下、误火三个误区。和时方、杂方派最大区别，组方药少；不泥守专攻忌补、热以愈寒单一疗法；不把人参置于首席；而将火神附子炮与生者、皆破八片尊称上宾。山东先贤黄元御之被呼"贵阳贱阴"的代表，就是受到《伤寒论》启发，树立美名的。民国时期，其传人严绍农前辈告诉老朽，附子辛热大补，健身、驱寒、回阳，属护命之宝，人体生命活动，依赖阳气支持，消弱含量即降低了源泉，免疫、抵抗、修复三力不足，则疾病丛生，出入废、升降息，便神机灭、寿命终了，民间方言"断气"的说法随之出现。因此，强调火神附子的观念，具有重要意义。

■ 588. 厚朴、杏仁平喘力小

《伤寒论》太阳病"喘家作"，或下之微喘，投桂枝加厚朴杏子汤，单与此方，并不理想。若表证未解，可加麻黄；身体虚弱、阳气不足，再增附子，表里双治。杏仁宣肺、厚朴降气，有医疗哮喘作用，但非专题强效药。杏仁分甜、苦两种，应开苦者；甜杏仁属食品类，入药似东郭先生，和麻黄、半夏、苏子、旋覆花、白芥子、银杏叶、葶苈子、沉香、佛耳草、莱菔子、鱼腥草相比，力不足观，切勿以之为主，贻误病机，令愈期推迟。

■ 589. 经方治疗风温

《伤寒论》所载温病，谓："若发汗已，身灼热者，名风温。"究诸实际，风温是感染风火之邪，并非由发汗而致的坏证，二病概念不同。注解者遇疑则默，对此一掠而过，大都不释，故后人误为乃温病盲治带来的变异，非因外感风火形成。从症状表现看，脉浮、有汗、嗜睡、鼻鼾、语言难出，仍应祛风开表、药投寒凉，出汗乃风邪刺激的自发现象，和桂枝汤所治中风属同一机制，采取内外双疗比较适宜，经方家提出可给予葛根芩连汤加菊花、石膏。葛根、菊花祛风，石膏清热，黄芩、黄连苦寒，胜湿泻火，兼解毒邪。

1957 年初夏，老朽于山东省中医进修学校诊一林场工友，发烧、出汗、口渴喜饮、沉睡、鼻鸣、鼾声不断，医院怀疑脑炎，然无头痛、呕吐、抽搐三证。当时即授予以上方，计葛根 15 克、菊花 15 克、黄芩 15 克、石膏 45 克、黄连 10 克，加了石菖蒲 15 克开窍醒神，每日一剂。连服三天，体温下降，精神转佳，已能下床吃饭；又继续两剂，药停而愈。该方有效，值得起用。

▣ 590. 附子泻心汤的应用

《伤寒论》五泻心汤临床过程中，半夏泻心汤适应证广泛，附子泻心汤疗途狭窄，且寒热、攻补合组，温病学家视为大忌，时方派亦进退维谷、望而却步，致使良方闲置，日渐沉没。药物投量在比重上突出大黄，次则附子，黄芩、黄连居三，老朽师门传授，开炮附子温里助阳，起双向作用，生、熟二者力锐或效低，都不宜用，对胸痞、脘胀、腹满、肠道秘结，只要汗出恶寒，表现阳虚，就可取用，但与四逆汤加大黄不同，非寒推热烤"溶化冰"结。通过附子健身，壮命门火；芩、连苦寒，消炎泻痞；大黄扫荡，发挥综合功能。药杂、制奇，和《金匮要略》大黄附子细辛汤共称怪方。若辨证得当，会速战立决。

1970 年吾于新汶诊一军人，平素阳衰体弱，因夫妻争吵，感觉胸膈堵闷，胀痛不舒，烦躁、脉沉、夜难入睡、恶风怕寒、大便数日未解。反复考虑，才授予此汤，计黄芩 6 克、黄连 6 克、大黄 9 克、炮附子 15 克。芩、连燥湿，不利更衣，有 9 克大黄即能纠正；附子量大，超出大黄，也不易产生泻下虚脱。每日一剂，连服两天，竟症状消失而愈。

▣ 591. 南北伤寒家

喜投、善用古方者，大都为伤寒派，其中分南、北二家。南派伤寒家如张隐庵、柯韵伯、尤在泾、陆九芝，临床方小量少；近代广东陈伯坛、湖南萧琢如、云南吴佩衡开附子、乌头达到百克，突破了常规用量，不宜以量之大小来划线，应从专奉《伤寒论》《金匮要略》思想、学说、方药为依归。北派伤寒家因忙于业务，缺乏写作，知名者较少，如山东刘彤云、狄大光，众所周知，由其弟子讲学、传播，始闻名于世，许多大家皆沉寂地下了。南、北伤寒家均属仲景先师传人，精于运用麻桂、姜附、膏知、苓术、硝黄十大良药，且以麻桂、姜附为旗帜，很少加入他品，单刀、双枪迎敌，有丰富的经验，与一般师法者浮光掠影，不可同日而语。局外人认为：组方量大就是伤寒派系统。并非如此，像河北张锡纯先生被誉为"石膏王"，却不属于北派伤寒家。真正《伤寒论》《金匮要略》学术体系，能形成门派，则理、法、方、药均不脱离上述二书；反之，即列入时方、杂方派了。

民国时期，老朽见到观音禅院方丈白云女僧诊治疟疾，间日一发，缘发烧较重，据白虎汤加桂枝疗法，参考少阳，增入柴胡，计石膏 45 克、知母 20 克、桂枝 10 克、柴胡 10 克、甘草 6 克、粳米 100 克，水煎。连服三剂，恶寒、发热、出汗停止，未再复发。这一小案，代表了北派伤寒家一脉传承的特色。

▣ 592. 甘草补气力小

历代伤寒家，无论南派或北派，均以熟读《伤寒论》，运用六经学说和理、法、方、药为准绳，将《金匮要略》放在次要位置，注释《伤寒论》者风起云涌，《金匮要略》为数无几，被称"单足"，指一条腿走路。家父常言：《伤寒论》113 方、90 余种药物，伤寒家大都以投麻桂、姜附闻名，形成发汗、温里郎中，是外界误解"贵阳贱阴"的由来；虽然亦开石膏、大黄，比例上还处于陪衬地位。该派还提出一个惊人的观点，认为《伤寒论》《金匮要略》所用甘草之方，各六十余道，居诸药之首；主治取其补中益气，不开人参养阴止渴，尊为健身圣品。故伤寒派医家喜用甘草，否则，不能在经方圈子列入本门传人。此说并非大众共识，难作依据。

1963 年老朽在济南遇一男性市民，七十岁左右，心慌、头眩、血压低、胸内空虚，表现大气下陷。当时曾给予苓桂术甘汤加黄芪，计白术 10 克、桂枝 10 克、茯苓 10 克、黄芪 15 克、甘草 30 克，水煎，每日一剂；凡三剂，饮后仍然神疲、气短、乏力，添了脘、腹胀满。将甘草改为 10 克，增入吉林人参 15 克；又服五天，血压上升，症状均减，逐渐转愈。表明甘草的补中益气功效低于人参，不堪重用。

◾ 593. 麻黄解表用法

《伤寒论》与《金匮要略》原为一书，名《伤寒杂病论》，属四大经典之一，师法者应称"伤寒杂病家"。《伤寒论》以六经分篇，主治流行性疾患；《金匮要略》则内科为主，旁及妇、外杂病。因临床需要，影响很大，有独立性，攻读本书者多，逐渐形成医术核心，是岐黄学术发展的飞跃。药物组合极有规律，被呼"经方"，其他时方、杂方系统均在此基础上发挥、演化而成，尊其为"祖方"。药物投向简明扼要，继承易于掌握，如外感风寒有汗用桂枝汤；无汗用麻黄汤；表里大热用白虎汤；手足厥冷、下利清谷用四逆汤；寒热往来用小柴胡汤。腹痛加白芍，烦躁加石膏，血虚、口渴加人参，咳嗽加干姜、细辛、五味子。

明清时代知识界人士亦喜涉猎上述二书，有的转为杏苑一员，约百分之七十经沐浴达到伤寒名家，如方有执、喻嘉言、张卿子、黄元御、陈修园等，承上启下，为岐黄大业作出贡献。北派伤寒巨擘刘冠云前辈，浮沉医林数十春秋，由开麻黄、桂枝蜚声济世道上，留下活人经验。调理哮喘证，若伤寒感冒开麻黄配桂枝，桂枝量低于麻黄；风热感冒麻黄配石膏，石膏超过麻黄二倍。实践观察，能见显效。

◾ 594. 阴证阳化

中医运用六经学说，《内经》中为热病，《伤寒论》则太阳、少阳、阳明为热，太阴、少阴、厥阴为寒，且阳经内有寒证、阴经内有热证，说明人体反应和疾病变化多端。就一般而言，阳证转阴不吉，阴证转阳属好的表现；若转化超过正常标准，对人身产生损害，亦非佳兆，应当机立断，考虑驱邪，如少阴阳化热结旁流，下利清水，要急投大承气汤。

1969 年秋季，老朽遇一技术员，感冒发汗后恶寒、便溏，事过十天，口干舌燥、发烧、肠道流出稀水；吃了两剂补药，转成厌食、腹中胀痛、久不更衣。与其妻子相商，乃少阴过度热化，属急下证，用小量大承气汤试之，计枳壳 15 克、厚朴 15 克、大黄 10 克、元明粉 6 克，水煎，三小时一次，分四次饮之。服之一剂，肛门排出水液、粪块七八枚，感觉轻松；病去大半，要求停药观察，翌日下床活动，未诊而愈。邪气稽留，阴阳转化，是规律现象，切勿拘守阴经阳衰的圈子，以免误治，发生医疗事故。

▣ 595. 经方寒凉派用药

学习《伤寒论》不仅培养伤寒家，还孕育了不同的临床门派，如善投附子、乌头的火神派，黄芩、知母、黄连、山栀子的寒凉派，芒硝、大黄的攻下派，大开清热的石膏派。这些小的派别，是处方遣药的倾向性，往往被列入时方、杂方或温病学派系统中，实际都由师法《伤寒论》经验用药衍化而来。就近代例言，陈伯坛之用附子、张锡纯之用石膏、崔文甫之用大黄，尽人皆知，惟钟情黄芩、知母、黄连、山栀子的旗手为数很少。

1951 年吾见到一位民间良医，常以苦寒药物调理热性疾患，闻名遐迩。据同道介绍：一中年妇女胸内灼心，感觉似火炭燃烧，开始按胃酸过多、继又重点消炎，均无功效，改延请该前辈接诊，即给予黄芩 10 克、知母 10 克、黄连 10 克、山栀子 10 克，嘱咐水煎，分两次服，要求坚持半个月。结果十天见了成绩，两周后症状转失。写出备作借镜，并窥寒凉派之用药特色。

▣ 596. 小柴胡汤解表

柴胡开腠解表，小柴胡汤医少阳半表半里证，因柴胡的作用，亦属发汗剂，虽和麻黄汤有异，仍应列为宣散外邪范围。《伤寒论》明确指出：伤寒五六日，以他药下之，柴胡证在，复与小柴胡汤，能"汗出而解"，就是例子。因此，北派伤寒家调治虚弱人、白领阶层，凡恐惧麻黄亡阳者，常取小柴胡汤代之，均见效果。这条途径值得开辟，比补中益气汤功力居上。

1985 年老朽于聊城诊一干部，平素身体缺乏健康，感冒风寒除骨楚、无汗，又加口干、神疲、稍动辄喘，由于胸胁胀满，即给予小柴胡汤，计柴胡 10 克、黄芩 6 克、党参 10 克、半夏 6 克、甘草 3 克、生姜 6 片、大枣 10 枚（擘开），水煎，分三次服。连吃两剂，出了小汗而愈。事实告诉，乃一首稳妥兴奋汗腺的良方。

▣ 597. 伤寒家特色

《伤寒杂病论》派，简称"伤寒派"，喜运用仲景先师方药，并非"伤寒家"，二者有不同的概念。伤寒家不仅理法辨证源于《伤寒论》《金匮要略》，而且结合临床发展了这门学说，达到传承创新、精益求精，是"家"与"派"

的区别。不了解此种情况，最易混而为一。严格地讲，清贤徐大椿为伤寒派，不属伤寒家；近代江阴曹颖甫则称伤寒家。伤寒派较多，伤寒家少，通常所说的伤寒家，大都归于伤寒派，非标准的伤寒家，应区别开来。因为多种学说的融合，知识面扩大，真正的伤寒家已寥若晨星了。

老朽族伯父乃典型伤寒家，理论指导除《内经》《难经》，几乎皆遵六经学说。疾病发展和张志聪、高士宗气化观点相反，突出"邪"的传变，如投白虎汤依据表里大热、汗出体温不降，百分之五十可加柴胡 10～15 克疏通内外；壮阳开附子，干姜用量占附子的二分之一；阴寒入络身痛，将乌头推向前线，每剂 20～60 克，先煎两小时，添蜂蜜、少量黄酒，再煮半小时；按照四逆散，杂证用柴胡，枳壳用量为柴胡的三分之一，提高宣散发越，不刺激胃腑发生呕恶。成熟经验，十足宝贵。

◼ 598. 白虎汤加大黄

历代具有真才实学的科技人物，很少步入仕途，有声望不会显赫，往往在殁后通过著述闻名于世，如张机先师通过《伤寒论》、李时珍通过《本草纲目》才家喻户晓。民国时期无名医家大多集中乡镇，所治为附近农民、商贩，无宣传工具、广告招徕，局限一隅，知者甚少；但有的怀抱绝技，能诊都市"医国手"久疗难愈之病，受到群众信赖，称"土豹子先生"。

1950 年老朽在河间遇一耄耋村医，精通《伤寒论》，喜开其方。对热入阳明投白虎汤，石膏少则 40 克，多者 100 克；不论大便干结与否，皆加大黄 3～6 克；燥屎停留，添元明粉，谓之引火下行、釜底抽薪、降邪由肠道排出，很有特色。吾仿此法投向临床，效果极好，掌握阶梯式用量，最为稳妥，录出就正杏林，以资参考。

◼ 599. 秋温治例

伤寒派源远流长，温病学家虽胎息《伤寒论》，认为所载方药侧重温、热、火、补，寒凉攀附冀尾、曲居末座；调理流行性热证捉襟见肘，不足投用，芩、连、知、石适应不了卫、气、营、血、邪陷心包的施治要求；尤其在降温、凉血、解毒、开窍、醒神、回苏、抗痉挛方面，显示许多空白。只有吸收后世经验，新的药物给予补充，才可满足临床实际，诊治运用自如。这是时代发展、疾病谱复杂化的需要。忽视这些情况，就失去继承、创新的意义。与时俱进的思想，既属动力，亦是使岐黄事业青春永驻的灵魂。老朽同意并支持以上观点，而且身体力行。

1964 年吾于合肥参加中医高等院校教材修审会议，和代表交流，擅发管见，得到大家首肯。尚诊疗一例秋温，地方名"伏气晚发"，患者鼻衄、牙龈溢血、头痛、苔黄、体温升高，无恶寒现象，即授予时方，含金银花 15 克、连翘 10 克、生地黄 10 克、牡丹皮 6 克、板蓝根 30 克、小蓟 30 克、青蒿 20 克、香薷 6 克，大黄 3 克导热下行。一剂血止、汗出身凉；又服一剂，停药而愈。笔者非叶、薛、吴、王圈中之人，对其学说、经验、用药，从临床需要出发，则比较推崇。

▣ 600. 大黄先后入药

《伤寒论》有大小柴胡、大小青龙、大小陷胸、大小承气汤，为解表、攻里八首名方，业师称"八大药仙"。除大陷胸汤投予较少，其他七方均属临床常用。大陷胸汤由大黄、甘遂、元明粉组成，先水煮大黄，再加元明粉，调入甘遂服之。不取通肠猛泻，只用荡涤开胸，净化上、中二焦痰饮、宿食、聚结之邪，药物发挥效力在人体停留时间长，同大承气汤大黄后入，利用所含急攻成分有"峻"和"缓"的区别，是制法方面的一大异趣。而且大承气汤中枳、朴降气破结，也促进大便下行，迅速排尽肠内病理产物，故此二者要求不一，所起作用分道扬镳。反之，水煎大黄，不分先后，则效果不良。

1949 年吾见一同道调理商店法人因气郁、痰饮，吃大量羊肉发生结胸，授予大陷胸汤，大黄和他药同时合煮，泻下粪尿半盆，硬满、堵塞、疼痛没减；又服半夏、枳壳、瓜蒌、桔梗、石菖蒲开结，芳香化浊，方病去获安。个案小例，值得研讨，以免重蹈覆辙。

第六编

精华录 601～720 小节

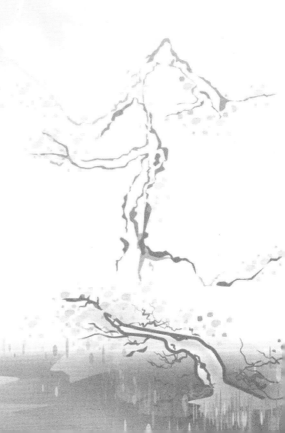

▣ 601. 调胃承气汤

《伤寒论》三承气汤，为攻坚、破积、重点通便的名方，和十枣汤、大陷胸汤主治不同。从所投药量结合临床观察，调胃承气汤的泻下功能，不低于小承气、大承气二汤。小承气汤有枳壳、厚朴，无元明粉。大承气汤虽含枳壳、厚朴，元明粉只开三合。调胃承气汤中元明粉则写半升，超出二合；且大黄之量与小承气、大承气汤相等，都用四两；因有甘草可以缓下；但总的疗力仍占上游，若认为比小承气、大承气汤治效降低一半，是犯了自误。学习、师法古方，要参考投量、炮制、煎煮、服法多方面事项，就易获得理想成果。

1958 年吾在山东中医进修学校执教时遇一山民，胸热、烦躁、脉实、大便数日一解，符合应用调胃承气汤，由于诊务忙碌，给予了小承气汤；连吃两剂，没有入厕，腹中胀满转甚。乃改换调胃承气汤，计大黄 6 克、元明粉 10 克、甘草 3 克，水煎，分二次饮之；服后竟泻下四次，杂有羊屎状干粪多枚，停药而愈。充分说明，以元明粉为主轴的调胃承气汤，也属猛药。

▣ 602. 大青龙汤可用

《伤寒论》大青龙汤由麻黄汤加石膏、生姜、大枣组成，皆谓发汗重剂，从投量看来，麻黄超过麻黄汤所开一倍，桂枝未有增加，杏仁少了 30 枚，生姜、大枣调和营卫，在方内无足轻重，不占霸主地位，比麻黄汤开鬼门力大；且含味涩限汗如鸡子石膏一块，但非虎狼之药，利尿作用可能转强，凶猛说法应予修正，运用得当，不会汗出难止，发生亡阳。老朽临床不问感受风或寒，凡表现麻黄汤证，发烧、烦躁、骨楚、身痛、恶寒、无汗，均用此汤，一般两剂可愈。

1954 年于陵县遇一重型感冒，民间习称"大闪风"，具有上述症状，体温 39 摄氏度，脉象弦紧，肌肉、关节沉重疼痛，卧床不起，即授予麻黄 15 克、桂枝 10 克、杏仁 10 克、石膏 60 克、甘草 6 克、生姜 10 片、大枣 12 枚（擘开），大青龙汤原方，水煎，六小时一次，分三次服。吃了二剂，便汗出热退，诸证随着递解。

▣ 603. 痰饮咳嗽重用茯苓

《金匮要略》医痰饮咳嗽，以茯苓为君，唾多、小便不利，投苓桂味甘汤：

茯苓、桂枝、五味子、甘草。胸满去桂枝，加干姜、细辛；呕吐加半夏；形肿加杏仁；胃热上冲头面如醉，加大黄。与另一治疗肺痿的射干麻黄汤、厚朴麻黄汤、泽漆汤、麦门冬汤并行，属兄弟处方。由于主治痰饮，突出茯苓投量，达到 20～60 克，始见威力。伤寒家强调平妥、物美易觅，推为祛痰止嗽的首选。老朽临床，凡外感风寒常开小青龙汤，内伤久咳则用此方，照法绘图，战绩颇佳。

1978 年在济南遇一老妇，七十岁左右，每天咯吐痰水一杯，气促，日夜咳嗽不停，额上出汗，尿量减少，即以上药授之，计桂枝 10 克、茯苓 30 克、干姜 10 克、细辛 10 克、五味子 15 克、半夏 10 克、杏仁 10 克、甘草 10 克。日饮一剂，连吃三天，虽见疗能，效不足言；乃将茯苓增至 60 克，续服未辍，共九剂，症情解除。若不洞晓茯苓量大的作用，就会功亏一篑。

▣ 604. 表里合用柴胡加芒硝汤

《金匮要略》以病分篇，为独立疾患，证后附方，能单面掌握。《伤寒论》六经划界，阴阳交互，情况曲折，易发传变，虽药随病转，灵活对待，似捉鸡乱飞、却难手到擒来。如太阳不仅含中风、伤寒、温病，还杂有蓄水、瘀血、火迫以及汗吐下的变异、坏证；除桂枝、麻黄汤系列处方，尚收入巴豆制剂白散、承气汤。要抽丝剥茧，慎重运用其理、法、方、药。打破原著，以方类证或以证带方，比较有益；但不少条文会被落选，造成支离破碎，面目全非，失去原貌，亦要考虑周全。伤寒派主张从方求治、据药测证，局外人谓"妙趣横生"，实际符合准则。

1980 年老朽诊一销售男子，吃海味过饱，途遇风寒，呕恶、发烧、腹满膨胀、大便不通，曾考虑表里双疗，无针对之方。忽然忆及可试用柴胡加芒硝汤，开了柴胡 15 克、黄芩 10 克、半夏 10 克、党参 10 克、甘草 3 克、生姜 10 片、大枣 5 枚（擘开）、元明粉 10 克，水煎，分三次服。说来也巧，汗出、泻下，两剂而愈。

▣ 605. 郑声

《伤寒论》指出：实则谵语、虚为郑声，都是不自主的言语，与老年唠叨或温病邪陷心包不同，郑声无昏迷状态。凡阳明"胃家实"高热燔灼，易发生谵语，声亢有力，言无伦次，精神蒙眬，约百分之八十大便燥结，属急下证，应投大承气汤。少阴虚寒出现郑声，反复自语，呼之辄止，神志无迷糊之象，和梦中呓语各异，乃温补的适应者，常开四逆、白通汤。

1965 年吾于济南诊一银行会计，身体虚弱，感冒发汗后卧床不起，神疲力竭，似睡非睡，独言不休，如叙述家常，医院告其胞弟，郑声表示病情垂笃。邀老朽参加施治，从脉搏沉微、面色枯白，认为邪入少阴，可给予四逆汤加味，得到同意，遂书生附子 30 克（先煎二小时）、干姜 20 克、吴茱萸 10 克、人参 30 克、甘草 10 克，改善开胃进食，添了神曲 10 克，防止阴盛格阳，水煎，五小时一次，一剂分四次饮下。两剂郑声即停，又服三剂而愈。此证虽属危疾，并非难挽之病，及时就治，仍会转安。

■ 606. 栀子厚朴汤量大效强

老朽家传，根据《伤寒论》心烦、懊恼投山栀子，胸痞脘闷投黄连，浅睡、失眠二药同用。腹内胀满、气体充积、大便下行不爽，授予枳壳、厚朴各 20 ~ 50 克。以山栀子清上、中、下三焦虚热，通利肠道；黄连泄上、中二焦之火，不启大腑，反而涩肠，乃其弊端；枳壳开上，厚朴宽中，组于一起，行气破结功力增强，降下作用可提升半倍，促使气体迅速排出，是最好的有效配伍。

1957 年吾在灵岩寺山东中医进修学校诊一返俗老僧，因生活琐事气郁不伸，烦躁、腹大胀满欲裂，影响进食，更衣后稍得缓解，仍卧起不安。反复思考，写一小方，即栀子厚朴汤，含山栀子 30 克、枳壳 30 克、厚朴 30 克，加了大黄 3 克，水煎，分三次服。连饮二剂，症状锐减，入厕一次；又饮两天，彻底治愈。实践验证，栀子厚朴汤，掌握量大，疗绩很佳。

■ 607. 泽泻汤的应用

《金匮要略》医心下停饮，头晕目眩，投泽泻五两、白术二两，名"泽泻汤"，以健脾、利尿为主。老朽临床，凡血压偏高、大便不爽，常颠倒其量，泽泻虽降低血压，因利尿关系，不宜多用，要防止肠道秘结。白术运化水湿，人所共知；泽泻降血脂、削肥、减轻体重，了解者少。吾临床数十春秋，对二味功能比较洞晓，煎汤或水泛为丸，均见疗力，可治久发不愈之症；若眩晕不止加天麻，被称"三神汤"。

1985 年诊一离休干部，头痛、项强、手麻，开始按颈椎病调理无效。有时呕吐、夜睡易醒、血压稍高、胃内有振水音，当时即授予此汤，有炒白术30 克、天麻 15 克、泽泻 20 克，水煎，日饮一剂；连服十天，未再更方，小便增多，症情转佳。因食欲尚呆，添了砂仁 10 克；又继续一周，病去而安。

◨ 608. 越婢汤疗温邪初起

《金匮要略》越婢汤，由麻黄六两、石膏半两、甘草二两、生姜三两、大枣十五枚组成，医风水出汗、恶风、身体浮肿，是发汗、利尿、清热三合一的名方。麻黄虽投六两，因无桂枝，发汗作用不强，放胆予之，很少引起亡阳之变。吴七先生曾伸妙手将麻黄、石膏之量交换，改为麻黄半两、石膏六两，调理风热或温病初起邪居卫分，代表药桑叶、连翘、菊花、浮萍、薄荷、蝉蜕、牛蒡子、大豆黄卷。以麻黄开表、石膏退烧，能解内外之邪，二味为君，比用时方药物速效力强，兼疗气分，可阻止传变，绝其邪陷心包。伤寒派医家称道"独具只眼，遵古创新"。所投石膏，为软石膏，先和甘草、生姜、大枣同煮，增加石膏的溶解；后下麻黄，不掠去上沫，避免降低宣散，石膏酸涩抑制发汗功能。考虑周匝。

1990 年吾于济宁遇一流行性温病，适值初夏季节，患者头痛、恶风、口渴、脉数、烦躁、舌红少苔、灼热无汗，吃银翘合剂未见疗效，蓦然想到这一治法，开了麻黄 6 克、石膏 45 克、甘草 10 克、生姜 6 片、大枣 6 枚（擘开），水煎，六小时一次，分三次饮下。连服两剂，即症消身凉，作用良好。

◨ 609. 五苓散治腹泻

《伤寒论》五苓散医痰饮、蓄水，通利小便，施治范围较广，为经方重点之一，称"排尿之神"。疗多种水肿，有特殊作用，肝硬化水肿以之为王牌，加健脾、益气、消积药，功力很佳。白术、猪苓乃"洁净府"、畅利膀胱之品；茯苓驱水，必须大量，30~60 克，少则难见效果；桂枝、泽泻能降血压、下通尿道，若血压低下，皆要减量，或者割爱删去。老朽临床，常取其专题调理急性肠炎、慢性溏泻，一般 5~10 剂，可获成绩。若由寒邪所致，兼有腹痛，加炮附子 10~20 克，锦上添花，杆影立见。

1970 年吾于新泰诊一少妇，医院诊断慢性肠炎、肠易激综合征，患者大便稀薄，日行三四次，腹内隐痛，喜手按，压之则舒，面容青紫，舌苔白腻，脉搏沉迟，病史两个月，无下利完谷现象，要求速治。当时即给予此散，改为汤剂，计茯苓 20 克、泽泻 10 克、白术 15 克、猪苓 10 克、桂枝 10 克，增入炮附子 20 克（先煎一小时），每日一剂，分三次服。连吃一周，泻下便止；又饮四天，停药而愈；追踪半年，未再复发。过去认识单纯，只考虑投与"水逆"证，误解了这首良方。抚今思昔，深感知之甚少、孤陋寡闻。读书、实践不可间断，尽管人生短暂，也要急步追赶。

610. 胸痹疑案

《金匮要略》调理胸痹，除投瓜蒌、薤白、桂枝、白酒、枳壳，尚开半夏、厚朴、人参、干姜、茯苓、杏仁、陈皮、附子、蜀椒、乌头、薏苡仁。活血、扩张血管之药比较欠缺，属一大憾事，根据中医理论辨证论治，皆可应用。胸痹包括胸部满闷、堵塞、疼痛，并非都是心脏冠状动脉粥样硬化引起的心绞痛，心肌梗死，心包积液、炎症亦会发生；因此切勿强行对号入座，导致李代桃僵。同时还有"心痹"之名，专指心前区部位而言，由于胸廓面积广大，更不能相混，合为一谈，铸成大错。

老朽 1962 年遇一男子，胸闷、疼痛，约月余，医院怀疑冠心病、肋间神经痛牵及胸腔，无结核史。当时曾按结胸疗之，给予小陷胸汤加薤白、枳壳、盔沉香，未见其力；改用丹参、砂仁、川芎、葛根、赤芍、桔梗、参三七行血祛瘀，反而心律失常、心脏早期搏动、脉象间歇。黔驴技穷，只有治随症转，才能摆脱困境，开了《伤寒论》炙甘草汤，计人参 10 克、桂枝 10 克、麦冬 10 克、生地黄 10 克、炙甘草 15 克、麻子仁 10 克、阿胶 10 克、生姜 6 片、大枣 15 枚（擘开），水煎，日饮一剂。出乎预料，七天脉跳二三联律停止，不仅期前收缩解除，胸中阻塞、阵发性痛感的状态，均陆续消失。案情奇异，内含曲折火种，炙甘草汤竟起胸痹克星作用，值得深入研究，打开谜团。

611. 竹叶石膏汤治低热

山东鲁北伤寒派，凡感受风寒，在发展过程中，无论邪在阳明或邪入气分，只要汗出、口渴、烦躁，明确三症，都属石膏对象，喜投《伤寒论》竹叶石膏汤、《金匮要略》麦门冬汤，清热生津，效价高于白虎汤，往往两剂便愈。麦门冬汤所加石膏与竹叶石膏汤相等，均稳定在 30~60 克上。打破六经、卫气营血界限，扩大了常见感染性疾患应用范围，促进辨证施治简化，是临床的一项突破。多年来老朽予以实践，还可用于气液两亏长期低烧、病后恢复期，"灰中有火"，余热尚未消退。

1966 年夏天，吾于山东省中医院门诊，遇一矿山干部，从感冒开始低烧，持续不降，曾吃白虎汤泄火，补中益气汤甘温除热，都未好转；口渴、舌红、乏力、身有微汗、体温 37～38 摄氏度，因不敢冒昧再饮他药，乃来求医。根据以上情况，授予竹叶石膏汤，计竹叶 20 克、半夏 6 克、石膏 30 克、人参 10 克、麦冬 10 克、甘草 6 克、粳米 60 克，水煎，分三次服。药下精神清爽，随即温度已减；劝其继续勿停，共九剂，逐渐全安。

▣ 612. 诊病注意异法方宜

古老的经方派伤寒医家，随着社会发展与时俱进，由于方精、开门见山，一直居杏林领头雁地位，未发生过曲终人散现象。虽然麻桂、姜附、硝黄，南方伤寒家并不常用，因功力超群，临床仍小量投放战场，从未中断。

1950 年一探亲鲁北的江西医家，奉行《伤寒论》学说。诊一外感风寒支气管哮喘，息高喉鸣、体温骤升、张目抬肩、不能卧床，已三个昼夜，开了麻杏石甘汤，有麻黄 6 克、杏仁 10 克、石膏 15 克、甘草 6 克；连饮二剂，依然如故。在病家要求下将麻黄增至 10 克，谓已达顶峰，再多就会祸不旋踵；药后初露小效，喘息之声尚闻户外，发烧没有改善。适广川仲景先师传人王九野过境，聘其施救。对处方倍加赞誉，认为把麻黄提到 15 克、石膏 60 克，水煎，分三次服，即可金鸡报晓，疗力显现。按法用之，病去大半。江西道友表示钦佩，并说若在赣南地区则难思议。《素问》异法方宜的论点至关重要。

▣ 613. 火神派用药

伤寒派中伤寒家，运用理、法、方、药，均以《伤寒论》《金匮要略》为导向，奉行蓝天一色，以麻桂、姜附、膏知、苓术、芩连、姜芍、瓜蒌、百蒿、硝黄、参麦为重点，处方都有甘草、生姜、大枣，形成自己独树一帜的临证体系。

后世擅长投用热药的人物，都源于伤寒派，因开附子、乌头、干姜、吴茱萸闻名，在东南潮湿地区很易生效，被称火神派，涌现不少学者，就近代而言，如广东陈伯坛、湖南萧琢如、四川刘民叔、云南吴佩衡，称一时俊秀。随着社会发展，客观需要，亦有专开附子的，实际应属附子家而非火神派，概念不同，有所区别。火神派的内涵特点：一是投予辛热药物，主要为附子、干姜、桂枝、乌头、吴茱萸；二是量大，超出常规，取附子、乌头为例，根据病情，每剂开到100克，比较骇人；三是为了灭毒，破坏生物碱，水煮时间长，煎至2~3小时；四是一昼夜量，分3~4次饮之，防止发生不良反应。老朽实践，基本遵此。严格地讲，火神派和附子家界限有异，附子家存在局限性。

614. 甘姜苓术汤

《金匮要略》"肾著"，腰以下冷痛，似坐水中，"腹重如带五千钱"，属寒湿蓄积病，现代虽无对照名称，却客观存在。腰为肾的外府，按肾阳亏虚论治，颇有效果。所开药物应以茯苓、干姜为主，遵照书内投相等之量"四两"，白术、甘草减半"二两"。老朽临床，将干姜升至40克、茯苓50克，始见功力，否则获益不佳；加入炮附子20~40克，雪里送炭，能提高作用；甘草要少，避免恋邪，发生胸满，影响利尿，借花献佛，反蒙其害。家父经验：放开白术之量，与茯苓、干姜平分秋色，有利无弊。

1981年吾于济南遇一患者，腰酸、腹胀、小便短少、身体像在凉水沐浴、脚面浮肿、走路蹒跚，已有月余，曾吃当归芍药散、桂附八味丸，未见疗绩，由同道介绍来诊。当时考虑给予甘姜苓术汤，又恐方小难支大厦，决定先行观察，计茯苓60克、干姜40克、白术30克、炮附子30克（先煎一小时）、甘草10克，日饮一剂，分三次用。感觉良好，嘱咐继服；连续十天，峰回路转，把量压缩二分之一，没有中辍，症消而愈。

615. 逆流挽舟不可滥用

岐黄大业，源远流长，学派纷呈，百家争鸣促进发展。明清杂方医家，富有多方面知识，掌握广阔的医疗门径，调理腹泻运用发汗法分化水邪，从鬼门排出，谓之逆流挽舟，是一大妙招。但对虚寒性泻下属于禁忌，注意不够。《金匮要略》标明，"下利清谷，不可攻其表，汗出必胀满。"胀满不一定均有，阳衰最易发生，强调温其里，投四逆汤。附子驱寒、壮阳；干姜辛热健脾、固肠，水谷分离，除去下脱的情况，须大量使用，要超过附子，虽有宣散作用，不会像麻、桂汗流沾衣，且得附子相助，绝无闪失。

1956年老朽于山东省中医院，诊一文学家、大学女教师，自北京返济，外受风寒，手足发冷，腹内隐痛，水泻，下利清谷，无汗。曾给予麻黄汤加白术、茯苓，药后微汗，表邪解除，泻下仍然日行三四次，含有不消化的食物残渣。告诉逆流挽舟、一箭双雕没起两治作用，改开附子 15 克、干姜 20 克、甘草 10 克，加了猪苓 15 克，每日一剂，分三次饮之。四天痛止泻停，即恢复健康。因此对发汗疗泻法不可滥用。

▣ 616. 粳米入药

《伤寒论》白虎汤、竹叶石膏汤均含粳米，分别为六合、半升，今日应用不宜过多，以免药液黏稠，影响石膏、知母、竹叶、半夏、人参、麦冬、甘草有效成分在水中溶解。业师耕读山人经验，每剂投 20～30 克比较适宜，加入他药量值增大，最高勿过 60 克。粳米属晚稻，得金秋之气，甘平润补，起滋养作用，近代谓其保护胃黏膜，能防过冷、大热的刺激，尚待研究。

1955 年出诊，遇一同道，告诉老朽，白虎汤用粳米，由于药液变稠，可降低功力百分之三十，删去，施治率明显升高。写出以资临床验证。

▣ 617. 八药汤

仲景先师医肺热哮喘，有两首应选处方，一是《伤寒论》汗出而喘，投麻杏石甘汤；二为《金匮要略》咳而上气、目如脱状，用越婢加半夏汤，均开麻黄、石膏、甘草。不同点，前方有杏仁；后者含半夏、生姜、大枣。老朽临床，凡痰饮所致肺胀、逆气上冲、呼吸困难、齁喘不停、目如脱状，常用越婢加半夏汤，添杏仁、葶苈子。推麻黄、半夏、葶苈子为攻战先锋，用葶苈子强心利尿、消除饮邪之源，痰涎便会减少，乃釜底抽薪之法。杏林同道尚主张加泽漆 10 克，助一臂之力；因为猫眼草（即大戟苗，处方名泽漆）有小毒，病家恐惧，存有戒心，放弃同样生效，不用为宜。

1979 年冬季，吾于曹县诊一农翁，素有支气管炎病史，此次发作咳嗽很轻，头上出汗、舌浮黄苔、张口呼吸、抬肩大喘、眼瞪欲出，吃小青龙汤反馈欠佳。即取本方予之，计麻黄 10 克、半夏 10 克、石膏 30 克、杏仁 10 克、葶苈子 30 克、甘草 6 克、生姜 6 片、大枣 10 枚（擘开），水煎，日饮一剂。蝉联七天，未再更易，病情、痰量大减，感觉治愈。尔后不断启用这个加味汤，皆可获安，命名"八药汤"。

▣ 618. 麻黄附子汤加味治肾炎

《伤寒论》麻黄附子甘草汤与《金匮要略》麻黄附子汤，药味相同，投量不一，前者麻黄二两，后方三两，附子、甘草均等。麻黄附子汤专于温里，重点发汗、利尿，防止发生亡阳，为调理水邪缠身的小方；适宜颜面浮肿，眼睑如卧蚕状，对上部积湿、急性肾炎，很见功效。其麻黄之量多常被忽视，而列入麻黄附子甘草汤的施治范围。老朽临床喜加桂枝，一是强化开表驱水，二是抑制麻黄升高血压，三是帮助附子护阳，一举三收，大有裨益。同道首肯，认为可行。

1977 年在济南遇一中学男生，医院诊断肾小球肾炎，脸型变圆，二目难张，小便减少，即取此汤授之，计麻黄 15 克、桂枝 10 克、炮附子 15 克、甘草 3 克，嘱咐每日一剂，分三次用。连服一周，症状逐渐消失，善后改换他方，患者信报已安。疗效活灵活现，令人叹奇。

▣ 619. 五大奇治

岐黄医术有五大奇治，实际亦属规律疗法：一是逆流挽舟，利用解表发汗、分化水邪，制止腹泻，如葛根汤（葛根、麻黄、桂枝、白芍、甘草、生姜、大枣）治急性肠炎；二是提壶揭盖，利用提托下陷、升举中气，调理腹内胀满、尿少，如补中益气汤（黄芪、人参、当归、升麻、柴胡、白术、陈皮、甘草）治胃下垂、小便不利；三是移花接木，利用攻补双向、扶正祛邪，投予痢疾、肠病里急后重，如白头翁加甘草阿胶汤（白头翁、黄连、秦皮、阿胶、甘草、黄柏）治赤痢、溃疡性结肠炎；四是借道伐虢，利用通下疗上，净化肠道，解除头面、口腔热毒，如调胃承气汤（大黄、元明粉、甘草）治疮疡、咽喉炎、青春痘、丹毒；五是扶危还魂，利用破阴返阳、救死回生，授予命门火降、患者病笃者，如四逆汤（附子、干姜、甘草）治呼吸微弱、心力衰竭、元气欲脱，加大量人参效果最好。

▣ 620. 风湿用附子

《金匮要略》谓风湿相搏身体疼痛，发汗多风去湿在，若"微似欲出汗者"则风湿俱解，此说可法。实践告诉，汗出过多，不仅影响湿邪排泄，尚会导致阳气暴脱，就一般而言，投麻黄汤加白术，只要掌握用量，不易发生类似事故。岭南伤寒家认为湿属阴邪，大都伤阳，在调理过程中添入少许附子，既保护阳气、命门圣火，还能通经、化湿、止痛，起助力作用，是书内未写之秘，"疗见天心"。或言不开附子而用乌头，收效更好，值得参考。

1966 年 4 月，吾于山东省中医院带学生实习，遇一近六十岁刺绣艺术领班，外感风湿，恶寒无汗，脉象浮缓，全身关节酸痛，沉重几乎不能起床，体温无明显变化。当时给予麻黄加术汤，有麻黄 15 克、桂枝 15 克、杏仁 10 克、白术 20 克、甘草 6 克；药后表解，出了小汗，恶寒现象消失，却纳呆、疲劳、精神恍惚。意识到乃气虚阳衰，遂另起炉灶，授予人参 15 克、炮附子 30 克（先煎一小时）、干姜 10 克、甘草 6 克，即四逆加人参汤，水煎，分三次服；连饮四天，凶兆转吉。嘱其继用，凡八剂，化险呈祥。

▣ 621. 春来汤

吾习医由家父启蒙，从数十位岐黄前辈受业，拜耕读山人为传承恩师，因头脑愚鲁、力学不够严谨、进度缓慢，尽管得到良好的栽培，仍乏成就，乃命名"抱拙"、号"痴人"，故愿"蒲甘"终身。在山东中医进修学校、山东中医学院西学中班讲授《伤寒论》《金匮要略》，积有一些心得体会，认为简明扼要、水净沙明，无繁琐内容，是两部必读之书；虽杂入少量玄学，属时代遗留，并不影响主体学说。应用过程曾将《伤寒论》乌梅丸内细辛、干姜、附子、桂枝、当归、蜀椒摘出，组成"春来汤"，以辛热、宣散、滋养、止痛，调治胃肠虚寒多种喜温怕冷、大便不实、腹内疼痛之病，如慢性胃肠炎与溃疡、肠功能紊乱和肠易激综合征，颇有效果。

1970 年老朽于莱芜遇一农家八十耆翁，脘部经常隐痛，医院诊为十二指肠溃疡，近日发作较频，要求给予单方小药。即开了当归 6 克、蜀椒 6 克、细辛 6 克、干姜 6 克、桂枝 6 克、炮附子 6 克，水煎，分三次服。连饮七天，情况锐减，未再投药，自称已愈。这是学以致用的例举，不断学习，勤可补拙，改变鲁笨，诚足信然。

▣ 622. 人参四治

伤寒派中伤寒家，处方遣药皆遵《伤寒论》《金匮要略》，笔下形成一张网，一般不开漏网之鱼。以人参为例，书内所用非东北吉林所产，乃山西党

损，施治口渴，如白虎加人参汤，清贤陈修园论述可资参考；第二尚可益气通脉、率血循环，有振阳作用，如通脉四逆汤附言："脉不出者，加人参三两。"实践者约占半数以上。就目前所用之党参或台参，都含这一功能，虽然次于东北吉林人参，但具有阴阳双性，归档补药则无二议。在交通不便的偏僻地区，常取党参、台参代替东北人参，尽管疗力较差，若大量给予相应患者，亦起救死扶伤之效。轻视其临床作用，则会沧海遗珠。

1960 年生活困难时期，老朽于广饶诊一农民，全身浮肿，疲劳，不能行走，感觉气血衰竭，嘱其购白术 20 克、党参 50 克、茯苓 30 克，煮水服之。连饮五剂，体力逐渐增加，已可下床帮炊，到门外茅厕更衣，病情改善十分明显。毋庸置疑，党参益气、养阴的能力同时存在。

▣ 628. 白虎、大承气合剂

《伤寒论》谓阳明病形成，有两个主因：一是太阳失治，外邪发展至阳明类型；另为太阳误予汗、下、利小便损伤津液，胃肠干燥，转属阳明，以"内实、大便难"为特点。分别应用白虎汤、大承气汤，虽未标明体温升高，发烧已居其中。或清、或泻、或清泻齐下，据需要而定。清泻合治，予白虎、大承气汤同方，伤寒家谓之"诊疗三昧"。老朽经验：若高烧不退、燥屎内结，最好选第三条道路，投白虎、大承气汤合剂，即万法归宗、花落雷音寺，可药到病除。禅门白云大师生平善用本方，解除了许多流行性热证，被尊为"济世耆婆（印度医病高僧）菩萨"。

1952 年春天，吾遇一外感伤寒，自然传入阳明，高烧，二目红赤，口渴喜饮，舌苔黄厚，腹内胀满，大便数日未行，睡中谵语，无有吐衄、发斑、抽搐现象。当时考虑只有清泻，万法归宗才可对症，乃授以石膏 60 克、知母 20 克、枳壳 20 克、厚朴 20 克、大黄 10 克、元明粉 10 克、甘草 6 克、粳米 30 克，水煎，分三次饮下。收效很快，一剂就大解四回，体温降到正常，病状消失；减量一半，又服一剂，完全治愈。

▣ 629.《伤寒论》三幡

《伤寒论》葛根、升麻、柴胡，均有升提、宣散作用，伤寒家谓之"三幡"。对中气下陷，以小量投于相应处方内，起托举作用，比补中益气汤居优先地位。加上黄芪则称"仲景四幡"，功力更佳，因其敛汗无解表作用，乃一大区别。葛根量少不降血压，黄芪不过 15 克能升血压，血压偏低者皆可服之。民初时期，山东北派伤寒家调理时令病流行性感冒，不问风寒、风热，只要头痛、鼻塞、发烧、无汗，就开《金匮要略》还魂汤（麻黄汤去桂枝）加"三幡"，曾风行一时，很有效果。

1952 年老朽在德州遇一上呼吸道感染，头痛、流涕、咳嗽、身上拘紧、微恶风寒、体温升高、遍体无汗。适值春天，即以上方予之，计麻黄 10 克、杏仁 10 克、葛根 10 克、柴胡 10 克、升麻 6 克、甘草 3 克，日饮一剂，分二次饮下。连吃两剂，出了小汗，症状解除。写此供作研究，试探推向临床。

▣ 630. 方对量小，影响疗效

伤寒家治学思想，理法方药的运用，皆遵《伤寒论》《金匮要略》，投药不足二百种，方小量大，形象鲜明。南派人物因气候、地域、体质关系，远避辛热，投量较小，属一般者；个别同道对附子、乌头的遣量超过黄淮，每剂开到近百克。由于蒙受时方叶派影响，没有分析狭叶柴胡的副作用，视柴胡入药存有戒心，抱回避态度。饱学多识的伤寒家，依据临床需要，常打破南、北派别界线，独树一帜，被誉为合体、统一的伤寒家；但对附子、乌头、吴茱萸高位运行仍有限制，巴豆之类从不问津。老朽上承业师衣钵，亦步后尘，表现自立门户的理念。

1975 年吾在山东医学院遇一大学教师，冒雨远行，感受风湿，通过发汗，表证已解，惟手足逆冷、身体沉垂、剧痛、不能转侧，依然如故。曾给予桂枝附子汤加味，计桂枝 15 克、白术 15 克、炮附子 20 克（先煎一小时）、甘草 6 克、生姜 10 片、大枣 15 枚（擘开），反馈欠佳。考虑湿邪偏重，将白术升至 30 克；已有改观，疼痛减不足言。遂把附子提到 45 克，加强温里、祛寒、回阳之力；凡七剂，病退人安。量的大小，应用不当，也会误事，本案就是一例。

▣ 631. 枳实薤白桂枝汤

《回春堂古方配本》所载《金匮要略》医胸痹痞满、胁胀、疼痛，投枳实薤白桂枝汤，兼治气、食、痰、热结胸，比小陷胸汤功力倍徙。临床观察，对心绞痛、胸腔积液、肺中停饮、胃内堵塞，都起作用，较瓜蒌薤白白酒汤施与广泛。疼痛突出薤白 20 ~ 40 克，少则难见其效；行气破结，靠枳壳、厚朴；

桂枝活血通络；瓜蒌开膈、利下、滑肠。五卒渡河，全力攻坚，是一首不倒翁方。若心下痞，吃半夏泻心汤无有转机，亦可口服。如火邪凝聚，加黄连10~15克，能提高疗绩；因固肠止泻关系，要将瓜蒌增至30~60克，才会保证降下作用不受影响。此乃老朽家传经验。

1992年吾在山东中医学院门诊部遇一机关人员，文山会海缠身，烦躁、失眠，逐渐发生胸闷、胀满、好似有物阻塞，胸背阵发性疼痛，心电图无异常变化，医院介绍就中药调理。即授予本汤，含枳壳15克、厚朴15克、黄连10克、桂枝10克、薤白30克、瓜蒌60克。日饮一剂，蝉联四天，大便数次，症状锐减；把量压缩一半，又进两剂，没再用药而愈。

◼ 632. 坤十汤

《伤寒论》《金匮要略》应用桂枝，除桂枝汤，约百分之八十为桂枝汤加减，其余则为他方所需者，如桃核承气汤、侯氏黑散、白虎加桂枝汤。主要作用辛温解表，如桂枝汤；通络止血，如当归四逆汤；降气上冲，如桂枝加桂汤；调脉象结代，如炙甘草汤；止心悸怔忡，如桂枝甘草汤；利水排尿，如五苓散；降血压，治痰饮头眩，如苓桂术甘汤，含桂枝能降血压，只投茯苓、白术、甘草，就无这一作用。老朽施治子宫肌瘤，处理月经延后、闭经、量少，在针对方剂内加入桂枝，温通冲脉，有促进功效，提高桃仁、红花、急性子、益母草、王不留行的疗能；再添1~2克大黄，酒炒去除寒性、防止腹泻，推荡月经下行，更有现实意义。

1973年吾于山东医学院诊一设备厂女工，自河北来济工作，月经停潮八个月，乳房发胀，少腹隐痛，面部起黄褐斑，大便二日一解，烦躁，焦虑不安。即以此方化裁，嘱咐多服，计川芎10克、牡丹皮6克、桃仁10克、赤芍6克、红花10克、桂枝15克、大黄2克（酒炒）、益母草10克、急性子3克、王不留行15克。每日一剂，连饮两周，经水来潮，令人满意。命名"坤十汤"。

◼ 633. 神经衰弱

神经衰弱，常表现多种症状，属功能疾患，客观检查无明显器质性病变，白领阶层、从事文字职业者多见。以心悸、头昏、烦躁、失眠、记忆力减退为主。虽列归小恙，却十分痛苦。吾临床调治，着重心理开导，利用听音乐、唱歌、跳舞、旅游、狂欢、观景转化精神，配合药物。一般说，过度辛热、苦寒、腻补、泻下，都不宜服；可吃清凉、利滞、行气、活血、潜阳、镇静、养生之品，依据实际情况，区别施治。大量麻黄、石膏、附子、大黄、瓜蒂、元明粉，切勿盲投。

　　1963 年在济南遇一报刊编辑，因事务猬集，夜间工作，长期吸烟，干扰了人体生物钟，引起心慌、恐惧、卧床不能入睡，狼狈之状无法形容。即授予家传《伤寒论》方桂枝甘草龙骨牡蛎汤加酸枣仁、山栀子，计桂枝 10 克、炙甘草 6 克、龙骨 20 克、牡蛎 20 克、山栀子 10 克、酸枣仁 30 克，水煎，分三次饮之。其中桂枝、山栀子均用小量；突出酸枣仁、龙骨、牡蛎；炙甘草对心慌有特殊功能，量大产生胸闷，得不偿失，10 克之内适宜。

▣ 634. 伤寒家应用石膏、附子案

　　《伤寒论》寒热、攻补并用，石膏、附子相配罕见，石膏与干姜组方客观存在，如麻黄升麻汤、小青龙加石膏汤。北方伤寒家提出附子不能和石膏同炉，不属寒热问题，是石膏影响附子回阳、止痛，附子夺去石膏护阴保液、下降体温、清热退烧功力，此乃主要原因。据海外报导，石膏、附子同煮，对乌头碱的破坏起阻碍作用，难在水内化解。从附子与黄连、大黄结成对子，远避石膏，就能由迷惘得到答案。水火两药结合投向临床，吾查阅文献，几乎空白；和道友闲话时，却了解数点传闻。

　　1951 年，卢星岩老丈患太阳伤寒，发热恶寒，烦躁无汗，表现重度感染，俗名"大闪风"，心慌，卧床，药店推荐一伤寒家来诊。谓系大青龙汤证，开了麻黄 10 克、桂枝 10 克、杏仁 10 克、石膏 30 克、甘草 6 克、生姜 10 片、大枣 10 枚（擘开），添入炮附子 10 克，称固阳、强心、通脉，汗出而不伤正，是保身举措。果然表解烧退，精神清爽，无任何不良反应。岐黄界赞叹："非老手莫办！"特披露以供观览。

▣ 635. 烦躁用石膏

　　人生应淡泊名利，有自知之明，在洁净天地中度过美好时光；否则，就易陷入污泥浊水悲惨世界。清代末年，不少知识界人物为了生活起见，掉头习医。大瓢先生的岐黄专业，就因刻苦力学，转为最有成就的一大魁手。他对《伤寒论》内容提出多项质疑，认为百分之七十归咎于编次、校刊者，如《医

宗金鉴》凡有问题之文，则不予释义，指属误书，乃其高明处，章太炎对此倍加赞扬。他说传承错解《大论》术语亦不可遒，白虎汤证表里大热，未有提及烦躁；而大青龙汤、小青龙加石膏汤证写出"烦躁"，后世就遵此二字作为遣用石膏的标准，形成奉行圭臬。殊不知"烦躁"并非石膏的专利品，且将阴极似阳、真寒假热的烦躁置于何地？能误伤患者，是借刀杀人。观点很具特色，值得深入研究。

1975 年老朽于山东医学院诊一更年期男子，遭受外界压力、精神刺激，夜间失眠，表现"烦躁"，坐卧不安。因肝郁所致，曾授予四逆散加味，计柴胡 15 克、白芍 10 克、枳壳 10 克、龙骨 15 克、牡蛎 15 克、香附 10 克、甘草 3 克。日服一剂，连饮三天而愈。这个烦躁，就跳出石膏圈子。

636. 五味子治咳

吴七先生对《伤寒论》《金匮要略》治咳嗽，皆投干姜、细辛、五味子，无论外感、内伤，虽亦应用他药，却都以此三味为重点，提出质疑意见：从原则讲，细辛、干姜、五味子属外、内施治双向药，然多数则常配入外感风寒中。细绎其选择性，五味子不适合表邪无汗，缘于收敛关系，反而影响宣散外解；尽管张锡纯大家主张打碎入煎，但辛味之仁数粒，不易冲淡全子的酸性作用，因此外感风寒咳嗽，表证未解，要谨慎入方。

老朽临床，除写明"打碎"二字，凡外感均开小量，与内伤相比，则低于五分之二。同时提升细辛，增加杏仁、紫菀、款冬花。这样就可以矫枉，恰到好处，疗效更上台阶。

637. 项强用附子

岭南伤寒家根据《金匮要略》妇女产后头痛、发热、哮喘投竹叶汤，在附言说："颈项强，用大附子一枚。"主张附子应和葛根一样，能医项背拘急"几几"。事实告诉，这一症状大都伴有肩凝。恽铁樵先生讲学时所指肩凝，就是广义的项强、背紧，二者常同时发生；如把肩凝与项强分开，归入独立现象，则纸上谈兵而非临床家言。附子和葛根的区别，增热祛寒、健身壮阳，虽无解表作用，却可转化抗邪机制，亢进人体御敌动力，属攻战要药。经验证明，若联合葛根一道组方，对解除项强、肩凝有良好效果，比单独开葛根、麻黄疗绩居上。老朽曾将三味汇集共用，其力甚伟。

313

1965 年在山东省中医院诊一外感风寒，头痛、怕冷、无汗，重点为脖子强直、肩背拘急如绳缚。即投予葛根 15 克、麻黄 10 克、桂枝 10 克，反馈欠佳。乃加入炮附子 15 克、甘草 3 克、生姜 10 片；患者连服三剂，病去大半，又饮两天而安。附子起的作用十分明显。

■ 638. 龙骨、牡蛎之用

《伤寒论》对误治、火疗导致的惊悸、恐怖、卧起不安，常投规律性药物龙骨、牡蛎，如桂枝甘草龙骨牡蛎汤、柴胡加龙骨牡蛎汤，形成典型镇静药。实践要求量大、切勿火煅，15 克为起点，精神分裂症开到百克，否则功力难见。最好配入少量麻子仁、瓜蒌仁、元明粉，以免由于固涩，大便秘结。常同方为伍，称"水陆二仙"，疗程较慢，不易立竿见影，称"敲山震虎"类药。

老朽家传，凡大便干燥，不取龙骨；炎块、结核、硬肿，均用牡蛎。1968年吾在莱芜诊一中年妇女，颈部长出数个圆状物，压之游移，微痛，民间谓之"缀缨""马刀"。因家境贫困，无力购药，嘱咐吃单方一味：以生牡蛎40克，碾碎，水煎，分两次服。连饮六十天，淋巴结核就逐渐消失。经过多例观察，"水陆二仙"功效值得研究应用。

■ 639. 温经汤治更年期综合征

《金匮要略》温经汤，常用于妇女崩漏、婚后不孕，有调理冲、任二脉养血暖宫作用；因滋阴，可缓解五十岁左右女性新旧交替阶段内分泌失调，亦适于更年期综合征。重点是易激动、面红、口唇干燥、五心烦热、失眠易梦、大便不爽、月经周期紊乱、甚至坐卧不安，发生类似精神分裂状态。因方中含有辛热之吴茱萸，人多疑而不用，将其删去。老朽临床为了解除虚火，淘汰桂枝，改吴茱萸为生地黄，即四物汤加人参、半夏、麦冬、甘草，命名"妇科十味汤"，施治更年期多种精神功能性疾患，很见功力。

2010 年遇一公务员，经断前后出现精神恍惚、心烦意乱、多愁善感、夜卧则梦、手足心灼热似火，但体温正常；吃药没有好的转化，乃聘延中医。当时就给予此方，突出生地黄、白芍、牡丹皮、麦冬，人参换成党参，计半夏6克、当归 10 克、川芎 10 克、白芍 15 克、党参 10 克、阿胶 10 克（烊）、生地黄 15 克、麦冬 15 克、甘草 6 克、生姜 6 片，每日一剂，水煎，分三次服。连饮十五剂，病情大减；将量压缩三分之一，继用十天，未再来诊，据云已愈。

该汤损益得法，效果如响。

◼ 640. 少阳病与小柴胡汤

《伤寒论》口苦、咽干、目眩，为少阳提纲，"脉弦细，头痛发热者属少阳"，是对少阳病的症状补充；强调不要盲目催汗，丧失津液，转入阳明，文中没有言及应投小柴胡汤。少阳虽可开小柴胡汤，小柴胡汤并不施治所有的少阳病，如柴胡加芒硝汤、柴胡加龙骨牡蛎汤证，忽视这个关键性问题，就会犯小柴胡汤包揽少阳一切证的错误。吴七先生曾说：头痛发热应当解表，给予小柴胡汤药不对证；往来寒热，才是小柴胡汤的适宜目标。

1990 年老朽于祖阳诊一男子，感冒数日，口苦、呕恶、头痛、身上无汗，按少阳病处理，授予小柴胡汤；吃了两剂，病情未减，反而体温不降、血压升高、头痛加剧。乃改为黄芩加半夏生姜汤，含白芍 10 克、黄芩 15 克、半夏 10 克、甘草 3 克、生姜 15 片、大枣 10 枚（擘开），突出生姜、黄芩；日饮一剂，连服三天，微汗而解，霍然得愈。通过此案，足以说明小柴胡汤是少阳主方，却非能治所有少阳病的疾患。

◼ 641. 真武汤加减一味治心力衰竭

调理老年人阳不化气、水湿潴留，心悸、头眩、尿少、四肢沉重、腿脚浮肿，民国时代北派伤寒家不投《金匮要略》当归芍药散，用大剂真武汤去白芍加桂枝施治。认为白芍偏寒，根据"若下利者去芍药"，防止腹泻、阳气下脱。指出以附子、茯苓为主，白术居次；附子火炮灭毒，增强壮阳治力；茯苓之量每剂不能低于 30 克，缘无猪苓、泽泻，可升至 60 克；白术炒香醒脾，30 克左右较宜，多则影响食欲；桂枝促进膀胱气化，利小便，亦起重要作用；生姜健胃止呕，提高对药物吸收，非点缀品。适于心力衰竭、营养缺乏导致的水肿病，通过升阳、保脾、渗湿、利尿强化人体新陈代谢、消除自由基，疗病恢复健康很有意义。

1981 年秋季，吾在聊城诊一老妇，患有高血压、支气管炎、过敏性哮喘，近来发生心力衰竭，怕冷，下肢水肿、足部最甚，脉象沉微，动辄出汗。即以真武汤去白芍予之，计炮附子 30 克（先煎 90 分钟）、桂枝 10 克、炒白术 15 克、茯苓 50 克、甘草 6 克，日进一剂，分三次服。因家居沛县，交通不便，连吃十天，未再更方，信中告诉已经痊愈。本汤经济效良，宜推广临床。

■ 642. 汗寒、火泻合用

族伯父将《伤寒论》"四大天王"命名：麻黄为汗王、石膏为寒王、附子为火王、大黄为泻王，以麻黄与石膏、附子与大黄共同组方。认为素有内热又兼外感风寒，投麻黄、石膏双向调治，能提高疗效，麻杏石甘汤乃明显例子，温病邪在卫分亦可应用。大黄、附子宜于阳虚便秘，或少阴热化证，尚未达到承气汤的标准，过渡阶段即可仿照《金匮要略》大黄附子细辛汤模式给予患者；而且阴寒结冰的杂病，只要肠道不通，都属适宜对象。关键是大黄量小，勿超过附子的最低量，也就是附子的最低量 10 克，大黄占 6 克；若本末倒置，会走向反面。

1965 年在山东省中医院遇一附睾发炎，阴囊胀、痛，已有两月余，曾授予乌药、荔枝核、延胡索、川楝子、丹参、制乳香、炒没药，疗力未显。遂加入炮附子 20 克、大黄 4 克，没见泻下现象，连吃十剂却痛止、胀除、内肿全消。火、泻二王起了意想不到的作用。

■ 643. 化裁古方有利临床

"三更灯火五更鸡，正是男儿立志时。黑发不知勤学早，白首方悔读书迟。"颜真卿这四句诗对促进读书学习、自强不息，很有发人深思的意义。老朽八十年来以之为座右铭，今已感到学无长进，马齿徒增。研究仲景先师著作由来已久，心得体会较少，传承上贡献甚微。家父身居时方阵营，在岐黄道路征途中，亦信奉《伤寒论》《金匮要略》二书。庭训老朽，着眼处抓辨证、方、药三门，不要在文字、考据方面过度推敲，浪费时间、无价值的牺牲，取得精神实质，便是成就积分。

1955 年吾于德州诊一工商干部，月经淋漓，每个周期持续十余天，量多，带有贫血倾向；均按规律性疗法，重点止血，忽视了子宫内膜增生，俗称"血失故道"，约有半年。乃改为活血化瘀，加速内膜脱落，投予桂枝茯苓丸，方内茯苓作用不大，属点缀品，只开了桂枝 10 克、桃仁 10 克、白芍 10 克、牡丹皮 10 克，水煎，分两次服。共十剂，漏下停止；相隔数月相见，谓情况良好，没再复发。将名方化裁，减轻患者负担，节约药物，实现学以致用，古今经验双收。

▣ 644. 调理营卫三招

《伤寒论》调和营卫有三招，投五种药物：一是麻黄调卫、桂枝和营；二是桂枝调卫、白芍和营；三是生姜调卫、大枣和营。均属开腠透表，利用发汗，解除外邪，以麻黄、桂枝、生姜为重点。往往不悉此理，归功于麻黄汤与桂枝汤，产生曲解。南派伤寒家大都遵照这个涵义，处理伤寒、中风、普通感冒，谓之三足鼎立，既能分治，也可同疗。

▣ 645. 应用附子九项

伤寒派与伤寒家，缘于倾向温热药物，突出附子、乌头、桂枝、细辛、干姜、吴茱萸，而且桂枝投予较多，外界视为"贵阳贱阴"。执业人物从金元王好古善调阴证开始，随着时代发展，被送绰号"火神派"。他们大都根据客观需要，处方遣药对附子起用最多，并转化为附子门派，直到目前仍在这条道路上演进。喜开附子有两大主因：一是温里祛寒、强心回阳、通经止痛，具备多种功能；其二毒性低于乌头，临床范围广泛，逐渐超越了落选之品，属《伤寒论》内服热药之首，形成附子独树一帜的由来。

1956 年一道友告诉老朽，曾见某岐黄前辈常用热药，以附子笑傲江湖，精心医病，与患者风雨同舟，称"火焰烧天"。应用附子力求掌握重点，提出九项标准：指脉象沉微、汗出恶寒、手足不温、精神萎靡、二目无神、食后则泻、面色枯白失润、大便完谷不化、呼吸不相顺接，很富参考价值。吾实践借鉴此说，甚有意义。遗憾的是，镇痛功效未被收入。

▣ 646. 十药明灯

《伤寒论》《金匮要略》所载功力良好的药物，《仁寿轩配本》辑出投向临床，以桂枝为活血通脉明灯，麻黄为解表发汗明灯，石膏为清热降温明灯，附子为壮阳强身明灯，百合为养脑安神明灯，柴胡为疏利肝胆明灯，大黄为泻火攻下明灯，酸枣仁为宁心催眠明灯，茯苓为祛痰化饮明灯，阿胶为滋阴补血明灯，共称"仲景传世十药明灯"。其中桂枝、麻黄、石膏、附子、柴胡、大黄、茯苓、阿胶见于《伤寒论》，百合、酸枣仁则出自《金匮要略》百合地黄汤、酸枣仁汤。百合、酸枣仁能润燥缓急，调理虚热内扰、精神过度兴奋、浅睡易醒、心烦懊侬、惊悸不眠，对神经官能症亦起作用。

1985 年老朽遇一男子，四十岁左右，开始感觉工作紧张，思想压力较大，逐渐心烦、失眠、恐惧，不敢承担过多任务，有时精神异常，交往中夹杂奇谈怪论，厌恶人生。医院诊为神经衰弱、癔病、抑郁性精神分裂；民间迷信如同《聊斋志异》所说狐狸缠身。多方求治，未见转机，想吃中药解脱。即授予百合 30 克、炒酸枣仁 30 克，加入山栀子 10 克清脑凉心，嘱咐久服试之。凡一个月，症状减去大半，最后削量，继饮而愈。

▣ 647. 六仁回春

仲景先师以杏仁止咳平喘，桃仁活血祛瘀，薏苡仁排脓利湿，麻子仁润燥滑肠，柏子仁养心安神，酸枣仁敛汗催眠，载于《伤寒论》《金匮要略》二书，后人传世，谓之"六仁回春"。薏苡仁之根可收缩子宫，导致流产，孕妇禁忌，薏苡仁渗湿疗痹，解除肌肉、关节疼痛很起作用，须 30~90 克，缺点是大便易于秘结。酸枣仁镇静收敛，补血宁心，专医心慌、惊悸、胆怯、精神恍惚、失眠噩梦、夜卧忐忑不安。虽名"六仁回春"，不可同方合用。其他四味，均有滋养、滑润、濡枯、利肠通下大便之功。

1956 年吾在山东省中医院遇一神经衰弱患者，类似心肾不交，口苦、烦躁、夜间惊恐、多疑善感，思绪万千、无法入睡，言语不循常规、无逻辑性，对过去病史如倦鸟归巢已失回忆，由其妻子代诉。当时依据症状、脉象，开了酸枣仁 30 克、柏子仁 15 克，加入丹参 10 克活血、推陈致新，因介类潜阳服之未效，没投龙骨、牡蛎；每日一剂，饮后情况稳定。似乎有所转化，乃将药量提升半倍，计酸枣仁 45 克、柏子仁 20 克、丹参 15 克；凡三十天，病情陆续消失，未再复发。命名"一丹二仁汤"。丹参一味，非点缀品，也有宁心安神作用。

▣ 648. 八大金刚

《仁寿轩配本》将《伤寒论》《金匮要略》所载清热、降火、退烧的药物辑出，组成"法门八大金刚"，称石膏为阳明泻火金刚，竹叶为小热泻火金刚，黄芩为清肺泻火金刚，栀子为三焦泻火金刚，黄连为凉心泻火金刚，柴胡为少阳泻火金刚，知母为养阴泻火金刚，大黄为攻结泻火金刚，别号"八面寒刀"。北派伤寒家族伯父瑞祺公曾组成一方，专题调理感染性、流行性热证，邪在少阳、阳明或陷入卫、气，皆可应用，能表里双解、内外同治，功力甚佳，被誉为"摧枯拉朽汤"。若肠道没有秘结，大黄不宜多用，以不超 3 克为界线，取其引火下行、釜底抽薪；否则，会开门揖盗、引狼入室，反起有害作用。要牢记掌握，以免发生不测。

1982 年吾于菏泽诊一干部，因流感传染、火热内发，头痛、口渴、苔黄、高烧、恶寒、无汗，注射抗生素无效，转来欲吃中药。当时就授予八大金刚，计柴胡 20 克、石膏 30 克、竹叶 20 克、黄芩 15 克、山栀子 15 克、黄连 10 克、知母 15 克、大黄 3 克，水煎，四小时一次，分四次服。连饮两剂，体温即降，病消而安。疗绩之速，十足可观。

■ 649. 气阴双补八将

《仁寿轩配本》把《伤寒论》《金匮要略》所收气、阴双补主要药物列出：人参为益气生血补将，山药为润脾养胃补将，白术为建中固肠补将，麦冬为壮水滋阴补将，五味子为收敛肺虚补将，黄芪为升举大气补将，胶饴为温里缓急补将，甘草为解毒矫味补将。对气虚阴亏、津液匮乏发挥改善作用，称"八员补将""气阴双补八将"，并组成处方，推向临床实践。老朽曾厘定剂量，命名"仲圣八将汤"。

1972 年夏季，遇一乡村教师，由于冒暑访问学生家长，回校口渴、汗出淋漓、精疲力竭、卧床沉睡、脉象微弱、面色㿠白、小便黄赤。开始怀疑亡阴继转亡阳，但无畏寒、手足厥冷、下利清谷症状，乃起用本汤，先饮一剂，若不见效，即送急救室。授予东北人参 20 克、山药 20 克、白术 10 克、麦冬 15 克、五味子 15 克、黄芪 30 克、胶饴 60 毫升、甘草 10 克，水煎，分三次用。吉人天相，服后已能端坐，喝稀粥一碗，汗止、睁目说话，病况大减；又服一剂，宣告治愈。

■ 650. 六虫移山

《仁寿轩配本》将《伤寒论》《金匮要略》抵当汤、鳖甲煎丸、大黄䗪虫丸虫类药物辑出，以水蛭为活血开路先锋，虻虫为活血攻坚先锋，䗪虫为活血通闭先锋，鼠妇为活血行水先锋，蛴螬为活血散结先锋，蜣螂为活血消积先锋，统称"六虫移山"。主要功能破血通经、攻逐癥瘕、消除积聚，适于月经闭止、肝脾肿大、慢性炎块、良性肿瘤。临床时常配入其他相应药物中，单独运用较少，大都炮制入药。老朽实践验证，副作用极小，有确切疗效，施治内、妇、外、伤等科，是一组勇猛的战斗尖兵。

1980年老朽在济南诊一科技人员，因患多发性黏膜下子宫肌瘤，月经量多，已有贫血现象，拒绝手术，转中医调理。遂取上述六虫予之，计水蛭50克、虻虫20克、䗪虫80克、蛴螬40克、鼠妇40克、蜣螂虫40克，鼠妇利水，虻虫、蜣螂虫泻下，没有多开，并加入川芎60克、当归30克、桂枝80克、三棱40克、莪术40克，水泛成丸，每次6克，日服三次。连吃两料，肌瘤缩小一半；继续未停，来信告诉，B超显示完全消失。六虫能够移山，是经验家言。

▣ 651. 阴血护理七仙

《仁寿轩配本》将《伤寒论》《金匮要略》养阴补血药物按道家命名，以当归为滋养和血大仙，白芍固阴生血大仙，生地黄为壮水凉血大仙，川芎为行气活血大仙，酸枣仁为安心养血大仙，阿胶为扶正补血大仙，山茱萸为固脱止血大仙，共称"仲景阴血护理七仙"。特点是能超过四物汤与六味地黄丸，具有双重作用，组于一起，是一首不倒翁方，命名"七仙汤"。可调理阴虚血亏口唇淡白、面色无华，对营养缺乏，身体羸弱，月经延后、量少、闭而不潮，都属适宜范围。

1972年老朽在泰安诊一女大学生，因崩漏所致长期贫血，红细胞、血红蛋白处于下限，消瘦、嗜睡、懒动、脉象沉细，感觉极度疲劳。即以上药予之，计当归10克、川芎6克、生地黄15克、白芍10克、山茱萸10克、酸枣仁15克、阿胶15克（烊），委生地黄、酸枣仁、阿胶挂帅，加了人参10克、黄芪15克益气，促进血液化生、率血循环。日饮一剂，连服二十天，证情改善；方未更易，又继续三周，基本治愈。值得向外界推广。

▣ 652. 十面埋伏

伤寒家以领军手段、征战视野将《伤寒论》重点处方，分别命名"十面埋伏"，把麻黄汤（麻黄、桂枝、杏仁、甘草）列为开腠发汗，解除在表之邪；小柴胡汤（柴胡、黄芩、人参、半夏、甘草、生姜、大枣）攻打表里之间，解除少阳之邪；小陷胸汤（半夏、黄连、瓜蒌）宽胸开结，解除上、中二焦之邪；白虎汤（石膏、知母、甘草、粳米）降温退烧，解除肺胃之邪；

四逆汤（附子、干姜、甘草）温里回阳，壮命门之火，解除阴寒之邪；五苓散（桂枝、白术、猪苓、泽泻、茯苓）利尿消胀，解除水肿之邪；黄连阿胶汤（黄芩、黄连、阿胶、白芍、鸡子黄）清热养阴，交通心肾，解除不寐之邪；大承气汤（枳壳、厚朴、大黄、元明粉）泻火通便破结，解除积聚之邪；理中汤（人参、干姜、白术、甘草）补中益气，运化脾阳，防止木克，解除纳呆之邪；小青龙汤（桂枝、麻黄、干姜、细辛、五味子、半夏、白芍、甘草）镇咳平喘，疏散风寒，解除痰饮之邪，又号"仲景十神"。这个方案也属十大疗法，运用范围较广，是《伤寒论》中的核心。桂枝汤虽占书内重要地位，但临床投放甚少，未有入营，排出实践之外。先贤壮士断腕，经验丰富，李东垣喜开小柴胡汤、王孟英小陷胸汤、陈伯坛四逆汤、张锡纯白虎汤化裁，突出柴胡、瓜蒌、附子、石膏四味，发挥主治，很有意义。

1980年老朽于济南诊一更年期企业行管人员，浅睡梦游，头昏，精神不振，疲劳不堪。曾瞩目黄连阿胶汤，因月经超前、量多，考虑优选阿胶，推向首位，充当君主之官，能一举两得，开了黄芩10克、黄连10克、白芍10克、阿胶30克（烊）、鸡子黄一枚（冲）。连服五剂，功力颇佳；劝其继续饮之，勿再中辍，凡八十剂，停药转安。不言而喻，阿胶的疗效起了第一作用。

■ 653. 狮、虎、虫、狼四药

《伤寒论》《金匮要略》所投药物比较平妥安全，副作用小，有效率高，乃一大特色。但遇到非常疾患，亦开峻烈之品，伤寒家谓其手握四狮（大戟、芫花、甘遂、商陆）、五虎（石膏、附子、乌头、大黄、元明粉）、六虫（水蛭、虻虫、蜣螂、蜘蛛、蛴螬、鼠妇）、牵着一只狼（巴豆）。虎、虫辨证运用，狮则不宜盲开，恶狼巴豆如果不属急需，绝对不可组方，这是仲景先师北派传人提出的警告。䗪虫属一般者，不在围内。

老朽临床七十年，对以上诸药除蜘蛛一味，均有实践。四狮调理大量痰饮、胸腔积液、肝硬化腹水，炮制少量口服，立竿见影；但心力衰竭、下肢水肿禁忌使用。六虫活血通络、逐瘀开结，同他品配成丸散，长时用之，易见良效。巴豆大热性烈，去油取霜，和桔梗、贝母、杏仁、干姜、大黄为伍，施治肺痈、结胸、寒痰凝聚上、中二焦；由于力猛、毒性很大，误用可祸不旋踵，几乎无人敢于问津，束之高阁，成了尘封弃药。近代传说，让肺癌患者吃含有巴豆霜的三物白散（巴豆、桔梗、贝母），有获愈希望。缺乏事实依据，虽暂时得到缓解，最后仍转为死亡。

▣ 654. 二十旗

《雨禾读书记》谓仲景先师遣药有"二十面旗"：一是麻黄发汗、利水，平喘旗；二是桂枝活血、通脉、化瘀旗；三是柴胡疏泄、散肝，和解少阳旗；四是石膏擅清邪入阳明，清热旗；五是瓜蒂催吐上、中二焦，积聚旗；六是茯苓祛痰、涤饮、利水旗；七是附子温里、祛寒、强心，回阳旗；八是大黄止呕、泻火，攻下旗；九是麦冬壮水、滋阴，润燥旗；十是五味子镇咳、敛汗，涩肠旗；十一是代赭石治打嗝、噫气，降逆气上冲旗；十二是阿胶健身、补阴，止血旗；十三是瓜蒌开胸、散结、濡润、滑肠旗；十四是黄芪补中益气、升阳举陷旗；十五是葛根解除肩凝、项背强直旗；十六是白芍护阴、缓急、止痉、祛痛旗；十七是元明粉泻热、软坚、破结、治燥旗；十八是干姜暖中、散寒、和胃、助阳旗；十九是百合镇静、醒脑、抑制精神分裂旗；二十是酸枣仁安神、养血、催眠、驱梦、宁心旗。属于二十味要药。

1957 年老朽在山东省中医进修学校讲授《伤寒论》《金匮要略》时，曾注意到这些名品的实际应用，将其分别安排学员讨论，抓住重点，推向临床；结合吾的不断观察，疗效反馈均言甚佳。录出供作参考，有利统计经验。

▣ 655. 降魔四杵

伤寒家对功能障碍，瘀血内结，体内发生痞块，影响精神思维，出现狂躁，月经延期、量少、不潮，久不孕育，主张投予《伤寒论》桃核承气汤（桂枝、桃仁、大黄、元明粉、甘草）、抵当丸（水蛭、虻虫、桃仁、大黄），《金匮要略》下瘀血汤（大黄、桃仁、䗪虫）、大黄䗪虫丸（黄芩、桃仁、大黄、杏仁、白芍、生地黄、干漆、虻虫、水蛭、蛴螬、䗪虫、甘草），谓之"降魔四杵"。方内桃仁、干漆、四虫消除癥瘕，搜剔沉积之邪；大黄也是重点，以泻法作为动力，加快施治速度，缩短疗程，乃一大妙招。吾在临床过程中，依据上述所言，又吸收了《金匮要略》鳖甲煎丸的鼠妇、蜣螂、露蜂房，组成"加味四杵丸"，专题调理肝脾肿大、慢性盆腔炎、输卵管阻塞、子宫肌瘤，以及久病入络，血行障碍、隐痛不已，效果显著。

1989 年夏季，于青岛遇一小学教师，因子宫肌瘤、慢性盆腔炎，不能按时排卵、月经周期紊乱求诊。即把五方归一，开了水蛭 30 克、虻虫 20 克、大黄 15 克、䗪虫 50 克、桃仁 60 克、桂枝 80 克、蛴螬 30 克、干漆 10 克、露蜂房 30 克、鼠妇 30 克、蜣螂 30 克，增入当归 80 克、川芎 80 克、丹参 80 克、红花 30 克、生地黄 50 克，养阴生血，温化冲、任二脉，提高药力。炮制加工，水泛为丸，每次 8 克，日服三次。连吃两料，病情大减，且怀孕生下男孩。

▣ 656. 学习要抓经验

古人传道、授业、解惑，提倡启发式，利用运筹、联想、扩大知识，举一反三、闻一知十，开动脑子，丰富知识领域；反对注入式，即教一知一的死板记问之学。执业后按图索骥，均无重大成就，研习岐黄，也不例外。老朽攻读《伤寒论》《金匮要略》，在家父指导下反复推敲条文，重点掌握处方，深入分析药物，称"一条龙继承传递法"。还要联系文史哲方面的有关内容，能开阔眼界，促进辨证智力的发展，会得益良多。

因此投予大黄时，须考虑泻下问题，若调理上部疾患，当写酒炒或先煎超过半小时，破坏所含甙类，让其发挥开胸疗上作用，预防直下肠道，大陷胸汤即采取这种方法；反之，攻邪去火、扫荡积聚则要后入，煮沸 3 分钟即可，使燥屎由肛门排出。平中有异，抓住特殊性，便猎获了客观经验；浮光掠影的学习，难晓技巧，丢掉精华。大承气汤的煎法，给你提供一面镜子。

▣ 657. 佛门三药

《金匮要略》所收处方内含有特殊三品，以菊花宣散风热、醒脑明目、疏肝祛火，如侯氏黑散；诃子清利咽喉，疗久咳失音，固肠止泻，如诃黎勒散；大豆黄卷解暑化湿、疗胸闷无汗、关节酸痛，如薯蓣丸，共称"佛门三药"。菊花为调治风热、温病主将；诃子是东南亚国家僧侣常用药物；大豆黄卷乃时方派医疗春温、暑湿、伏气晚发的必备之品，百分之七十投予白领阶层及身体虚弱患者，和薄荷、浮萍、桑叶、连翘、金银花、滑石、菊花、少量香薷配伍，代替紫苏、防风、独活、葱白、生姜、淡豆豉透表，起开腠理发小汗、祛湿作用。

伤寒家对上述三味，认为非仲景先师习开规律性用药。虽持怀疑态度，但相信它们的实践价值，故仍命名"佛门三药"。

▣ 658. 医圣处方遣药规律

《伤寒论》《金匮要略》因含原始韵味，处方遣药无后世界定框子，很少突出单味药物主宰，往往发动群体、共唱治疗旋律，表现和时方不同的特色。虽然以主药命方，投量不大，如炙甘草汤，甘草四两、生地黄一斤；利用活血，促进解表发汗，如麻黄汤中配桂枝。其他寒热合用，如黄连与干姜（生姜、甘草、半夏泻心汤）、竹叶与附子（竹叶汤）、牡丹皮与吴茱萸（温经汤）；攻补合用，如大黄与附子（附子泻心汤）、甘草与元明粉（调胃承气汤）；表里合用，如麻黄与石膏（麻杏石甘汤）、桂枝与大黄（桂枝加大黄汤）；上下合用，如桔梗与巴豆霜（三物白散）；宣散收敛合用，如麻黄与白芍（葛根汤）、细辛与五味子（小青龙汤）；发汗利尿合用，如麻黄与白术（麻黄加术汤）、桂枝与泽泻（五苓散）；相反合用，如甘遂与甘草（甘遂半夏汤）、半夏与乌头（赤丸）；滋阴利水合用，如生地黄与茯苓（崔氏八味丸）、阿胶与猪苓（猪苓汤）；收敛泻下合用，如牡蛎与商陆（牡蛎泽泻散）、大黄与赤石脂（风引汤）；热解寒清合用，如桂枝与石膏（白虎加桂枝汤）、附子与败酱草（薏苡附子败酱散）。

临床师法，应根据实际情况、客观需要区别运用，切莫随意效颦。就目前来讲，时方占主导地位，传统伤寒家真正大腕，在全国各地已经绝迹。老朽实践，经、时、杂方均入药囊，等于拼盘，成了功利主义者。希望社会支持，创造条件，单独培养一批少数的伤寒家，做为仲景先师传人，继承这门学派事业，不致被历史淹没，断了圣火。

▣ 659. 经方"果子药"

仲景先师所投药物，亦有被误认为"果子品"者，其实皆富施治功能，如杏仁疗咳喘，山药健脾固肠，葱白辛热通阳，胶饴补中益气，百合愈精神恍惚，赤小豆护胃利水，小麦缓解脏躁，白酒开结，羊肉温里祛寒，粳米属晚稻养阴，生姜、大枣调和营卫，甘草矫味、改善脉象结、代，且炙甘草尚可挂帅，征服心脏病。

久于临床的资深伤寒家，常将这些药食两用之品配入正方，来治疗并发症，如呕恶加生姜、吃白酒（醋），腹泻加山药、吃羊肉，心慌加甘草、吃胶饴（麦芽糖浆），哮喘痰多加杏仁、吃赤小豆，心烦易怒加浮小麦、吃粳米粥。起辅助作用，缩短疾病治疗进度过程。

660. 口渴、烦躁用药小议

学习经方，熟悉药物，知本寻源，恽铁樵前辈强调从《伤寒论》入手，其次《金匮要略》《千金方》；不走此路，只注意验方单药，能增魔障。

研究《伤寒论》《金匮要略》二书，易中有难，如口渴加人参、烦躁加石膏。百合病"渴不差者"，用瓜蒌根（天花粉）、牡蛎，未有人参；白虎汤投石膏一斤，没提及烦躁。所以要从无字处着眼，否则认为矛盾叠出、言不由己。按理说，大汗出、胃中干应投人参，却以蓄水施治，开五苓散；烦躁不眠不用石膏，亦给五苓散，使人费解。实际口渴、烦躁，可见诸许多疾患，不宜局限数则条文，身坐囹圄，不然陷入沼泽，无法自拔。

老朽业师一再告诫，抓精神实质乃上上妙法。同时又证明口渴、烦躁，尚有他药能医，不是非吃人参、石膏莫办；瓜蒌根、牡蛎、五苓散施治对象，尽管致病因素不一，也可解决；人参、石膏包揽不了二证一切。怀着如是认识，打破思想僵局，就会返回重新评估两大伟著颠扑不碎的价值观。

661. 火神三将

仲景先师所立辛热阵营，含有桂枝、细辛、蜀椒、干姜、薤白、吴茱萸，众皆周知，然应用较多的则为附子、乌头，其次天雄，习称"火神三将"，均用地下之根。独根为天雄、主根为乌头、支根为附子，同属一种植物。附子投予较多，次即乌头，天雄最少，以黑色称上品。附子在《伤寒论》《金匮要略》约有三十余方，温里、壮阳，常和干姜相伍，生者强心振衰，炮后通行经络、驱散寒邪；乌头医风寒湿痹，止痛超过附子，回阳之力低下；天雄功能二者俱备，疗效居上，货源不足，逐渐无人知晓。乌头、天雄毒性很大，只有和蜂蜜共煮、久煎才可入方，力猛、峻烈，被列为瞑眩品，多敬而远之，火神派仍奉为救死扶伤大仙。岭南个别伤寒家根据《金匮要略》乌头赤石脂丸"心痛彻背、背痛彻心"，附子、乌头合组一方；在北方而言，则凤毛麟角，寡闻罕见。

1950 年吾于友人朱君处逢一河南前辈、岐黄高手，治一膝关节肿大、疼痛难忍，俗名"鹤膝风"，给该男子开了生附子、乌头各 30 克，水煎两小时，放入相等量蜂蜜（60 毫升），加水一半烧 30 分钟，再添桂枝、干姜、白术、茯苓、汉防己煮沸半小时，分三次饮下。连服五剂，无不良反应，反而肿消、痛止，能拄杖活动，叫号之声解除。今特录出，以资参考。

◼ 662. 玉壶藏雪

老朽在广济堂应诊时，药师为安国人，曾介绍伤寒家创制一首小方，专科调治夏季中暑口渴、发烧、小便不利，命名很美，称所投白色药物为"玉壶藏雪"，含有人参 10 克、石膏 30 克、滑石粉 15 克，水煎，分两次饮之。指出炎热流行，虽伤阴液，仍要以石膏清火为主，配合人参益气生津，滑石利尿引邪下行，其退烧解暑超过人参、麦冬、五味子，比生脉散富有临床意义。且说香薷辛温，属时令药，宜于土润溽暑感冒风寒，透表发汗仅次于麻黄，不应轻开；否则伤损津液、加重阴虚，功不补过。

1959 年吾在济南山东中医学院诊一学生之父，从胶东来济，过度疲劳，适值秋后八日，胸闷、口渴、尿少、脉象频数，体温汗出不降，就取"玉壶藏雪"原量予之。日服一剂，连吃三天，症减热消。实践反馈，确能奏效。

◼ 663. 北派伤寒家特点

寒凉医家常投芩、连、栀、母，属《伤寒论》系统而非伤寒派，张锡纯先生以石膏驰誉全国，则为时方派。火神医家突出附子临床，因配伍药物加干姜、肉桂，同《伤寒伦》有垂直关系，应列入伤寒派成员，因不纯开仲景先师处方，被归江湖外界，不是伤寒家。北派伤寒家处方用药开量较大，在应用上与时方各异。一选软石膏，击之即碎，防止糊锅，以纱布包煎；二是附子、乌头、天雄均加蜂蜜合煮，重视解毒；三凡须武火者，沸点持续，让水分蒸发，达到浓缩，显示自己的特色，其他门派则无这一旨趣。伤寒家以药猛、力锐、易觅，不投昂贵药材及保健品，在民间执业，所疗对象为广大群众，和官僚、大亨接触很少，没有宣传工具，大都隐而无闻，号称"弃官的长沙"。

老朽族伯父为伤寒家，曾提出：贵阳贱阴来自《伤寒论》群方之祖桂枝汤，毫无根据，桂枝虽然辛温，但方内含有阴性酸凉的白芍，此说不能成立。火神派可戴"贵阳贱阴"的帽子，却不代表《伤寒论》或仲景先师传人的刀圭继承。抚今思昔，应作如是观。

■ 664. 补养二家

在岐黄界杂方派中，有不少医家重视补养，形成平补、热补两个体系。平补以八珍为主，投人参、当归、白术、熟地黄，如李士材之用人参、张景岳之用熟地黄；热补以四逆为主，投附子、肉桂、干姜、硫黄、吴茱萸、紫石英，如王好古之用附子、黄元御之用干姜，都是代表人物。王好古、黄元御先贤，应归档伤寒派，不属纯粹的伤寒家。接受平补者多为身形虚弱、富室豪门、达官贵人，白领阶层位居第一；热补对象则为平民百姓，因此火神派于民间大行其道，推称杏林魁手。热补医家的特色有二：一是常开制过的附子，熟的优先，炮者次之，生品甚少。二是所配药物有肉桂、吴茱萸，强调附子性润，无燥烈之气，不伤阴液；温里散寒醒胃进食，要用大量干姜，与附子相等。得到社会赞赏，扩大了服务市场。老朽意见，任何学派、各门医家，均不应脱离辨证论治原则，盲目闯关，难收真效，还会造成危害，给病人增加痛苦。

■ 665. 无害三药

温病学派强调投药轻灵，拨转病机，避免因治伤身，感染风热用薄荷、浮萍、大豆黄卷解表，有时加入桑叶、蝉蜕、菊花、连翘、金银花，给予不耐药力、虚弱患者，能以奏效。若邪气亢盛、症状表现严重，往往饮下难见功力。为了躲开麻黄、解除汗闭不出，尚可用小量葛根、柴胡、石膏、淡豆豉，便会超过所谓"无害三药"。老朽每遇此证，仍重视《伤寒论》药物，不开桂枝，只用微量麻黄、中等柴胡、大剂石膏，计麻黄 4 克、柴胡 10 克、石膏 20 克，均易获得痊愈；比薄荷、浮萍、大豆黄卷疗力之快，更大展风采。

1980 年吾于青岛诊一海员，口苦、舌红、渴欲饮水、发烧无汗，时值大暑季节，按暑温初起、邪停卫分调理，即取上方予之。仅头面见汗，及颈而还，嘱其继服勿更；又吃两剂，体温下降，遍体汗出，症消而安。经验告诉，流行性风热疾患，用麻黄不加桂枝，不会汗出淋漓、阴亏、亡阳；柴胡表里双解；石膏退烧，还可抑制麻黄的过度发汗，《伤寒论》麻杏石甘汤施治标准就是实际例子。"果子药"宣散、开腠、透表，对多种外感不宜委以重任，无普遍性。

◼ 666. 治火四法

民初时代讨论"贵阳贱阴"，业师提出《伤寒论》《金匮要略》"治火四法"，为调理发热疾患四大柱石。一是散火，用葛根、柴胡发汗排邪；二是清火，用石膏、黄芩凉里化邪；三是泻火，用大黄、元明粉从胃肠驱邪；四是熄火，用麦冬、生地黄壮水滋阴灭邪。乃临床道友由二书无字处总结的经验，纠正了"贵阳贱阴"之虚假传说，道出了外界不明的真相。而且补充一条，泻火法包括利水，用泽泻、滑石通过小便下邪，猪苓汤就是例子。对此，老朽深有体会，治火四法，不仅适于流行性热证，亦可施治其他各科杂病，无范围限制。

1975 年吾在济南诊一妇女，长期发烧，体温持续盘旋 38 摄氏度左右，口干、烦躁、便秘、手足心灼热、身上很少出汗、坐卧不宁，打针、吃药未见好转，改求中医援助。即考虑大量养阴、滋水涵木，投熄火法，遂开了生地黄 30 克、山茱萸 15 克、麦冬 15 克、玄参 15 克、白芍 15 克、牡丹皮 10 克、女贞子 15 克、旱莲草 15 克，传承仲景先师五药，添入时方三味，也属增液汤、二至丸加白芍、山茱萸、牡丹皮方。每日一剂，连饮两周，收效明显；稍减其量，又服二十天，基本痊愈，没再复发。正如《红楼梦》所说，葫芦僧将"贵阳贱阴"的标签贴到《伤寒论》六经医疗上，是想造成葫芦案，失掉依据了。

◼ 667. 医圣为附子王析

火神派所投药物，以附子为主，其他干姜、细辛、桂枝、蜀椒、乌头、天雄、吴茱萸点缀品应用很少，最为辛热的巴豆从不入药。《伤寒论》《金匮要略》收载三百一十四首处方，含有附子者三十三个，占不足九分之一，该派称仲景先师是开山祖，推为"附子王"，此说缺乏客观依据。若以用药多少计，则甘草当先，约一百三十方，超出附子近三倍，宜戴"甘草王"桂冠。同时，附子在二书记入之热药中，还不如桂枝受到青睐，七十余张方子，超过附子的一半。将大开附子的滥觞置于南阳医圣头上，太欠斟酌。民国时期的伤寒家曾大呼是冤假错案，必须平反，恢复庐山面目。附子临床，温里、壮阳、驱寒、补命门火，尚富镇痛功能，每剂可投到二枚（附子汤）、三枚（桂枝附子汤），均要炮制。老朽实践，生用久煎或加蜜煮，即完成灭毒；先水泡数日，再加砂子爆炒，疗力会打折扣，降低了作用。乌头尽管生物碱含量高于附子，但缓解疼痛同附子相较，却居鳌头地位。

1958 年吾在济南遇一上肢类风湿关节炎，疼痛、变形、屈伸、握拳困难。开始给予附子 45 克为君，效果不佳；改换乌头，仍与原量，吃了二十剂，除变形依然，症状大减。二者虽属一种植物，镇痛乌头应当优选。

▣ 668. 大量石膏退烧

从《伤寒论》《金匮要略》开始，历代欣赏石膏的医家屡见不鲜，近代河北张锡纯、山东孔伯华，被称"水仙派"。该派弟子同老朽友善，医寓自号"白门楼"（取象石膏色白，和悲剧吕布遭擒无任何关系）。石膏入药，在二书内能与干姜、细辛、桂枝为伍，寒热并用已成惯例，和附子相配者，几乎等于空白。该品除张锡纯先生取之单打独斗，大都结合他药集体出征。因水煎不易化解，故组织复方发挥显效功能。富有经验的前辈，常添入知母、黄芩、葛根、山栀子、竹叶、黄连、柴胡、麻黄、连翘、甘草、麦冬、粳米、生地黄、白薇行列中，借花献佛，来提高清热、凉里、护阴，调理阳明火焰，发挥下降体温的作用。

1959 年老朽在德州诊一冬温，患者高烧、怕热喜冷、脉象滑大、口渴，喝茶后身冒小汗。即以白虎汤加味授之，计西洋参 10 克、麦冬 10 克、竹叶 20 克、黄芩 15 克、柴胡 10 克、石膏 45 克、知母 15 克、甘草 10 克、粳米 80 克，水煎；连饮三剂，病情减不足言。将石膏升至 90 克，分四次服；又吃两剂，才转吉而安。量小杯水车薪，难熄壮火。举本案实践为例，就可放手亮剑。

▣ 669. 乡医技高

吾少时在药店实习，见一乡村医家，年八十余，精神、体力超过一般老者，信奉《伤寒论》，乃仲景先师传人，常以细辛、蜀椒、附子调理胃、肠虚寒。消胀镇痛，妙手回春；方小量大，闻名遐迩。遇流行性热证，不论伤寒传入阳明或温病邪陷气分，凡口渴、烦躁、高烧、出汗，则投白虎汤；异点是不用粳米，防止汤变黏稠，影响石膏水解。强化解毒、降温，加重楼（七叶一枝花）根 6～12 克。另一与众不同的特色，如汗多，添乌梅 10～30 克；老朽细心观察，收敛保阴，能阻止亡阳，由于石膏量大 45～90 克，并不妨碍降热退烧。医林叹奇，对口渴、烦躁起消除作用。尚有一个秘密，在所写白虎汤内，常含柴胡 6～9 克，有宣散之品，收中寓开，双向上阵，效果很好。这些独门经验，应当视为珍宝，让它留下，继承发扬；可惜曲终人亡，已埋于地府，巨大损失，无法弥补。目前老一代的学术抢救，已到尾声。

▣ 670. 柴胡清热开表

家父认为：《伤寒论》虽以六经分篇，投药则打破这一界限，阳经有阴、阴经含阳。应根据症状反应辨证施治，突出客观实际，不受藩篱困扰，独具特色。然学者仍要按表、里、虚、实、寒、热划线，区别调理，最怕混成一锅腊八粥，甜、咸、酸、辣难分。抄本流传的《伤寒论解》把六经内容列为表、里、杂（包括误治坏证）三大证群，提纲挈领，高度综合，言简意赅，利于实践应用。其中谈及淮河以北所产柴胡，名大柴胡，开腠解表，能发小汗，既不伤阴也无亡阳之弊，比麻、桂平和，宜推广临床；同葛根、黄芩、石膏配伍，内外驱邪，是截断热性病初起的唯一良药。稳妥的伤寒家以之代替麻、桂，运筹帷幄，作为不传之秘，很见成效，号称手内金牌。给予内、妇科，每次 6 ~ 15 克；降温退烧，表里双解，要达到 15 ~ 25 克，少则难睹奇绩。此乃摸着石头过河的铁板经验。

1957 年老朽于山东省中医院诊一职工，头痛、舌红、口干、灼热无汗、体温升高，没有少阳往来寒热现象。即以葛根 10 克、柴胡 24 克、黄芩 15 克、石膏 60 克，避免饮药呕恶，加入竹茹 30 克，水煎，分三次服下。事出巧合，吃了一剂，即汗出症消，逐渐恢复健康。

▣ 671. 瓜蒂钩沉

瓜蒂为甜瓜接秧部之帽，苦寒，无明显毒性。《伤寒论》以之和赤小豆配合，碾末，当胃内"温温欲吐"时，用淡豆豉（香豉）煎汤，去滓送下；取鸡翎或葱白探入咽喉，将宿食、积液、毒物随着呕恶吐出，俗名"倒仓廪"、快速引吐法。经验告诉，若不刺激口腔，则无这种作用。通过赤小豆、淡豆豉贴附胃壁，扩大药物弥漫面，能增强助力，持续时间延长，富有科学性。因此，后世将淡豆豉误为催吐者，移植到栀子豉汤附言"得吐者，止后服"，故不少医家怀疑其是吐药。应予纠错，以正视听，防止继续惑人。

瓜蒂尚可清热、利尿，嗜鼻施治黄疸、疗水肿。《金匮要略》一物瓜蒂散，开 20 个捣碎，煮水饮之，调理夏季中暑，发热身痛，也可收效。由于不了解真实情况，抱有偏见，目前很少投向临床，已成尘封、牢笼物，冷落无人问津。希望东山再起，粉墨登场，为济世服务，驱邪而战。

▣ 672. 黄芩、黄连分合临床

黄芩、黄连在《伤寒论》《金匮要略》常同台献艺，如葛根芩连汤、半夏泻心汤、黄连阿胶汤；分用时，黄芩约有三十方，超过黄连一倍，适应证占据第一。后世临床，往往相反，把黄连推到首位。二者虽均能清热、凉血、燥湿、除烦、安胎、降低血压、固肠止泻，属广谱抑菌药，亦存在各异点。黄芩入少阳，泄肺、肝、胆之火，消退黄疸；黄连走心经，清心火疗疔疖疮疡，宽胸、开痞、镇呕，解毒抗结核。黄芩、黄连并非比目鱼药，但联合组方应用范围较广，重点调理肠炎、痢疾。家族伯父每遇夏、秋季湿热混结，发生的肠道病，都投二味；有时不加任何辅助之品，只开黄芩15克、黄连15克，水煎，分两次饮下，一般3~5天治愈。水泻严重者，添泽泻15克，即回报平安。所谓小方气死名医，于此可证。因其苦寒，伐生生之气，要见好就收，切勿多服。

▣ 673. 干姜助附子

《伤寒论》十面埋伏，含有四逆汤，由附子、干姜、甘草组成，是火神派喜投附子的依据。火药附子，如同霹雳，人所共知；干姜所起作用，言者不一。翁汉溪《鹡鸰会约》认为："温经用附子，无干姜不热。"很有道理。干姜不仅能防止呕恶、开胃进食，且增火、辛散，助附子补命门、通行全身，发挥驱寒回阳威力，附子得干姜救脱回苏才易发挥优势，二者是不可分割的良友。河间学派遵照《素问·热论》，六经无寒证，强调干姜、附子宜于杂证；流行性疾患以发烧为主，无用武之地，反会导致水亏阳旺、木火刑金，最后土败木贼。此说比较片面，非临床家经验。

1980年老朽在章丘遇一农村道友，身体虚弱，手足不温，畏寒怕冷，便溏完谷不化，民间谓之火力不足，属四逆汤对象。曾给予炮附子20克、干姜15克、甘草10克，加了桂枝10克、细辛6克、吴茱萸6克、葱白三段，温通血脉，鼓舞阳气，固肠止泻。嘱咐自己损益，吃十五剂。尔后反馈，连服约两个月，基本治愈，并未出现木火刑金、土败木贼的情况。

▣ 674. 附子久用有害

民国时代北派伤寒家，谓真正火神派含附子家。他们举着仲景先师旗帜，称《伤寒论》传人，喜投热药的依据：一是遵《伤寒论》，开篇第一首、群方之祖为桂枝汤，多以朱雀之桂枝打先锋；二是仿照《伤寒论》，但每剂将附子开到大量 2～3 枚；三是《伤寒论》一百一十三方、九十余种药物，性平、温、热的占多数，寒凉者很少；四是温热养人，寒凉攻病、易于伤身，道家炼的仙丹皆属峻补热品，思想深处，就是"贵阳贱阴"。尚标出生命依靠阳气，阳气散亡则躯体停止活动，救急扶危服四逆汤、白通汤，故都显示附子的作用。理由充分，颇有价值。但一家之长亦为一家之偏，患者高烧、邪火燥结，服白虎汤、大承气汤，重用石膏、大黄，同样也是救急扶危、从死亡线上抢夺生命，如何解释？所以附子家存有片面性，不应单纯师心效仿。辨证施治，仍为业医灵魂、指导济世活人的唯一原则。

1957 年老朽在山东灵岩寺遇一林场干部，感觉腹内积有寒邪，喝热粥即舒，有人建议用附子煮水常服。连饮一个月，精神兴奋，逐渐口苦、烦躁、夜梦增多，表现内热火扬。告其停用，观察两周，症状陆续减退。这段糗事，必须记取，做为不良借鉴。

▣ 675. 内、外江派

清末民初岐黄界仿照梨园，将伤寒家视为传统派，尔后又把时方、杂方医家纳入，合称"内江派"；除此则属"外江派"，铃医、走方郎中列归这项范围。社会上虽知有内江、外江之分，均不晓其中含义。业医以闯荡江湖为生，如今日下海，并非贬语。铃医、走方郎中被排除内江，但他们有的怀抱特殊绝技，如以马钱子炮制火候入药为例，过者无效、欠则中毒，能掌握恰到好处，所配"伸腿瞪眼丸"，吃了身体俯仰、四肢屈伸不利，但疼痛大减，可步行百米；洋金花灭毒加五味子，打成水丸，治哮喘、咳嗽，也能当场开彩，令许多坐堂大医自愧弗如，叹为神奇。老朽建议，不论内江、外江，要一视同仁，平等对待，消去偏见；岐黄人士携手联袂，给患者解除疾苦，群力发挥各方优势。

▣ 676. 理中加神曲汤

吾少时临床实习，见一伤寒派名家，学识、经验丰富，非等闲可比；惟性格古怪，稍有不悦，则灌夫骂座，发出不和谐的音符，与大众反差，声誉跌入低谷。药店主人腾笼换鸟，将其送至另一分店门诊。因能慷慨济贫，和弱势群体站在同一位置,却又得到好评。他继承仲景先师衣钵,且强调东垣学说,"内伤脾胃,百病由生",善于补脾养胃,喜投理中汤,恐运化之力不足,加入神曲,很起作用。老朽曾步前辈后尘,给予身体虚弱、纳呆、大便溏泻者,收效极佳,视为肘后方。

1958 年在山东中医学院遇一附近居民,患慢性腹泻六年,医院诊断肠易激综合征,久治没愈,由友好介绍来诊。当时就授予上方,计人参 10 克、白术 20 克、干姜 15 克、甘草 10 克、神曲 10 克,水煎,分三次服,日饮一剂。不及四十天,即病去转安;未再复发,追访半年,健康恢复。小方一首,录出推广,普度众生。

■ 677. 附子止痛

伤寒家投附子,遵着《伤寒论》规律,温里、镇痛、驱寒、回阳。火神派开附子为温里、驱寒,回阳较少;镇痛用乌头,几乎无附子席位。杂方家之用附子,亦是如此,突出"温里"二字,习惯处方为理中汤加附子;均经炮制,大量生品入药都是空白。吴七先生感慨地说:依据四逆汤、白通汤、通脉四逆汤应用原始药物的,已近断子绝孙。就连伤寒派,亦邯郸学步,封锁了生品。附子无罪,人负附子,反而成了杂方家的接班者。大瓢前辈认为:火神三药之一附子,调理风湿、类风湿关节炎,也可鹤立鸡群,大显身手。每剂30~60 克,保证安全;分三次服,长期观战,很少不良反应。老朽临床,吸取前贤经验,生用灭毒,文火煎两小时,或加蜂蜜同煮,比较允当。

1959 年于济南诊一金融界职员,长期住地下室、早起上班,受风寒、潮湿侵袭,四肢肌肉、关节屈伸疼痛,有二年病史。嘱其用生附子 30 克(先煎二小时)、独活 20 克、麻黄 10 克、桂枝 10 克、汉防己 15 克、生姜 10 片,组方饮之。日服一剂,蝉联二十五天,病消痛止。附子的作用,值得景仰。

■ 678. 健身药薯蓣丸

中医学术,属百工技艺,虽托名神农、黄帝,很少杂入其他内容,东汉末年出现的《伤寒论》《金匮要略》就能表明。著名医家葛洪、陶弘景、王冰都是道教人物。因为道教宣传养生、炼丹、辟谷,希望健康长寿,才掺进若干与医术关系不大、形而上学的玄说。尤其《素问》内加添了不少论章:天元纪、五运行、六微旨、气交变、五常政、至真要、六元正纪七篇运气学说,十分明显。和传统的《伤寒论》《金匮要略》开门见山，大相径庭，无符合点。但道家健身运动内养一口气，存于丹田，外练筋、骨、皮，调节人体阴阳平衡，促进气血循环、加速新陈代谢、排除自由基，亦起很大作用。

春明道长为名观住持，精通《金匮要略》，指出道、医联手，有利发扬岐黄大业。汲取道教养性、练功、制怒，使人长生、寿达百岁。推崇《金匮要略》薯蓣丸（山药、当归、桂枝、生地黄、神曲、人参、大豆黄卷、白芍、麦冬、白术、川芎、杏仁、柴胡、桔梗、茯苓、阿胶、干姜、白蔹、防风、甘草、大枣，蜂蜜赋形为丸），日服一粒，每年若吃一料，能提高免疫力，预防疾病侵袭。此项建议，可资参考。老朽缺乏这发面经验，特献诸同道。

◨ 679. 五味化积丹

外江铃医、走方郎中，赴集市、串乡出诊卖药，竿挑葫芦，手摇虎刺唤头，亦打着仲景先师牌子进行招徕。口唱四句上堂引子："读完《本草》念《伤寒》，天命济世到人间。不分男女老和少，用了我药保平安。"每至一处，先讲借风水宝地给病人解除疾苦，吃碗剩饭。对贫寒患者不收药费，很受欢迎。

1940 年老朽见一外江医家，曾配置大量水丸，对肺、胃、肠道郁积，痰、水、火、食停留，胸腹胀满、疼痛、大便秘结，都有药下如攫的作用。尔后，始知水丸所含成分，由炒神曲、炒山楂、炒槟榔、炒大黄、元明粉组成，剂量不详，一天服 20～30 克，分三次白水送下。吾临床予以改进，将量定为神曲、山楂、槟榔皆 400 克，大黄 70 克、元明粉 50 克，突出消导，不致发生暴泻，损害身体，命名"五味化积丹"。

◨ 680.《伤寒论》疑案

《伤寒论》存在六宗疑案：一是谈温病无治法；二是汗家重发汗，恍惚心乱，尿后阴痛，缺禹余粮丸；三是表有热里有寒，投白虎汤；四是大柴胡汤无大黄，与《金匮要略》所载不同；五是炙甘草汤生地黄一斤，超过方名主药炙甘草三倍；六是少阴病四逆汤、白通汤证，少手足厥逆，而里寒外热增加干姜一倍、改为大附子一枚的通脉四逆汤却标出这一症状。均令人困惑难解。家父认为：与书的编次、整理有关，非仲景先师之过。学者当从方内寻找病机，求取症状；强挖条文，等于守株待兔，会坠入误区，导致医疗差错。心存师古而不泥古，就可迎刃而解。

1955 年老朽于宁津诊一干部，心律失常，表现为心跳间歇，按结代脉给予炙甘草汤（人参、生地黄、桂枝、阿胶、麦冬、麻子仁、甘草、生姜、大枣），突出生地黄；连饮十剂，并不理想。将其降至 10 克，炙甘草提升为 15 克，他药未加更改；又服十剂，心脏期前收缩停止，结代之脉消失。高量的生地黄，没有起到主体作用。

▣ 681. 师法古方，防止自囿

《伤寒论》六经学说，在东汉末年来讲，将伤寒、中风、温病等多元化疾病，进行导向归纳，把不同的热性症状列入三阳，表现寒性者列入三阴范围，使人便于掌握，有利学习，是一项高级分类法、系统论，乃科学技术研究的进步，代表了社会的发展；就现在而言，亦不能认为其思想落后。经历代抄写、编次、校刊过程，误书、错简、旁注移植正文，也影响了该书真实内容，令传承人大感遗憾。大瓢先生指出：小柴胡汤、白虎汤应属少阳、阳明，见诸他经，则是借用；忽视这些方面，即会堕于五里雾中。厥阴杂凑成篇，非正鹄医章，不宜作为规范，但其处方可以运用，切勿抛方弃药。见解十分明朗。

1959 年老朽遇一风寒感冒，脉象弦紧，恶寒无汗，典型邪居太阳；因怕麻黄汤亡阳，要求改投小柴胡汤。开了柴胡 20 克、人参 10 克、半夏 6 克、黄芩 6 克、甘草 6 克、生姜 10 片、大枣 5 枚（擘开）；连饮两剂，从头至足全身得汗，表解而愈。他经之方能以药到病除，局限于少阳专品，画地为牢，就缩小了施治领域。民国期间一河北伤寒家来鲁会诊，告诉山东同道：《伤寒论》圣方虽依六经区分，根据需要，亦应打破楚河汉界，广泛给病友服务。曾目睹邪入少阳，乱吃小柴胡汤十余剂，反而口苦、咽干、头痛，劝其立停，遂转安。只有书本知识，缺乏实践，纸上谈兵，最易被药物蒙误，殃及无辜。

▣ 682. 伤寒家师古方法

伤寒家传承仲景先师学说，有严格的要求：一是遵照《伤寒论》《金匮要略》辨证论治为标准；二是所投处方，亦用书内药物加减，形成一条龙；三是流行性外感热证，按六经调理，杂病独立分疗，不受三阳、三阴限制；四是方小量重，箭射目标、邪气核心。如伤寒发热、恶寒、身痛、无汗，给予麻黄汤，麻黄挂帅，9～12 克，解表领先；咳嗽加干姜、细辛、五味子。胸痹疼痛，用瓜蒌薤白白酒汤，薤白 10～15 克为君；气逆难卧加半夏、杏仁，瓜蒌一枚。层次分明，有规律性。他们师法重点，百分之七十放在《伤寒论》上，提出攻读二书同实践相比各占一半，抓住成绩，总结经验，激励前进。其思维与履行，十足效仿。老朽深有体会，只有临床，才可验证传统遗产，发扬岐黄事业；若读圣经，不加验证，则空中楼阁，落地无声。

▣ 683. 古方应用无时间限制

手抄本《山林客话》，指出古方今病仍可开《伤寒论》方治疗。认为"古方今病不相能也"属街谈巷议，不合时宜；此乃金元张元素先贤所持观点，脱离实际。《伤寒论》经历近两千年，颠扑不破，临床传世不衰，富有科学价值，否则早已寿终正寝。

1955 年吾于德州遇一积热化火，为乡镇男性干部，舌苔黄燥、口腔溃疡、大便数日未解，吃药、打针体温不降。温病派同道授予金银花、石膏、连翘、黄芩、大豆黄卷，似水投石，依然如故。邀老朽和张锡纯前辈传人孙华堂兄会诊，施治方案吻合，力主用大承气汤加重石膏量，水煎，分三次饮之，计枳壳15 克、厚朴 15 克、大黄 12 克、元明粉 12 克、石膏 60 克。连吃两剂，泻下恶臭粪块十余枚，汗出、火退、身凉。这个典型医案，足以说明古方疗今病，无时间限制，方如对证，药即活人。

▣ 684. 黄芪功能

《伤寒论》兄弟本《金匮要略》，处方内含有八味般若：指黄芪为益气升阳药，百合为解郁养心药，乌头为驱寒止痛药，山药为健脾治泻药，诃子为收敛固脱药，酸枣仁为补血安神药，露蜂房为清火散结药，薤白为开痹行塞药，合称"八座宝塔"。

老朽对黄芪临床，曾总结四点：一是少量不超 15 克，能升血压、举阳散火、通利小便；越过 30 克则不明显，反而扩张心脑血管、下降血压，排尿现象转小。二是调理偏瘫、半身不遂，在发病三个月内，应仿照《医林改错》补阳还五汤（黄芪、当归、赤芍、地龙、川芎、桃仁、红花），投 60、120、240 克，始见功力；80 ~ 150 剂，可获良效。三是水煎饮之，勿服粉、丸，不只量少效弱，尚易发生胸闷、减食、腹中膨胀；经验丰富的医家，常配入砂仁6 ~ 10 克，以矫此弊。四是脱敏，持续时间较短，非疗血燥之品，故无理想止痒作用；但性稳、平妥，乃其所长。

▣ 685.《伤寒论》谈异

吾初习临床，在药店遇一经方名家，见解独特，被尊奇人。对《伤寒论》以桂枝汤开篇，发表与众不同的看法：一是仲景先师时代，外感中风桂枝汤证发病率高；二是桂枝汤为朱雀汤，属南方丙丁火，宇宙空间南居正面方位，指南针朝向南方，故桂枝汤占了书首；第三因素，桂枝汤加减方较多，故坐太阳殿堂领先主角。

谓六经热化、寒化，乃正常现象，若邪盛，人体抗病力转强，易于变实，表现热化；反之正虚邪亢，就会寒化。热化、寒化的病机，决定于人体正气和疾病邪气两个方面，即双向活动。一般说热化属实，寒化皆虚，治疗要面对症状，不必强求来源。少阴热化不仅投黄连阿胶汤，尚能授予大承气汤；太阳误药转阴，脉微弱、昼躁夜安，还可用干姜附子汤、茯苓四逆汤。

提出三事商榷：第一、少阳应处阳明前、太阳后，不宜置二阳、三阴之间；其二、小柴胡汤为少阳主方，四逆散乃杂方类，虽然含有柴胡，列入少阳殊欠合拍，缺乏代表性；其三、奔豚由惊吓得之，为何开桂枝加桂汤？《金匮要略》奔豚汤没添龙骨、牡蛎潜阳、镇惊，令人费解。录出供作研究参考。

▣ 686. 辨证明确勿要更方

《伤寒论》经过西晋王叔和编次、宋代林亿等人校刊，流传至今仍然方兴未艾，临床价值位居上游。清贤元和陆润庠继承其父南派伤寒家经验，喜投麻桂、姜附，量小，都加炮制，如炙麻黄、熟附子。天津一盐商藏有他给清代王公大臣调理风寒感冒一首处方，可能有咳嗽症状，开了麻黄汤（麻黄、桂枝、杏仁、甘草）加五味子，没用干姜、细辛；据云效果不佳，另一北派伤寒家将量增至一倍，才药到病除。说明为官僚阶层服务谨小慎微，幽燕人体质与江南人不同，量的投用，至关重要。治不及时，贻误病机，可促使太阳传变少阳、阳明，转向复杂化，拖长疗程。

1964 年深秋，吾于合肥诊一教师，感冒邪在少阳稽留，吃小柴胡汤（柴胡、黄芩、半夏、人参、甘草、生姜、大枣）未愈，反而发生头痛、骨楚、恶寒无汗，同道怀疑太阳未解，重染外邪，断无少阳返回太阳之理，讨论未决，委老朽开药。认为小柴胡汤还宜继用，一是少阳证隐伏、不代表消退，第二加大柴胡之量，亦会发汗宣表，无必要改换麻黄汤。让患者又服一剂，汗出体温下降，症状随解。由此可知，少阳在太阳、阳明之间，只能发展进入阳明，病邪回退太阳，比较罕见。

▣ 687. 读经典力求实用

经方派重视正本清源，但不强调理论、方药出处，后世均以《伤寒论》《金匮要略》为正宗。清代乾嘉考据盛行，对仲景先师二书从内容上进行历史追踪，煞费苦心，未有得出理想的结果，就连侯氏黑散、越婢汤、崔氏八味丸，亦没寻到原创者的足迹。老朽遵先贤告诫，突出实际应用，不浪费时间在故纸堆中滚打，无意义的济河焚舟，陷身泥潭，所付代价与收获不成正比。故讲授《伤寒论》时，指明白虎汤对象是表里大热、四逆汤是内外俱寒，"里有寒"、无手足厥冷，都不属探讨依据。下利清谷，应投附子、干姜，而不是通脉四逆汤主攻方向。调胃承气汤治胃热，四两大黄、半斤元明粉，其力甚猛，泻下功能稍逊于大承气汤，不可盲用。

1952 年吾于德州诊一市民，感冒后表邪已解，蒸蒸发热、腹内胀满、久不更衣。考虑肠道秘结，给予调胃承气汤，有甘草 10 克、大黄 15 克、元明粉 10 克；吃了一剂，即大便三次，痔疮破裂，随着流血。改换葛根黄芩黄连汤，又饮两剂，才转殆为安。若呆读圣经，死扣文字，不抓实质，按图索骥，医疗差错会纷至沓来。

▣ 688. 竹皮大丸清火益气

《金匮要略》竹皮大丸，由竹茹、桂枝、石膏、白薇、甘草组成，突出甘草，超过他药总量一倍，用枣肉合丸。"安中益气"，调理妇女产后哺乳期烦乱、呕逆。因对证投予较少，被视为闲置方。其中桂枝降冲、白薇清热凉血，都有作用，个别医友却说东郭先生，殊欠斟酌。业师耕读山人曾言：虽含石膏，不利分娩后亏虚，跌宕起伏，并非忌药；观大青龙、小青龙汤"烦躁"加入石膏，切合施治标准。

族伯父民国时代于武昌诊一布商，恶心呕吐、头痛发烧、心慌气短、身上出汗，吃药无功。同道认为肝气横逆、邪犯少阳，即将本丸改作汤剂予之，计竹茹 30 克、桂枝 10 克、石膏 30 克、白薇 15 克、炙甘草 60 克、大枣 15 枚（擘开）；每日一剂，连饮四天，症状递解，惟体温未有恢复正常。把白薇增至 20 克、石膏 45 克；续服三日，遂获痊愈。此汤临床，对胃热、中气不足、火邪上炎、持续低烧，很起作用。老朽又加半夏 6～10 克，更能发挥降逆、下痰、泻火疗效。

■ 689. 风温予桂枝汤发汗

民国时期，吾从市场旧书摊见到一册石印本《医门杂录》，未署撰人，谓《伤寒论》三百九十七法，流传本约四百余条，可能有一分为二者。其一、提出桂枝汤非发汗药，服后载有啜热粥一碗，以助药力，"温覆一时许，微似有汗"；麻黄汤则强调"不须啜粥"，说明麻黄汤为典型发汗药——桂枝汤不居其内——喝热粥才是催汗的重要环节。由于人们缺乏临床，忽视了这个问题，导致认识传误，影响了经验继承，应予纠正。其二、太阳病发热、口渴、不恶寒为温病，发汗已、身灼热转风温。究诸实际，风温乃广义温病之一，非温病人为发汗而致。传本属校刊的过错，反使医圣仲景蒙羞，要把风温为发汗引起的变异说，改成独立病，防止继续惑人。

老朽业医数十年，验证此项质疑，的确是公关悬案。该书孤雁出群，长鸣一声，能唤醒研究。尽管《大论》遣用桂枝汤，曾言及能发汗，但最斩钉截铁的一条，告诉学者："桂枝本为解肌，若其人脉浮紧、发热、汗不出者，不可与之。常须识此，勿令误也。"老朽特行补充，权作同意《医门杂录》别出心裁之说。如营卫不和，"病常自汗出"，宜用桂枝汤。

■ 690. 桂枝活血通络

麻黄汤发汗、桂枝汤解肌，二者不属轻重程度有异，而是透表作用不同。习惯说启腠理，实际为宣散、通络活血的作用。温病学派畏麻黄、桂枝二味如虎，恐其开表伤阴，热能助火；遇到寒邪入络，仿照温经汤，仍聘请桂枝出山，携手苏木、红花组方，委以重任。这是家父、时方前辈会诊，常讨论的内容。麻黄发汗，应去节、根，用茎；否则封闭毛孔，影响鬼门开放。桂枝投嫩尖，不除木心；若纯用紫皮，增热助火、仅次于树干厚皮，易烦躁、兴奋、面红耳赤，因而要和肉桂区分，避免混淆。

1980 年老朽在山东医学院诊一内分泌失调更年期综合征，手足心灼热、阵发性出汗，即以桂枝汤白芍为主予之。药店误给大剂肉桂代替了小量桂枝，患者月经提前来潮，十天止。以肉桂充当桂枝，是医疗差错。桂枝含有木心，温经活血；肉桂性如火焰，不只行血还可破血，切勿进入桂枝汤。

◼ 691. 六品汤

杏仁性温，有甜、苦二种，味甜当菜，苦者入药。《伤寒论》用其平喘、止咳，配入他药发挥作用，单方一味疗力不显。润肺、滑肠的功能，炮制去毒，加大投量，却占半壁江山；利水之说则难见踪影。据《医门杂录》载，一伤寒家被称南阳嫡传，处方遣药很具规律性，凡外感风寒呼吸不利、咳嗽严重，投六品汤，计麻黄 10 克、细辛 6 克、干姜 10 克、茯苓 15 克、杏仁 10 克、五味子 15 克，收效甚佳，求治者络绎于途。特色是以杏仁濡燥、茯苓祛痰，虽有麻黄解表、干姜温化，并不伤阴，属巧妙所在。

1956 年吾于吴桥遇一铁路员工，因流感留下后遗症，阵发性咳嗽，痰白而稀，按肺炎施治，日久未愈，要求改用中药。考虑积有痰饮，将茯苓升至 30 克，便秘重用杏仁，开了 15 克，水煎，分三次服。连饮五天，痛苦即减；又吃七剂，病退而安。誉为良方，当之无愧。

◼ 692. 瓜蒌三用

老朽遥承经方薪传，师法先贤王孟英喜投瓜蒌，实际是《伤寒论》《金匮要略》的遗法，除取其宽胸开结、内消乳痈，调理胸痹之痞、塞、疼痛，重点应用三个方面：一是肺燥积热，干咳无痰；二是胃中胀满，消化不良，气、食停留；三是肠道水液匮乏，大便干结难下，有滋、泻两种作用。投量要大，一枚为标准，每剂水煎 30～60 克，最多达到 100 克，分三次饮下，此乃临床经验，很少发生不良反应。习惯性便秘给予 60 克，加大黄 2～3 克，比大黄配合元明粉、调胃承气汤占平妥优势。

1958 年诊一花甲妇女，七天更衣一次，口臭、肚子胀满、矢气频作，计以瓜蒌 80 克、大黄 3 克予之。吃了一剂，泻出羊屎状粪块、溏便半盆。药后八小时，就见这样大的功效，令吾感奇。大黄引经下行，不可超过 5 克，否则，转成狂泻，失去意义。

◼ 693. 古今结合用药

伤寒派个别人士，由于不局限仲景先师处方范围，亦吸收时方经验，遣药广泛，和伤寒家不同。民国时期山东地区，他们对热性病伤阴、津液不足、口干舌燥、小便黄少，喜投西洋参、石斛、麦冬、玄参、天花粉、稽豆、生地黄，防止"灰中有火"、体温反弹，还用大豆黄卷，古今结合，形成一门特色。最常见的就是在白虎汤、麻杏石甘汤、葛根芩连汤、小承气汤、黄连阿胶汤、竹叶石膏汤内加入这些药物。掌握尺度，一是只做副将，不能挂帅；二是借兵御敌，获效鸣金即收；三是不属带徒传授内容。吾与时方医家接触，曾提起此事，均言非一个系统，推为大改革创新者，可促进学术发展，乐观其成。

1953 年吾与叶桂体系传人会诊一男子急性肠炎，日泻七八次，肛门灼痛，口渴，二阴不能分化，饮水就由大便溢出。诸医友推老朽调治，即授予《伤寒论》葛根芩连汤，计葛根 15 克、黄芩 10 克、黄连 15 克，加入鲜芦根 100 克、西洋参 10 克。连服四剂，霍然而愈。遵古酌今，很有意义。

▣ 694. 扶正治癌

恶性肿瘤，是危害人体健康的最大凶手。单纯抑制癌细胞，专投抗癌药，收效不佳，反而影响气机出入升降，摧残元阳，导致不亡于癌，死于化疗。中医通过辨证论治，调理患者内在虚损，补养脏腑、阴阳、气血，提高免疫、抵抗、自我修复三力，保护造血机制、减少化疗毒性反应、阻止癌细胞扩散，很起作用。临床观察，人参、红景天、黄芪、白术、刺五加、鹿茸、阿胶、四叶参、鳖甲胶、参三七、冬虫夏草，都有此项功能。加入少量活血化瘀的莪术、藏红花、䗪虫软坚破结，配合吃薏苡仁粥，更为有益。比对号入座投黄药子、蜀羊泉、石见穿、山慈菇、土茯苓、白花蛇舌草延长生存时间，还有获愈的希望。扶助躯体抗邪，可抑制、消灭恶性肿瘤的发展、转移。而机械地运用以毒攻毒，超出印象之外，利多弊少。盲目地滥服杀死癌细胞药物，应用不当，则会魔在人亡；凡陷入妖窟者，后果不良。

▣ 695. 时间疗法

民国时期，吾见一经方派医家，游历山东，兼业岐黄。强调天人合一观念，主张人体内在失调、生物钟改变，应按着外界阴阳时间治理、调节。认为一日之内上午阳旺、最易克阴，凡治寒邪缠身、命门火衰，口服壮阳热性药物，若在日丽中天 10 点～14 点饮用，量要小；夜间 22 点～凌晨 2 点是阴盛之时，则加大投量。反之，内热阳亢，防止热助火邪，开凉药白天宜大；晚上量小。此种吃药法，含有科学性。除这位前辈自己应用，仿效者极少。老朽临床曾试验过，看不到明显的优越性。慢性疾患可以考虑；若重笃、急症，延误施治时间，还会造成伤害，甚不适宜。子午流注，也属一门时间疗法，但须深入研究，怎样能起快速作用。写出以记其事，百花齐放。

■ 696. 三仙护命汤

人参果所含苷类、微量元素、药效成分，超过人参，能降血脂、血糖，兴奋人体功能，抗衰老，提高免疫、抵抗、修复三力，是一味被忽略的良药。除王干哥鸟，森林内的飞鸟都喜吃此果。清末官僚阶层为了健身、防病、延年，常同天山雪莲花、西藏冬虫夏草打碎煮汤，外加蜂蜜调服，谓有养脑、强心、补肾、缓解记忆骤降作用。方中因含阴阳双治的冬虫夏草，不会影响睡眠、发生烦躁。《医门杂录》曾记入这一医话，遗憾的是，未载应用剂量。

老朽临床投予很少，缺乏观察经验，初步拟定：人参果 6 克、雪莲花 3 克、冬虫夏草 3 克、蜂蜜 30 毫升，每日一剂，吃五次、停饮一天；以四周为疗程，而后再考虑继续服用。暂称"三仙护命汤"。

■ 697. 葛根疗泻逆流挽舟

《伤寒论》有若干小谜，基本已经破译，太阳篇尚存数事，值得重言：一是中风出汗，乃外邪刺激，引起荣卫不和，投桂枝汤调理荣卫，促使身冒小汗排出风邪；和伤寒吃麻黄汤开鬼门不同，属解䐄手段。二是大青龙汤为麻黄汤加量，增入生姜、大枣、石膏，适应证不局限伤寒、中风，目的扩大发汗、祛湿，消除身重、疼痛、发热、恶寒、烦躁。三是麻黄配桂枝发汗明显，否则只见平喘，开表作用不强，麻杏石甘汤就是例子。四是心下痞近乎虚象，用甘草、生姜、半夏、附子泻心汤通、散；结胸需要开、降，投小陷胸汤；若实邪痰饮、宿食、毒物聚积，以攻破为主，给予大陷胸汤。五是葛根不宜列归治项背强直几几专药，尚可清热宣发体表，外泄客邪；升阳、制止下利，有逆流挽舟的含义，如葛根芩连汤。

1957 年吾于长清万德镇遇一乡村医家，感冒后头痛、流涕、恶寒无汗，腹泻浠水，日行七八次，没有脖子不舒、肩凝症状。当时就以麻黄汤加大量葛根授之，计麻黄 10 克、桂枝 10 克、葛根 30 克、杏仁 10 克、甘草 6 克。日饮一剂，连服三天，汗出病消，下利停止。葛根起了核心作用。

▣ 698. 热入血室清热解毒

《伤寒论》热入血室，往往误认热结膀胱，实际为经期感染、急性盆腔炎，无论经水初来或月经适断，都可发生，与中风、伤寒有关。传统刺期门，泄肝胆蕴热，投小柴胡汤疏利少阳，收效不大。临床所见，以发烧、少腹部疼痛为主症，"昼日明了、暮则谵语、如见鬼状"，很少目睹。体温升高，大便秘结，伤寒家常在活血的基础上，投桃核承气汤加石膏凉里泻火。时方派大显身手，喜运用清热解毒、辟秽化浊，反易获愈。

1955 年夏季，吾于德州医一大学女生，月经期间突然发热恶寒，舌红、上浮前白后黄的薄苔，感外界如同蒸笼，自汗，继而怕冷消失，但体温未降，下腹部疼痛，按压转剧，胸闷、厌食、脉象弦数。依据病情开了金银花 20 克、连翘 15 克、板蓝根 30 克、石膏 45 克、桃仁 10 克、三棱 10 克、制乳香 6 克、青蒿 20 克、炒没药 6 克、大黄 3 克，水煎，分三次服。连饮二剂，大便入厕三次，症状随减；方没更改，又进两剂，汇报已到工厂实习。经、时方药物联袂攻敌，极有裨益。

▣ 699. 小水葫芦加味方

中药石斛、天花粉、玄参、麦冬、青果、太子参、肉苁蓉、生地黄，能促进唾液、胃肠消化液分泌，解除口干、纳呆、便秘，对肺痿、胃阴缺乏、肠道枯燥比较有利。据民国时代医林前辈讲，北方医家水煎、浓缩，曾将它制成凉茶，随身携带，名"小水葫芦"，壮水养阴，兼治头昏脑涨、身躯消瘦，很起作用。《金匮要略》麦门冬汤，清贤叶桂养胃汤、吴鞠通增液汤都吸收了其中药物，"小水葫芦"也胎息于此。

1958 年吾于济南山东省中医院试投此法，石斛 100 克、麦冬 100 克、玄参100 克、天花粉 100 克、生地黄 100 克、太子参 100 克、青果 100 克，肉苁蓉偏热减去，加了桑椹子 100 克、西洋参 100 克、五味子 100 克，仍水煎浓缩，与蜂蜜十分之二合成，每次 20～30 毫升，日服 2～3 次，权衡轻重，区别用量。追访统计，白领阶层神经衰弱患者反馈最佳。

◙ 700. 白虎生脉汤

《金匮要略》所载太阳暍证，指夏天中暑，又称日射病，主张投白虎加人参汤。事实告诉，由于出汗丧失津液，应加壮水养阴药，照传统疗法，起用生脉散，即白虎生脉汤。老朽实践发现：添入乌梅酸敛，开胃、止汗、生津；滑石粉宣通脏腑水液、利尿泄火，更有意义，不会造成垢病。道友裘沛然谈及此举，认为把五味子去掉，多开乌梅功力最佳。

1988 年老朽在徐州旅途，诊一饭店经理，因冒暑外出感受暑邪，面红气促、口渴引饮、汗流浃背、小便短赤、低热不扬。即以上方予之，计石膏 30 克、知母 15 克、党参 20 克、麦冬 15 克、乌梅 30 克、甘草 10 克、粳米 40 克，水煎，加冰糖 30 克，分三次饮下。连吃两剂，症状消失，恢复了健康。此方物美价廉，值得推广，为临床服务。

◙ 701. 五星平喘汤

北派伤寒家，以麻黄为宣发星、杏仁为润泽星、厚朴为降气星、旋覆花为散结星、葶苈子为驱水星，将其组成一起，祛痰化饮、缓解支气管痉挛，名"五星平喘汤"。老朽临床对外感风寒、水邪内停、肺气失于肃降，不断应用，比小青龙汤、麻杏石甘汤施治全面、功力突出，能列入良方范围。可涤饮、豁痰、通利气机、清除肺中障碍，恢复正常呼吸。葶苈子要投苦者，每剂 10 ~ 30 克，还会发挥强心作用。

1958 年吾于济南诊一支气管哮喘，医院印象肺气肿进展期，时值隆冬，脉象弦滑，张目大口喘气，频发不停，症情严重，已不能卧床。嘱咐专吃此药，计麻黄 6 克、杏仁 10 克、厚朴 10 克、旋覆花 10 克、葶苈子 30 克，加入半夏 6 克、生姜 7 片，水煎，分三次用。日饮一剂，连服五天，情况好转；又继续一周，基本治愈。

◙ 702. 八仙过海汤

清代有的地方对岐黄执业者，分为两个类型：官医，主要为达官贵人白领阶层保健；民医，多居县乡，则为劳动大众服务。官医善于明哲保身、投权势所好，喜开果子药、昂贵品，和民医大刀阔斧、以重剂起死回生极不相同。社会上据思想家顾炎武批评庸医的口头禅，谓：民医胆大有为，能济世救贫；官医是置豪富于不死不活之间，最易送入地府夭亡。现在销声匿迹，已无此说。既往民医活动范围较小，限于几个乡镇，知识、经验丰富者，并不少见，且有科甲出身的秀才、举人。

1942 年吾曾拜访一位老态龙钟的民间医家，对《伤寒论》《金匮要略》素有研究，以麻黄汤加防风、秦艽、独活、白芷调理感冒风寒、身体疼痛，亦可施治风湿性关节炎，八味小方疗力很佳。吾师其术给予患者，计麻黄 10 克、杏仁 10 克、桂枝 15 克、秦艽 15 克、独活 30 克、白芷 15 克、防风 20 克、甘草 10 克，4～10 剂，明显好转，有效率达到百分之九十。写出供同道欣赏试之，命名"八仙过海汤"。从实际需要论证，杏仁作用不大，可以减去。

▣ 703. 大青叶与板蓝根

近代教育家北京陈垣研究宗教史，广州陈寅恪考证文献、杂说，很有成就，称"南北二陈"，对中医传统均有了解。陈寅恪君言及《伤寒论》投药错综复杂，含原始风貌，直至宋人庞安常调理流行性疾患，仍以桂枝与大青叶组方。正因如此，岐黄艺术遣药广泛，不受寒以攻热、补以填虚单打独斗的限制，是综合疗法的特色。庞安常施治四时五温，据《千金方》伤寒篇药物，喜开大青叶，对后世取其清热退烧起了先导作用，补充既往文献的遗缺。老朽执业数十年，发现大青叶、板蓝根二味，不仅属广谱抗菌药，在抑制病毒方面，亦首屈一指。当流行性感冒体温上升时，就可披挂出征，每剂 20～40 克，配合青蒿、黄芩、柴胡少许，口服不过三剂，大都一战成功。这是家传点滴经验，提供医林参考。

▣ 704. 官医用药

业师耕读山人曾言：官医、民医，社会上有不同的分析。以苏州为例，张璐、薛雪、徐大椿广泛接触官绅，应列官医；叶桂、魏玉璜、尤在泾归民医范围。旅居吴地的江西喻昌在上层活动，亦属官医。叶桂声闻全国，头上无红顶花翎，施治对象百分之八十为弱势群体百姓，非豪门保健人，达不到官医标准，仍算民医。人们心目中，民医坐上位，给百分之八十的群众服务，占绝对诊疗领域，乃有价值的太仓公。因麻桂、姜附、硝黄投予不当，发生不良反应，伤寒家极少。官医强调转化气机，重视甘、润、平、补，猛烈药物"避之为妙"。

1952 年吾诊一工厂业主，身形瘦癯，厌食、精神不振，被怀疑脾肾亏损，吃温热壮阳品，病情加重，胸闷、肠道不通。老朽早年属伤寒系统继承者，当时没敢写予经方，就授以宫廷太医习用规律药，计半夏 6 克、鸡内金 6 克、炒神曲 6 克、麻子仁 10 克、炒山楂 6 克、西洋参 6 克、麦冬 6 克、炒谷芽 10 克、甘草 3 克，每日一剂，水煎，分三次服。连饮六天，即峰回路转；又蝉联一周，基本得愈。不难看出，官医的临床含有经验总结，也代表自己特色，非空穴来风。

■ 705. 小承气汤疗胃病

民国时代陈绍良前辈，清末科考落第，改业岐黄，转为乡村医家，对仲景先师学说研究功底深厚，有独到见解。指出：其一、《伤寒论》六经含义和《内经》不同；应统一《素问》之下，列为阴阳症状表现，力求吻合，消除各自为政。其二、重新整理《伤寒论》，以证带方，不可以方领证，防漏掉若干条文；缩小方药施治范围，把"阴阳易"一些荒唐内容都予删去，不再保留。他临床欣赏小承气汤，认为气郁、停饮、热结、食积，均能影响胸腔、胃肠，通过疏利、消导、降下，驱逐病邪，是最好的快速疗法。泻心汤、陷胸汤功慢效迟，投枳壳、厚朴、少量大黄，易于药到病除，乃优选的方案。

1956 年老朽在山东中医研究班遇一同道，有胃炎史，脘间痞满、噫气、消化不良，经常肚子凸胀。健脾温运属老生常谈，难再重复；与之协商，取此汤试之，开了枳壳 10 克、厚朴 10 克、大黄 2 克，水煎，分二次饮下。的确称奇，连服七剂即止，两个月内未有复发。

■ 706. 黄芪与麻木

躯体不仁似风痹，临床所见并非不知痛痒，实为四肢麻木现象，有的与颈椎、腰椎病或多发性末梢神经炎有关，应通利经络、活血行瘀，单纯依靠《金匮要略》黄芪桂枝五物汤，短期不易解除。老朽开始均以黄芪为主，能见功力，但疗程过长，令人失去信心。尔后黄芪增至最高量 50 ~ 100 克，配合吃大黄䗪虫丸，连用 1 ~ 3 个月，疗绩逐步上升。若去掉白芍，改成川芎、当归，柳暗花明，效果更好。

1959 年吾于济南诊一市民，左右上肢麻木不仁，由肩到手时发像触电状，医院怀疑颈椎退行性病变压迫神经、缺血而致。因无项强、眩晕，方内没加葛根、天花粉，开了黄芪 50 克、桂枝 15 克、当归 10 克、川芎 15 克、甘草 10

克、生姜 10 片、大枣 15 枚（擘开），送服大黄䗪虫丸 10 克；服后情况依然如故。将上方黄芪投予 80 克、桂枝 30 克，送服大黄䗪虫丸 24 克，日饮一剂，分三次用；凡十五天，麻木锐减，病情陆续消失。足以表明药量问题，决定效果，至关重要。乃命名"黄芪桂枝五物加减汤"。

▣ 707. 勿药有喜

调理疾病，要注意人体阴阳、虚实错杂，急则治标，缓即疗本，掌握先后，区别轻重，才得妙手回春。《伤寒论》主张解表再行攻里，就是临床例子，不然引邪入内，人体蒙害，百恙丛生。温补派强调健身能够防病，驱邪医家提倡赶去妖魔，若各走极端，等于盲目鱼肉养生或捉虫导致毁梁倒屋，是危险的施治方法。张景岳、张子和二家的学术观点、医疗手段，不宜简单模仿，运用不当，就会演成人、病混淆，两败俱伤。

1956 年吾于山东省中医院遇一干部，长期神经衰弱，由外地来诊，被认作肾虚，常予吃大补壮阳品：人参、熟地黄、仙茅、鹿茸、海龙、附子、肉苁蓉，导致烦躁、易怒、失眠，动辄骂街、摔盆掷碗，形成类似精神分裂。劝其停服诸方，休息两个月，多食清凉、平淡、降火之物，如荸荠、苹果、鸭梨、海蜇、粳米、苦瓜、茭白、蒲菜，禁忌烟、酒、红椒、芥末，思想放松，淡对人生，少忆烦恼、不愉快事。半年后相见，竟不药而愈，全家感慨不已。

▣ 708. 止痛药

中医临床无镇痛药，皆是通过行气、活血、开窍、搜风、祛湿、化寒实现这一作用。王孟英投楝实、薤白、九节菖蒲；陈梦白投丁香、五灵脂；张锡纯投乳香、没药、参三七，比较特殊，却很典型。近代经方、时方、杂方派各家，大都随症遣药，无独门异径，对有明显麻醉功力的羊踯躅、洋金花、大量细辛，很少让其登台出场。老朽习惯选药，亦有小路规律：凡头痛，常开白芷、羌活、川芎、藁本、蔓荆子、藿香、蜈蚣、僵蚕；胃脘痛，用延胡索、五灵脂、九香虫、高良姜、郁金、蜀椒、荔枝核；胁下痛，用柴胡、青皮、川楝实、白芍、八月札；咽喉痛，用山豆根、牛蒡子、金荞麦、蟾酥、金果榄、麝香、金莲花、射干、锦灯笼；腰痛，用狗脊、杜仲、续断、牛膝、木瓜；四肢痛，用秦艽、穿山龙、寻骨风、徐长卿、鬼箭羽、老鹳草、两头尖（植物）、

347

桂枝、乌头、附子、白屈菜、独活、露蜂房；妇女痛经，用川芎、当归、香附、木香、苏梗、吴茱萸、丹参、生姜、羊肉。

■ 709. 大儒业医一分为二

石印残本《箪食瓢饮记》谓岐黄艺术富哲理、宗教、数学、辨识法，含有纵横论说，是一门多源性专科医学，能广袤应用，无固定格式，难于套取模印，辨证施治乃灵活的思想领域。凡有高度思维的医家，收效良好，大儒习此艺术，"不用扶梯"，就体现了这个问题。

老朽认为：该说固然属于执业上乘人士，但家传、师授的医家，掌握大量经验、技巧、秘方，以及与众不同的特殊疗法，则是大儒先生的空白。知识渊博，学究天人，不等于代表济世活人的临床家，一句话，非科班出身，不宜列入杏林成员。纸上谈兵，不仅误己，还会伤人。事物一分为二，清末转医的真正实践家，也颇不乏人；临床实践家与大儒学问家，切勿混归一起，要从挽救生命上区别开来。

■ 710. 妇科宜用小柴胡汤

小柴胡汤在《伤寒论》《金匮要略》记载不足二十条，表现似乎投用不广；实际医疗范围很大，除外感风寒邪居表里之间，在杂证领域取其和解亦司空见惯，妇科医家笔下往往当归第一、益母草第二、香附第三、柴胡第四，列为疏肝、解郁、散结的先声夺人方。配入半个四逆散白芍、枳壳，行气、止痛，能转为施治忧郁、焦虑的处方英豪。调理更年期综合征，可将方中柴胡开到 20 克，施治由于自主神经功能紊乱所致的汗出较多，并无大碍；若恐伤阴、引起肝胆火旺，把黄芩、白芍之量增加，添入浮小麦 30～60 克，则可避免。

1990 年老朽在青岛诊一四十岁妇女，性格内向，不愿与人接触、好疑、烦躁、易惹、阵发性出汗、合眼即梦、厌食、大便二三日一行。因伴有寒热交替现象，口苦、咽干，类似少阳之邪发作，当时就以上药予之，计柴胡 15 克、党参 6 克、半夏 10 克、黄芩 15 克、白芍 15 克、浮小麦 30 克、甘草 6 克、生姜 6 片、大枣 10 枚（擘开）。家授经验：黄芩和柴胡相等，能泄火、解除烦躁；白芍同柴胡平分秋色，则不易继续汗流不止。每日一剂，连饮五天，已见效果；嘱咐勿停，共两周，病情递减，要求上班工作。善后改量，又服十剂，反馈痊安。

▣ 711. 谈法与术

自学成才、苦读岐黄转医，历史上多为弃官、遗民、社会知识分子，是一枝独秀。由于缺乏家传、师授，运用前人理、法、方、药，不易掌握灵活的选择性，表现没有技巧，被称"知法寡术"，和地道的临床家存在明显差别。这项话题已谈论多年，没有妥善解决。

老朽意见：高校毕业生亦要在医院向阅历深广、抱有技巧的老医靠拢，虚心学习，将其绝招继承下来，流传于世。清代叶桂出身三代刀圭世家，据说早年仍"知法寡术"，给一贪食填胸、胃内胀痛者投《伤寒论》瓜蒂散未能催吐；病人改延一位饱经风霜的高手，嘱咐还吃该药，要采取卧床、低头、腹部顶着枕头，葱白一枝伸入口中、刺激咽喉、反复探之，旋即吐出积物半盆，症状消失。叶氏受此启发，拜了十七师，倾心致力于术，晓得许多技巧，故闻名天下。"术"乃"法"的治疗手段，缺"术"就难以实现"法"的作用。老朽虽属传统一兵，在"术"的方面，也是典型欠者。

▣ 712. 枳实栀子豉汤煎法

《伤寒论》枳实栀子豉汤治"大病差后劳复"，学者认为语焉不详，应伴有发热、心烦、懊恼、腹胀症状。用地浆水七升空煮四升，放入枳实、山栀子取二升，再加淡豆豉一升煎五六沸，去渣口服。先将地浆水浓缩一半，然后下药，无特殊意义。目前所知，无论河水、泉水、井水、地浆水，烧开太久，能对人体产生损害，所含矿物质亦非有利之需，可转成过期的废弃陈水，不宜随从照办。此方临床除大病劳复，尚有另外作用。

1980 年于济南诊一妇女，因精神抑郁感觉胸内灼热、满闷、烦躁、难以入眠，医院检查，心、肺、胃无异常变化。老朽就以本汤授之，计枳壳 30 克、山栀子 30 克、淡豆豉 30 克（后入），水煎，分三次饮之。效果很佳，四剂即愈。

▣ 713. 活血破瘀医精神分裂

精神分裂症，属神经精神疾患，分两个类型：一是静止型，二是躁狂型。实际真正的精神分裂应为躁狂型，静止型宜纳入忧郁、焦虑、强迫症范围。躁狂型精神分裂症常有幻听、幻视、幻想、幻觉，严重者自我高大、奔走街衢、上垣踰屋、不认亲疏，被称疯子。临床除取瓜蒂散催吐，皆按内火、顽痰调理，开控涎丹、礞石滚痰丸、当归龙荟丸；提及瘀血凝结的比较少见，是医门缺陷。

1950 年吾目睹一外地来鲁医家，约七十余岁，携带药饵，专科应对本病。告诉同业道友，强调两种丸药，均为仲景先师传方，轻者吃《金匮要略》大黄䗪虫丸（黄芩、桃仁、大黄、杏仁、白芍、生地黄、干漆、虻虫、水蛭、蛴螬、䗪虫、甘草），重者服《伤寒论》抵当丸（水蛭、虻虫、桃仁、大黄）。都以大黄为君，加元明粉，制成水丸，每次 7～12 克，日食 3～4 次，连用15～30 天，普遍生效。善后巩固，将量减半，防止复发。老朽验证，确系实践经历，值得研究。

1965 年在山东省中医院诊一中年妇女，昼夜不眠、到处呐喊、胡言乱语、诉说个人衷肠，力大无穷；吃过许多药物，靠大量镇静剂维持短暂安定。由于月经七个月未潮，当时忆及此项疗法，改用水制大黄䗪虫丸，每次 10 克，日食四次；连服二十天，未获明显效果。嘱其家人继续勿辍，七周疗力浮出水面，病情逐渐转好；共三个月，终于治愈，已可操办家务、上班工作。录下此例以饷诸君，供作橘井论谈。

■ 714. 咳嗽用药

《内经素问·咳论》，对咳嗽的发生，指出："五脏六腑皆令人咳，非独肺也。"说明因素较多，不宜孤立着眼于肺脏，应从各方面探寻，很有意义。老朽临床首先分别外感、内伤，予以重点掌握。外感风寒，辛温宣散为主，常投《伤寒论》麻黄汤：桂枝 10 克、麻黄 10 克、杏仁 10 克、甘草 10 克，加干姜10 克、细辛 6 克、款冬花 10 克；内伤燥邪，干咳无痰，开《金匮要略》麦门冬汤：半夏 6 克、麦冬 15 克、党参 10 克、甘草 10 克、粳米 30 克、大枣 10 枚（擘开），加瓜蒌 10 克、知母 10 克、贝母 10 克、五味子 15 克、蜂蜜 30 毫升。痰多，加紫菀 10 克、桔梗 10 克、泽漆 10 克；水饮上泛、吐涎沫，加茯苓 30克、葶苈子 20 克、旋覆花 15 克；久咳不止，加百部 10 克、诃黎勒 10 克、露蜂房 10 克；兼有哮喘，加地龙 10 克、沉香 10 克、茵陈 15 克、白芥子 10 克、石韦 10 克。这些习惯性药物，都是在经方的基础上加味组成的，值得试用，令嗽声落下帷幕。

▣ 715. 五味小方透表

族伯父自称"伤寒派"，如命名"伤寒家"则是沐猴而冠。实际列入伤寒家当之无愧。对桂枝的应用，提出两点意见：一是感受风寒，均可添加此药，不一定与麻黄配伍，和紫苏、荆芥、羌活组方，能同样发挥作用；二是温、通、活血、畅利络脉，调治妇女月经，缩小子宫肌瘤，减轻四肢麻木疼痛，都见功力。时方派亦将桂枝委以重任，事出有因。但由于先入为主、固守门户，投掷医圈较小，甚感歉仄。家父每逢初冬诊疗风寒两伤，习开桂枝 10 克、苏叶 10 克、羌活 10 克、防风 10 克、生姜 6 片，解肌透表。五味小品往往一汗而愈，治绩不在麻黄汤权威之下。除此之外，除了哮喘一并聘请麻黄，几乎谢绝了粉墨登场。伤寒派、时方家的临床经验，均须认真总结，且勿厚古薄今，忽视后世成就。按照历史发展、社会进化规律，也应看到譬如积薪、后来者居上。

1958 年老朽于济南遇一市民，患太阳伤寒，怕冷无汗，给予麻黄汤，连吃二剂，表解大半；惟头痛、四肢肌肉酸楚、沉重不减。乃改换家父处方，又饮三剂，微微冒汗，不舒症状全部消失。《伤寒论》之外的遣药，考虑让它亮相，上台增援，可补充圣书的遗缺。

▣ 716. 茯苓祛邪

茯苓属四君子之一，在《伤寒论》《金匮要略》约有三十余方，性味平和，非量大不易见功，与甘草被称"和事佬药"。实际有较好的实践价值，吾常应用它当三国时代乔玄，能促使孙、刘联姻，共同抗曹，如苓桂术甘汤、茯苓杏仁甘草汤。单独出征，亦能取得战绩，最突出的为调理水饮上凌，头目眩晕，投 20～50 克，加半夏 15 克、龙骨 30 克、牡蛎 30 克，治疗梅尼埃病、神经性眩晕，皆获良效。治疗内伤咳嗽，同紫菀、款冬花、桔梗组方，只要痰多，开 30～60 克，也可药下如擢。由于以利水祛湿为主，宜于积液、水肿、尿少之症，而且还有镇静作用，凡浅睡易梦、心悸不宁、精神过度亢奋、癔病发作，都需要领队登场，一般说无毒副反应。

1972 年老朽在兖州诊一干部，头眩、失眠、恐惧，吃安神药无效。即以茯苓 50 克为君，加入龙骨 30 克、牡蛎 30 克、远志 10 克、生姜 6 片，水煎，分三次用。方未更易，连饮十剂，病情逐步消失。本品应当钩沉，广泛施治患者，为解除邪魔服务。

▣ 717. 药佛汤治痤疮

医乃仁术，"合药无人见，存心有天知"，是一门特殊的技艺，执业者首先将"德"字置于眼前，心怀救死扶伤，坚守济世活人的精神，金钱、官帽放在次要地位，这一光荣传统须留给接班人。大瓢先生有两句话授予其弟子，奉为做人之道："宁为玉碎，不为瓦全。"才能在火炉中练成"岐黄真医"；否则沽名钓誉，走向鱼目混珠。大千世界不仅应"里无匕鬯，野尽桑麻"，还需要有善良的"药佛"。他曾创制一首小方，名"药佛汤"，计蒲公英 30 克、黄芩 15 克、大黄 5 克、山栀子 15 克、赤芍 10 克、牡丹皮 10 克、紫花地丁 30 克，水煎，分三次饮下，是含有此意深远的有效良剂。专题调理颜面、胸、背痤疮（习称毛囊炎），可改容换面。老朽临床不断加减取用，病家反馈：二十剂左右痤疮即可消除。告诉人们德医双馨，是刀圭家争先进入的高尚境界。

▣ 718. 久服附子有害

民国时期火神派医家强调：天无红日，草木不生；人少阳气，躯体如泥。世间疾病约百分之七十为阴盛阳衰，所以养阳在滋阴之上、益气居补血之先。气的产生，依赖阳的催化，就是火的燃烧，才能发挥人体四肢百骸动力的作用。明代李士材了解这一重要机制，但不知道附子保命全形；张介宾投熟地黄倾向温补，远离附子，思想缺乏热化，反而摧残爝火微光，皆令人困惑难解。老朽对此常持两点论：火神派将无阴不生、阴为阳的物质基础置之度外，存在片面性，《周易》太极图阴阳相抱乃东方原始的物种起源，已全部丢掉，无形之阳失去载体，严格地讲，属生机毁灭。先贤张介宾氏陷入曲径，火神派的附子壮阳学说，也不是应走的恒蹊。

1948 年老朽见一"大实有羸状"，为了填亏补虚，常取炮附子、肉桂煎汤口服。消瘦、失眠、精神亢奋，不及一年即被烦躁萦绕，心神不安，最后则魂归天国。

▣ 719.《伤寒论》错字纠正

《伤寒论》六经分类，是一种归纳法，读者认为三阳有阴证、三阴有阳证不合逻辑，实际体现疾病过程具有转化性，非永远不变，含有灵活意义，不了解这一点就难掌握六经病传变、转化、静止现象，如：太阳传少阳，急入阳明；少阴热化，投黄连阿胶汤、大承气汤；太阳发汗，邪仍不解，还可开麻黄汤与桂枝汤，谓之三大规律。吾运用其学说，常奉为准绳，若不照此处方遣药，则会遇到理论难解，感觉内容矛盾、杂乱无章，如：太阳提纲"头项强痛而恶寒"，不应包括发热口渴、不恶寒的温病；阳明中不宜列入食谷欲呕、吃吴茱萸汤；少阴居里，发热解表用麻黄附子细辛汤，都在正常范围之外。辨证施治才是唯一的处理准则，没必要繁琐查考、探寻根源。老朽师法五柳先生"好读书不求甚解"，放弃无有价值的鸡肋物，不然抓住芝麻粒、丢掉了西瓜。

1982 年老朽于山东中医学院诊一学生之母，皮肤烧灼、腹内冷气似冰，呈现表热里寒症状。出乎意料，该生建议按《伤寒论》表有热、里有寒条文授予白虎汤。我十分惊愕，错字能混淆是非，不属切合临床者，须立即纠正，免再误人。

▣ 720. 四味核心调咳喘

自民国以降，医界提倡整理前贤作品，传递经验，以利继承发扬，是一项壮举，应当大力支持；但往往饥不择食，把其处方遣药条分缕析编辑成册，忽略了原始二宝：一是思想性、倾向性的诊疗医话；二是简洁、词汇、令人爱不忍释的文墨，放弃或弄乱了，看不到著者的文医双茂。如近代曹颖甫先生，出身科甲举人，在上海所写《伤寒论发微》《金匮要略发微》，未经他家之手，保存原貌，脍炙人口，若滥加更动，则面目全非。其弟子姜佐景说：师医与文各占一半。出版先辈遗著，最好只改土、俗、错字，厘定断句、标点符号，除此均无必要画蛇添足。

老朽对家父、业师的岐黄论说，因属日常口述，非系统笔书，恐漏去精华、断章取义，避免伤筋损骨，未敢盲目起草。虽然同道敦促，愿资助问世，至今仍没实现，惭愧难铭。业师耕读山人攻读、剖解、考证《伤寒论》，利用多学科知识研究，积有大量资料，特展观一页以饷同道：将《大论》干姜、细辛、五味子加麻黄，推五味子、麻黄开阖为君，组成四味汤，充当核心，专方调治外感风寒咳嗽、哮喘，很富作用，是玲珑药物的优选。投量：麻黄 6～12 克、细辛 3～9 克、干姜 6～12 克、五味子 12～24 克，日饮一剂，分三次服，3～6 天可愈。

第七编

精华录 721～840 小节

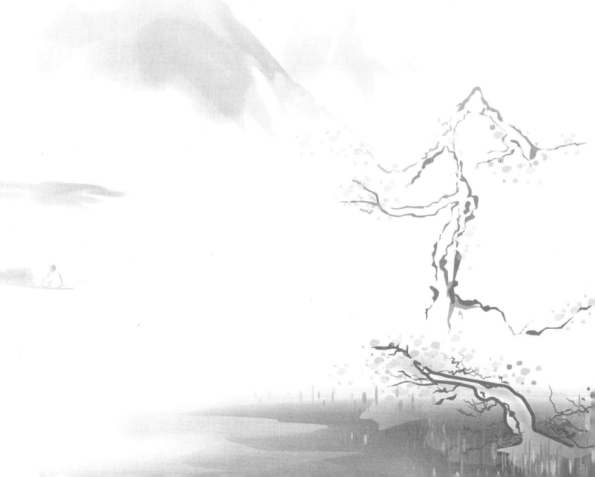

◪ 721. 饴糖、阿胶的作用

中医临床所遣药物，谓寒性皆止、热则通行，是指一般而言。赤芍、牡丹皮性凉，可活血、化瘀；饴糖、阿胶为温性，能补血、止血，后者守而不走。似此现象并不少见，应灵活对待，不宜墨困旧章。饴糖由大麦发酵制成，习称麦芽糖，即民间过春节辞灶王所用糖瓜的原料，补中益气、缓解里急、心悸怔忡、胃肠虚痛。阿胶乃黑驴皮加入胡桃、黄酒、豆油、冰糖组方，滋阴润燥，调理面色枯黄、肌肉萎缩无力、干咳乏痰、多种溢血疾患，被誉中国动物药神品。二味合用，补损扶羸、改善体质衰弱，颇起作用。

老朽经验：常吃阿胶适于贫血，每次 10 克，开水化服，日食三次，2 ~ 3 个月均得改观；妇女月经量多，或周期紊乱超前延后、时间无定，坚持内服，也易见效果。家传诊治白领阶层劳脑过度、记忆下降、失眠多梦，仿照《伤寒论》黄连阿胶汤，单取阿胶一味，晚上八点水烊化 20 克饮之，蝉联不止，大都反馈良好。其中尚含有"胃不和则卧不安"机理，等于师承了《内经》的秫米汤。

◪ 722. 桂枝附子汤加味，提高疗效

攻读《伤寒论》，应注意药物监制、投量，属不言之秘，开附子，凡强力回阳用生品，如四逆汤；温里、镇痛则用炮者，如桂枝附子汤，每剂给予三枚，因湿占主要成分，非量大不易蒸化。实践验证，对风、寒、湿相搏，身体剧痛，难以转侧，的确生效，是一大亮点。吾少时学习浮光掠影，缺乏相较、悟性、联想，就是思维能力锻炼不够，《大论》精神实质往往滑过，二十岁在家父批评下才知晓此乃出楚入吴的昭关。故对书内条文、选方、改药，字斟句酌，获得了不少教益。

老朽曾见到北派伤寒家巧开本方，患者素有湿邪，感染风寒后喝红糖姜水汗出表解，但主要症状仍为身体沉重、疼痛，四肢关节一活动就呼号如同刀割。似此现象临床少见，该前辈急写桂枝附子汤与之，副品甘草、生姜、大枣用量已难回忆，仅悉所给桂枝 60 克、炮附子 90 克（先煎二小时），加入细辛 10 克、蜀椒 6 克，六小时一次，分四次饮下，嘱咐三剂更方。实际吃了两剂，即痛止、症去大半。这个案例应当探讨，堪称用药藏宝之光①。细辛、蜀椒的

---

① 藏宝之光：藏敛宝物之光芒。比喻辨证处方意境高远、功效超群，但暗功潜化、声名内敛，外人很难窥其奥义。

麻醉，也值得认真研究。

■ 723. 小柴胡汤调治风热

中医传统强调折肱济世，佛门号召普渡众生，属出世法；道家主张宁心、静坐、辟谷、炼丹，重视自身养生，不向外界扩展，是入世法。岐黄领域思想、学说，虽受道家影响，在救死扶伤方面，大异其趣。道家知医的学者亦施药助人，如葛洪、陶弘景，和老禅问疾疗病不同。历代执业刀圭者，尽管染有道家色彩，却在悬壶过程中转向了出世法，所以清初陆丽京、喻昌都曾寄身释院之门。

1950 年一返俗名僧，精金针度人术，且喜投经方，凡外感风热求诊，有发热表现，若身上汗少，甚至无汗，一般不用石膏，很少投白虎汤，常开小柴胡汤代之，按《伤寒论》少阳施治，其量为柴胡 18～24 克、黄芩 12～18 克、半夏 9～12 克、甘草 3～6 克、生姜 3～6 片、大枣 6～9 枚（擘开），以太子参 6～9 克改换人参，水煎，五小时一次，分三次服，日夜不停，不超四剂即可转愈。随笔录出，以资参考。

■ 724. 文蛤汤治外感哮喘

文蛤清热性平，为花蛤的贝壳，能生津止渴，《金匮要略》有文蛤散、文蛤汤。文蛤汤由麻杏石甘汤加文蛤、生姜、大枣组成，老朽家传经验，若外感风寒、内蕴火邪，发生支气管哮喘，口渴喜饮，则投此方，以麻黄、文蛤为君，不套取书中规律加人参，大量文蛤 30～60 克便可代之。比张锡纯先生擅用龙骨、牡蛎之从龙汤，治痰饮的小青龙加石膏汤，虽所选对象分道扬镳，实际功力并不低下，在解除口渴症状上却独占鳌头，乃一首不倒翁方。

1957 年吾于山东省中医进修学校诊一老翁，有哮喘史，因到集市赶场，冒风雪回家，大喘发作，张口呼吸、喉内哮鸣、脉象弦滑、频频饮水。遂开了麻黄 10 克、文蛤 45 克、杏仁 10 克、石膏 30 克、甘草 6 克、生姜 9 片、大枣 10 枚（擘开），每日一剂。连饮三天，已能仰卧，病情锐减；又服数剂，基本痊愈。

■ 725. 小柴胡汤加味开阖枢

《伤寒论》处方遣药，以宣发温散为主体，重点调理外感热性疾患的发展转化，即初起、误治、传变、危笃之证，纠正气机升降、出入，运用麻黄汤、陷胸汤、柴胡汤、白虎汤、四逆汤、承气汤。山东伤寒家以小柴胡汤加枳壳、厚朴、白芍投向临床，谓起开、阖、枢三项功用，施于内科杂病，对肝、胆、脾、胃都有献艺之场。若肝气怒发冲犯胃腑，嗳气、打嗝、胁痛、腹胀、大便不爽，治疗特点是行气而不降气，不开代赭石、旋覆花，常把白芍和柴胡同列，防止香燥损害气机，用量很少，枳壳、厚朴等于点缀。

1980 年老朽在济南诊一铁路干部，因工作不太顺遂，夜间加班，生活无有规律，感觉背胀、胸闷、腹满、肋间刺痛，影响睡眠，烦躁不安。吾曾取此方予之，计柴胡 20 克、白芍 20 克、枳壳 9 克、厚朴 9 克、党参 9 克、半夏 9 克、黄芩 9 克、生姜 10 片、大枣 6 枚（擘开）、甘草 6 克，每日一剂。连服七天，病情逐渐消失，功效可观，确实达到了开、阖、枢的医治作用。

▣ 726. 瓜蒌瞿麦丸可用

《伤寒论》《金匮要略》治津液不足，水分不能上承，常投人参、文蛤、瓜蒌根，说明天花粉正式启用，后世以之养阴刺激唾液分泌由此开始。《金匮要略》调理尿路不畅，积有水邪，感觉口渴，投瓜蒌瞿麦丸。和五苓散、猪苓汤比较，重在补阴，通过阳光蒸化，将水邪从小便排出。因师法者少，已被尘封，取蜂蜜合丸的不绝如缕。吾曾改为汤剂，有一定效果，不属果子药、废弃品。

1959 年于山东中医学院诊一学生家长，从胶东来济，口渴、尿少、腹胀、易汗、每日更衣二次，小便时无热、痛现象，非急性感染，吃导赤、八正散反映缺乏针对性。乃授予本方，拭目以观，计天花粉 20 克、茯苓 20 克、山药 20 克、炮附子 10 克、瞿麦 15 克，未有加减。日饮一剂，共十天，竟似书中所言腹内发生温热，尿量大增，胀满症状解除。功力良好，宜钩沉面世，为患者服务。

▣ 727. 福禄寿三星药

老朽目睹数位伤寒家，给病人解除疾苦，视为祛邪逐鹿，全神贯注，很少悠闲氛围，展现认真风度，与传统教育有关。投麻、桂不太明显，开石膏、附子、乌头时，反复推敲，往往将所写之量审阅 1~2 次。家父谓之"笔下迎神"，业师称"金殿选元"，乃执业人员应有的高贵品格，和草率从事、乱点

359

绛唇不可同日而语。吾受此派影响，以石膏清热、附子壮阳、乌头疗风寒湿痹止痛，列为福、禄、寿三星药，人体健康的保护伞，有广泛的施治征途。石膏和附子、乌头水火两门；附子、乌头虽然同根，但功效各异，尽管《金匮要略》医"心痛彻背、背痛彻心"所用乌头赤石脂丸附子、乌头合方，临床一般不作相配，非普遍仿照准绳，如二乔同出乔氏，但分嫁孙、周。

1964 年老朽在安徽编写高校中医教材，参观佛子岭水库工程，于六安诊一舒城周瑜家族后裔，关节炎疼痛严重，步履困难，给予桂枝芍药知母汤，计桂枝 20 克、麻黄 10 克、白术 20 克、知母 10 克、防风 15 克、炮附子 20 克、甘草 6 克、生姜 10 片。连饮八剂，症状减不足言，遂去附子改换乌头 30 克（先煎二小时），继服七天，效果甚佳。事实告诉，乌头的搜风、胜湿、祛寒，超过附子，看来主根的作用占重要地位。

▣ 728. 干咳无痰偃旗息鼓汤

玉竹在《伤寒论》麻黄升麻汤中称葳蕤，性味甘平，能滋阴生津、养血润燥、强心补虚，改善肌肉萎缩，谚语云："不寒、不热，有参、芪益气作用。"老朽家传调理胃阴不足、肺燥干咳无痰，乃其主攻方向。玉竹投量要大，少则难以见功。凡内伤咳嗽，只要属于燥邪感染，口干、喉痒，便可应用，常在《金匮要略》治肺痿的麦门冬汤内添入本品。业师耕读山人亦喜用之，加五味子和麦冬鼎足而三，命名"偃旗息鼓汤"，计麦冬 30 克、玉竹 30 克、五味子 30 克、半夏 6 克、党参 10 克、甘草 10 克、大枣 10 枚（擘开）、粳米 40 克，均见效果。若症状消退较缓，再增露蜂房 10 克，即很快鸣锣收兵。

1985 年冬季，吾于莱芜诊一妇女，因患老年慢性支气管炎，病程日久，肺阴亏损，口干嗜饮，咳嗽无痰，就曾授予上方。嘱咐坚持勿懈，凡十一剂，症情递减，邪去而安。

▣ 729. 大承气汤治阳明、躁狂

方证对应，为《伤寒论》实质精神，如麻黄汤标的是伤寒、无汗恶寒；小柴胡汤是往来寒热、胸胁苦满；白虎汤是汗出身热；四逆汤是手足厥冷、下利清谷，内寒阳衰；大承气汤是火聚于里、胃肠燥结，习称"五虎下山"，捕捉病邪。伤寒派了解此项课题，并没有突出这一重点。

民初仲景先师传人将大承气汤系统的小承气、调胃承气、桃核承气，以及《金匮要略》厚朴三物、厚朴大黄汤收集一起，组入大承气汤范围，专门调理气、血、痰、食停积，多种内科杂证，犁庭扫穴，谓之"净化六腑"。大承气汤主要施治伤寒邪入阳明，谵语、日晡体温升高、腹满硬痛、大便数日一行，甚至"目中不了了"、循衣摸床、搓空理线、不识亲人。且对躁狂型精神分裂，怒骂毁物、夜难入眠、各处乱跑，都有功效。常开枳壳 15～30 克、厚朴 15～30 克、大黄 10～30 克，芒硝咸苦，宜改元明粉，可与大黄同量，过多易泻稀水，肛门灼痛，发生类似热结旁流现象。民初一杂方派善医"疯子"，即火旺狂证，每剂投大黄、芒硝达 80 克，不应随意师法盗版，以防导致临床事故。

■ 730. 麻黄汤剖析

《伤寒论》麻黄汤，调理伤寒无汗，如今日之风寒感冒，均投生药。其中麻黄要去除根、节，发汗与桂枝同量，或高出桂枝四分之一。桂枝量少，影响肌表充血，减弱汗源。杏仁宣开肺气，止咳平喘，肺和大肠相表里，尚有滑润肠道功能，缺乏本品，因汗出伤津会引起便秘。甘草味甜，不仅解毒，可改善口感，抵消诸药辣、酸、苦、咸的难饮味觉。高血压患者对麻黄恐惧，同桂枝组方，就能抑制其升压作用，被称不倒翁方。

老朽临床，按书中规律增减，若咳嗽不休，加干姜、细辛、五味子；伴发哮喘，加厚朴、紫菀、茵陈、旋覆花。五味子虽然收敛，不利解表，为发汗障碍，打碎令辛味溢出，则易纠正弊端，解决古今悬案；而且它可缓解支气管痉挛，仍属必需之物，实践验证，并非绊脚石；不晓得特殊功用，将其入土掩埋，即等于丢掉了珍贵珠宝。

■ 731. 乌头止痛超越附子

《金匮要略》治历节风（关节炎）疼痛难以屈伸，投乌头汤（麻黄、白芍、黄芪、甘草），寒疝腹痛开大乌头煎，均用乌头五枚，超过《伤寒论》桂枝附子汤给予附子三枚。火神派举为所用热药之祖。二方都取蜂蜜煎之，去其毒性，嘱咐耐药者先吃三分之二。因开始已用水三升煮到一升，生物碱大都破坏，中毒者少，且先诫之："不知，明日再服。"不可连用，比较安全。伤寒家洞悉此义，虽有小的反应，罕见发生事故。乌头别名黑面神，令人畏惧，但比断肠草的草乌毒性能低一半，所以执业医家"宁开乌头一两，不写草乌五钱"。由于乌头为附子主根，属一种植物，往往互混而用。临床观察，附子壮阳很佳，但祛除风、寒、湿三邪所致肌肉、关节剧痛，功力不及乌头三分之二，经方派将它列入痹证、关节炎镇痛第一品。

1960 年老朽在山东中医学院附属医院遇一痛风，尿酸升高，下肢关节感觉撕裂性疼痛，曾诊为类风湿关节炎，局部无变形状态。吃白术、桂枝、麻黄、附子、汉防己、生姜处方，未见显效；把附子减去，改换乌头 60 克（水煎 90 分钟，去滓，加蜂蜜 60 毫升，再煮半小时，然后与其他药液汇合一起），四剂痛止，两腿已随意屈伸。足以看出，乌头占绝对优势，附子居二级地位。

▣ 732. 四逆散加味宣散解郁

性情急躁，易于激动，属见火即燃的激惹病，和更年期综合征不同，多发生在中年，常因焦虑，神志不宁，怒火缠身。既往施治，一投凉药熄忿；二泻肝火过旺，抑制阳亢；三是滋水养阴，下降热邪，对宣散、疏利注意不够。时方派王旭高重点理肝，费伯雄介类潜阳，虽系对应疗法，在解除"怫郁"上作用渺小。最好仿照金元刘河间根据《内经》"火郁发之"，起用疏散法，但伤寒派一般不开逍遥丸、柴胡疏肝散，喜投四逆散加味，亦很有疗效。

1986 年老朽于福州诊一男性企业干部，精神恍惚、胸闷、烦躁，不愿坐办公室，喜欢野外散步，入睡困难，噩梦纷纭，除洗澡身上很少出汗，无法坚持工作，医院诊断自主神经功能紊乱。即取四逆散予之，计柴胡 15 克、白芍 15 克、枳壳 15 克、甘草 6 克，加入香附 15 克行气、白薇 10 克清热凉血、苏叶 10 克助柴胡发散"怫郁"内结。日饮一剂，分三次服，连吃七天，体表津津冒汗，症状逐渐消退。善后把量减半，继续八剂而安。

▣ 733. 小柴胡汤药物分析

伤寒少阳或内科杂证疏利肝胆，都可投小柴胡汤（柴胡、黄芩、半夏、人参、甘草、生姜、大枣），柴胡用北产之大柴胡，与南方狭叶柴胡不同。大柴胡功力、解表发汗低于麻黄，宣散开郁 15 ~ 20 克，不会引起头眩、目赤、耳鸣。有的伤寒家调理热入阳明，若汗少，吃白虎汤体温不降，常加大柴胡 18 克左右，很快烧退病减，比抗生良品大青叶、板蓝根毫无逊色；大便干结，少开黄芩，防止渗湿肠燥，落井下石。东汉时代所用人参皆为党参，能生津止渴，切勿混入性温偏燥的东北吉林人参，疗效各异，至关重要。借用本汤施治情志不舒疾患，疏肝解郁，嗳气、胸闷、胁痛、背胀，可添白芍10～15克、枳壳10～15克、大黄1～3克、香附10～15克，此乃业师口授经验，公诸社会，惠及患者，传世流芳。

◼ 734.《伤寒论》三方应用

山东鲁北地区，民初仲景先师传人对伤寒邪入阳明，或时令病表解而烧不退，投白虎汤，虽以石膏为君，尚重用知母，二者之量3∶1至2∶1，强调石膏难溶于水，非配伍他药不能提高溶出度。加入人参10～20克，防止石膏压抑心脏，元气因沉坠而下陷；尽管人参偏温，在寒凉药中无有大碍。

第二，开四逆汤干姜量少，一般不过20克，恐燥烈之性损害津液，引起口干咽痛，大便秘结。并告诉人们，附子不经久煎、蜜煮，发生口渴、心动加快、皮肤潮红、瞳孔散大、躁狂、幻觉、昏迷，转为中毒，取瓜蒂散催吐，喝浓茶、绿豆甘草汤急解，或送医院抢救。

三是，大承气汤临床不应专治阳明腑证，株守腹胀满、绕脐痛、大便燥结。凡火邪弥漫、体温升高，只要日晡潮热、手足出汗、视物皆眊、谵语不停、循衣摸床，即可速用。大黄和元明粉相等，或大黄投量超越元明粉四分之一。元明粉在肠道驱逐毒火方面万勿忽视，也属一杆旌旗，以之调理精神分裂效果良好，就是明显的例证。

◼ 735. 麻黄汤逆流挽舟

医林先贤，调理腹泻，利用发汗将身体水分从体表散发，使肠道回流溏便转干，谓之逆流挽舟。然投予《伤寒论》麻黄汤实现这一目的，为数极少。吾弱冠时见一孙姓老医，在岐黄界被尊为经验最多的前辈，属伤寒派而非伤寒家。他对急性肠炎水谷不分倾巢泻出，俗称"暴下"，河鱼之疾，只要发病三天之内，常应用此法，开麻黄10克、桂枝10克、杏仁6克、甘草10克，加苍术10克、干姜15克、猪苓15克，水煎分两次服，微出小汗，水泻停止。老朽亦曾效颦，确有良绩。

1966年春天，于山东省中医院诊一中专教师，因嗜生冷肠道蠕动剧烈，疼痛难耐，更衣排下大量未消化的食物。吃黄连素、泻立停没见作用，乃求中药援手。就开了上述原方，果如所言，三剂而愈。值得实践，丰富临床。祖国医药是个伟大的宝库，执业人员怎样灵活掌握，则需要艺术，也叫技巧。

◼ 736. 热药不是血敌

血遇热则行，已成习惯语，在经方中出血证，除投寒凉止血，亦可加入温热之品，不属禁忌，如《金匮要略》柏叶汤含干姜、艾叶，黄土汤有附子三两。经验提示，寒凉护阴止血方内根据需要，增加少量辛热药，并无大碍，比单独以寒制热、以涩阻行的疗力未必降低。关于这个问题，前贤指出应义无反顾，继走仲景先师之路，排除后世杂说干扰，尊重实际功效。

1980 年老朽于山东中医学院遇一产业矿工，患肠道溢血，随大便而下，暗红、褐色不一，手足发冷，疲劳乏力，医院诊断十二指肠球部溃疡、慢性结肠炎，久医不愈，转来求治。当时即授予黄土汤，计生地黄 30 克、阿胶 20克、黄芩 15 克、白术 10 克、炮附子 15 克、甘草 10 克、伏龙肝（灶心土）60克，水煎，分三次服。吃了五剂，感觉很好，嘱其连饮勿停，共十七剂，血止证消。复诊两回，未再相见，事过数月，通信告知，已脱离病魔，得到解脱，且致谢意。案例表明，附子在方内未起不良作用。

◼ 737. 柴胡桂枝干姜汤兼治腹泻

北方伤寒家调理少阳病往来寒热、口渴、便溏、身上无汗，不投小柴胡汤，常用柴胡桂枝干姜汤，和《伤寒论》条文所言"大便不利"有异。该方突出柴胡、天花粉；解除肠道泻下依靠干姜、黄芩辛苦燥湿，牡蛎固涩，桂枝利尿亦起作用，故不加猪苓、泽泻再通膀胱，属于巧治。令人感慨的是，现在已很少见到医林效法。其中桂枝、黄芩，干姜、天花粉，寒热同台，也是洋洋大观。

1962 年吾于济南遇一公司员工，因患更年期综合征休假九个月，经常往来寒热、口渴、心悸、体表无汗，开始医院诊为疟疾，尔后转称自主神经功能紊乱，委老朽改中药处方。当时感觉棘手，进退维谷，在捉襟见肘的情况下，给予此汤试之，计柴胡 15 克、桂枝 10 克、干姜 6 克、黄芩 10 克、天花粉 10 克、牡蛎 15 克、甘草 10 克。每日一剂，连饮七天，病情即减；将量去掉三分之一，继服两周，症状逐渐消失。写出备作留意，也介绍提供道友探讨。

■ 738. 杂方派巧治葫芦案

杂方派无学术倾向、门户界限，富有广阔施治领域，曾将《伤寒论》所载有有病无方的三例补充了药物，号葫芦医诊疗葫芦案。一是"发热而渴不恶寒"的温病，主张参考阳明处方，首选白虎加人参汤，无表证体温升高，单纯投石膏、知母不易扑灭火焰，宜加苦寒解毒品，提高"清化"，添小量黄芩、中量连翘、大量板蓝根，汗出不多再增少许柴胡、青蒿，不过三剂一战成功。二是有汗重发汗，"恍惚心乱，小便已阴痛"，属阴阳两虚，津液匮乏，要壮水制火、养阳双管齐下，开《金匮要略》黄土汤（生地黄、白术、附子、阿胶、黄芩、甘草、灶心土）加麦冬、滑石、甘草梢，代替禹余粮丸。三是"下之后复发汗，必振寒，脉微细"，为内外俱虚，考虑阴阳双补，重视血的亏损，给予当归四逆汤加附子、吴茱萸、生姜助火壮阳；附子切勿多用，防止伤阴、影响血的化生。依据辨证组织三方，堪称临床贡献。

1980 年老朽在泰安遇一干部，由于感冒解表兼吃通利胃肠药，泻下数次，精神萎靡、畏寒、手足发冷、脉象沉细。欲授予当归四逆汤加味，因患者有胃溃疡出血史，趑趄不前，权衡利弊，最后决定才给本方，计当归 15 克、桂枝 10 克、白芍 10 克、细辛 6 克、吴茱萸 9 克、炮附子 10 克、通草 6 克、甘草 10 克、大枣 20 枚（擘开）。每日一剂，连饮十天，没有更改，病况转佳，症状解除，健康恢复而愈。值得推广传炬，惠及群友。家中生姜短缺，减去没用。

■ 739. 应用附子对象

岐黄专业源远流长，开始家传师授，由于著述日益增多，广泛传播，自学成才者陆续出现，谓之书本医。虽然能获得一定成就，大部分有法无术，缺乏辨证经验、灵活组方、遣药技巧，往往照搬文献，守株待兔，是一大缺点。尽管文士学医如笼捉鸡，却按葫芦画瓢难见真谛，和传统的父言师教相比，怀抱空头理论，短于至关重要的施治艺术。在社会上夺到了名家官帽，有的临床业绩尚低于走方郎中，乃刀圭界一个暗面。此为前贤提及的伤心话题，如放下架子向所接触之老医认真学习，亦可改变现状转成高手，上海恽铁樵先生从商务印书馆下海，拜汪莲石老人为师即是例子，其弟子陆渊雷也属这一类型。恽铁樵写的《伤寒论辑义按》、陆渊雷的《伤寒论今释》都风行国内，被称名著。

365

民国时期曾遇一知识阶层转医道友，告诉老朽：凡面色黧黑、舌乏红润、脉象沉迟、大便稀薄、手足发凉、恶寒怕冷、喜暖嗜热，不论汗出与否，均归阳虚表现，宜吃炮附子温里补火，四逆汤为针对良方。确系阅历之言，非空谈话。

■ 740. 谈药物顶替

北国杂方派若干医家，处方遣药怀有一手不传之秘，为了保证疗效增加药味，鉴于时常发生医患纠纷，投量缩小，如石膏应开 60 克，改为 20 克，加黄芩、大青叶、白薇、竹叶、大豆黄卷；用肉桂、吴茱萸、蜀椒、干姜、荜澄茄代替附子之量，居心良苦，令人起敬。由于诸品主攻方向存在差异，不能完全功比石膏、附子，发挥顶替作用，有时延长施治疗程，给患者带来痛苦，甚则会引起意想不到的弊端，因此要提倡纠偏，恢复正途。

1953 年老朽诊一体弱火衰久寒道友，以怕冷、蜷卧、舌苔淡白、腹内隐痛、动辄出汗、下利清谷为特点，恐附子量大导致反应，每剂只写 15 克，增入肉桂、吴茱萸壮添药力，结果不仅未见其益，反而口干、视物模糊、身体不适。嘱咐立即停饮，改换《伤寒论》四逆汤，计炮附子 30 克（先煎一小时）、干姜 15 克、甘草 10 克。连吃十剂，症减大半。事实表明师心自用，乱点鸳鸯谱或取李代桃僵，缺乏针对性，都不易获得好的反馈。

■ 741. 温经汤催孕

《金匮要略》温经汤，调理妇女更年期综合征，内分泌变化、自主神经功能紊乱，月经超前、落后、口干、烦躁，手足心发烧，下午感觉热邪上升而体温不高；同时亦可施治冲、任二脉失调，排卵障碍，"久不受胎"。虽然药物较杂，但有功效，对原发或继发性不孕症，投予适当，都见疗效。能和王清任《医林改错》少腹逐瘀汤（当归、川芎、炒干姜、炒小茴香、延胡索、没药、赤芍、肉桂、蒲黄、五灵脂）相互辉映，值得重视。

1979 年老朽于济南遇一中学教师，结婚五年没有生育，妇科检查疑有盆腔炎、输卵管积液，尔后又排除这一诊断，定为原因不明，观察待查，乃转求中药解决。患者月经周期、血量均正常，感觉腹内积有寒气，喜欢热敷，当时即以本方予之，计当归 10 克、川芎 10 克、白芍 6 克、党参 6 克、桂枝 10 克、阿胶 10 克（烊）、牡丹皮 6 克、半夏 6 克、麦冬 6 克、吴茱萸 10 克、甘草 10 克、生姜 9 片。日饮一剂，连服三周，改为两天一剂，未及三个月停止。半年后怀孕，生下婴儿。

◨ 742. 眩晕速愈汤的组成

伤寒派调理水邪上凌，俗称痰饮蒙蔽清窍，头目眩晕，或伴有耳鸣，有的医家不投泽泻汤、苓桂术甘汤，开二方合组加生姜的《金匮要略》茯苓泽泻汤。以茯苓祛饮利水为君，推到 30 克之上；桂枝、泽泻降血压、血脂，对肥胖、高血压患者最为适宜；恐影响大便下行，加大黄 1~3 克，则能避免。在比例上，泽泻居茯苓之半，逢顽固性高血压、高血脂，只要肠道通利，可和茯苓同量，二高即降。白术超过 30 克，有利更衣，与泽泻配伍，会失去这一作用。临床小结，高血压、神经性、耳源性眩晕，原因不明者，均有应用价值，得效率约 80%。

1981 年老朽诊一呕吐、耳鸣、眩晕症，医院按梅尼埃病处理，吃了祛风、抑制阳亢药，效力不显；就取此方授之，计茯苓 40 克、泽泻 20 克、桂枝 10 克、白术 15 克、甘草 10 克、生姜 10 片，加了半夏 12 克、龙骨 20 克、牡蛎 20 克，增强降逆、介类潜阳。每日一剂，没有间断，共十五天，症状消失，且未复发，十分驯良。乃命名"眩晕速愈汤"。

◨ 743. 大黄䗪虫丸治子宫肌瘤

《金匮要略》调理羸瘦、肌肤甲错、两目黯黑、腹满不能食，俗名干血劳，由内、外损伤所致，缓中补虚，突出祛瘀，投十二味大黄䗪虫丸。通经活络并不庞杂，炼蜜赋形，取黄酒送服以行药力，很有意义。老朽临床数十年，常用于妇产科，月经延后、量少、闭经、子宫内膜异位症、慢性盆腔炎、乳腺小叶增生，均属施治范围。除对冲、任二脉发挥功力，内消癥瘕、积聚，如卵巢囊肿、子宫肌瘤亦起良好作用，是一首不倒翁方。

1979 年在济宁诊一子宫肌瘤，开始嘱其吃商品成药桂枝茯苓丸（桂枝、桃仁、牡丹皮、白芍、茯苓），五十天反馈未见缩小。即以此方授之，计桃仁 120 克、大黄 50 克、黄芩 30 克、杏仁 120 克、白芍 80 克、生地黄 150 克、干漆 10 克、虻虫 50 克、水蛭 50 条、蛴螬 30 克、䗪虫 40 克、甘草 30 克，按法炮制，每次 10 克，日服四次。连续三个月，B 超检查，已逐渐消失，月经恢复正常，没再发生量多、血出不停。病家欢喜，叹为佳绩。本案乃黏膜下肌瘤，经验告诉，子宫肌瘤属于间质性、浆膜下者，同样也可应用，比桂枝茯苓丸占优选地位。

■ 744. 痰饮用五龙夺川

痰饮蓄积日久，常出现气短、脉沉、头眩、哮喘、咳嗽、吐涎沫、胸胁支满、背寒冷如掌大、水走肠间沥沥有声。普通疗法以行气利水为主，探本寻源，突出茯苓、白术、桂枝、泽泻、干姜、细辛、防己、葶苈子；重者投甘遂、大戟、商陆、芫花，遵照《金匮要略》辨证分别遣药。民国时期山东伤寒家将重点放在白术、茯苓、细辛、半夏、葶苈子上，谓之"五龙夺川"。同时还强调饮邪为水，缺乏蒸化，只要不是稠痰，都加桂枝燃发，且添少量麻黄从体表排泄，堪称妙手绝招，临床效果令人满意。

1957 年吾于济南遇一报刊编辑，咳嗽、胸痞、胁下硬满、脉象弦滑、阵发性头晕眼黑，喜唾，吐大量涎沫。曾吃吴茱萸汤、半夏泻心汤，没有奏效，乃来就诊。当时颇感踌躇，即以"夺川"试之，计白术 15 克、茯苓 30 克、细辛 6 克、半夏 10 克、葶苈子 30 克，添入麻黄 6 克、桂枝 15 克，嘱其连服勿更。十剂基本治愈。七味小药解除宿恙，经方疗力可长足流芳。

■ 745. 桂附八味丸治前列腺肥大

《金匮要略》所载"崔氏八味丸"，即"肾气丸"，商品成药称"金匮肾气丸""桂附八味丸"，原医脚气上入少腹不仁、男子消渴饮一溲一、妇女转胞小便排出困难。后世应用调理阴阳亏损，乾坤双补，适于肾虚腰痛、腿酸、足下无力，对神经衰弱、糖尿病、慢性肾炎，性功能低下阳痿、遗精、早泄、夜尿多、淋漓不尽，都有明显作用，是岐黄传统名方。患者获得健康，颂为福寿康宁。老朽临床，凡老年人前列腺肥大，投予此丸，有改善作用，常服不辍收效最佳，通过益肾均可缓解。其中生地黄属于重点，明贤张景岳喜开熟者，视如珍品，亦足师法。

1980 年吾在山东医学院诊一铁路干部，小便似线，外射不畅，夜间尿感极多，起床七八次，痛苦不堪，由友人介绍转来求援。就以本丸予之，计生地黄 240 克、山药 120 克、山茱萸 120 克、茯苓 80 克、泽泻 80 克、牡丹皮 80 克、桂枝 40 克、炮附子 40 克，碾末，炼蜂蜜一半配成，每次 10 克，日服四次。连食三个月，症状减退，基本治愈；追踪访询，未再复发。家属乐道，表示鸣谢。

◼ 746. 病例宜三联结合

读岐黄著作，有吸引力者为医论、医话、医案三联体；枯燥理论与死板处方，使人感觉如口中嚼蜡，淡而乏味。因此，整理名家经验时应强调三结合，要文笔流畅，富有趣味性，像前贤所指行云流水、笔下生花，还要躲开挥麈玄谈、空洞无物。

1963 年老朽于山东省中医院遇一患者，曾仿照本例记录一则，大家很感兴趣。王某，新闻编辑，身形虚弱，性急易动肝火，工作紧张，夜间审阅副刊，写许多文字材料，导致体内生物钟紊乱，浅睡易醒，噩梦纷至沓来，似《内经》之言"阴争于内，阳扰于外"，神识、心悸不宁，且表露《金匮要略》百合现象，安静时端坐默然。医院诊为神经衰弱，久疗未愈。从症状分析，属肝血亏损，血不荣心，兼水泛上凌以济心火，乃心肾失交证。可促使水上火下，转为《周易》二者相济，纠正这一偏颇；否则，会产生出入废、升降息的危局。宜仿效杂方派辨证法授予舒肝解郁、清凉苏脑、活血通络、壮水制火、镇静潜阳，投《伤寒论》分化剂，用柴胡加龙骨牡蛎汤，减去毒品铅丹，加白芍、酸枣仁。其中柴胡、大黄上升下降均开小量，防止矫枉过正反起负面作用。计柴胡 6 克、龙骨 15 克、黄芩 10 克、党参 6 克、桂枝 6 克、茯苓 10 克、半夏 6 克、大黄 2 克、牡蛎 20 克、生姜 6 片、大枣 10 枚（擘开），每日一剂，水煎，分三次服；连饮七天，病情转佳。但烦躁未见消退，将龙骨升到 30 克，继续没停，凡二十剂邪去而安，已恢复往常工作了。方内白芍、酸枣仁，为二诊后添入，自始至终都是 15 克。

◼ 747. 临床灵活运用所学

中医临床理、法、方、药，要求丝丝入扣，很难体现，想要实现只能做到环环相扣，并不强调像书本一样感受伤寒则疏散外邪，辛温解表，投麻黄汤，用麻黄、桂枝、杏仁、甘草对号入座。久于时间、饱经风霜的老手，亦不会按照葫芦画瓢。若真发生类似现象，都不是传统名家，反被列入翻版郎中。老朽执业伊始，性格迂鲁，为了慎重，也曾走过这一道路。

七十年前农历三月，春暖花开，一商人来诊，主诉胸痛，有时彻背，自云气滞凝结。遵胸痹施治，开了《金匮要略》瓜蒌薤白白酒汤，连饮三剂，未见功力，医林前辈指出此乃死搬硬套、缺乏灵活辨证，属刀圭大忌，最易误事，给予严厉批评。将方内白酒去掉，添入郁金、丹参、延胡索，从其言改之，继服五剂而愈。深叹叶桂先贤遗诫，不具备头脑聪明、刻苦钻研、善思明辨、巧开方药、学习他人经验，就不宜为医。

▣ 748. 救急应用吉林人参

《伤寒论》《金匮要略》所投人参，《神农本草经》谓出上党，习称党参，扶正祛邪、补中益气、生津止渴、消散胸痞满，偏于养阴，和东北吉林野生的人参名同质异，不属兄弟品。吉林人参性温偏燥，用于急救，能补气壮阳，发挥双向作用。党参则否，从仲景先师处方足以表明，益气、生津、通脉、散痞八字概括，是施治全貌；凡大补、温里、回阳剂，都不加此药，由四逆汤、白通汤的组成无有党参，就证实这一问题。吉林人参则是醒神返苏者，通过观察，对垂危病人能延长生存时间，与附子、干姜配伍，摆脱死神降临。

1958 年吾于济南遇一久医不愈、气血两虚五十岁男子，院方已下《病危通知书》，为了等候女儿作最后诀别，除采取输液、吸氧、鼻饲多项措施，开了八珍汤。因恐助热，给予大量党参，几乎如水掷石，其力甚微；遂立即改为吉林人参，每剂 60 克，分五次服之。连饮三剂，很起效果，推迟进入天国八天寿命。在此情况下，党参不见优势，而吉林人参却大展风骚，功勋显伟。故杂方派医家说，党参虽古名人参，乃"公主身子丫鬟命"，传为口头禅。

▣ 749. 中医治疗急症

社会上有部分人士对中医缺乏了解，以为调理慢性疾患，不宜施治急症；此说类似笑谈、謷言，以急性感冒举例，无论普通、细菌、病毒性，凡发热、咳嗽、鼻塞流涕，表现三大症状，吃中药皆会很快解除。事实告诉，流行性感冒大都因接触传染，体温升高属常见特点，服用草药，三天内可将高烧降至正常，居领先地位。这是一般优势，非特殊情况。

1993 年吾于山东中医学院门诊部遇一公路人员，旷野作业遭受外邪，表现风热感冒，头痛、咳嗽、流涕、舌红少苔，体温突破 40℃，吃药、打针、物理降温，已经六天，高烧不退。邀老朽会诊，即以《伤寒论》白虎汤同时方药物结合，突出清热解毒、熄灭火焰，计石膏 45 克、知母 20 克、白蚤休（重楼、七叶一枝花）10 克、藿香 10 克、浙贝母 10 克、大青叶 30 克、青蒿 30 克、板蓝根 30 克、黄芩 15 克、柴胡 10 克、甘草 10 克，内清外表，水煎，四小时一次，分四次用，日夜不停。连饮两剂，即热去身凉，体温落下转康，他症也随之而减。足以说明，急性病在中医手中同样获到脱险，目睹曲水流觞。

■ 750. 德才标准德居第一

学习岐黄艺术，除博览群籍，重点继承前辈经验，家传、师授是唯一途径，应有耐力、虚心求教，抱着立雪程门精神，才会得到真传，即技巧、绝招，习称"医术传灯"。若沽名钓誉，为了依附名家门墙，披上虎皮，则贻害终身，难以获取任何成就，而且传授人亦不能将宝贵技术轻易交与此类门徒。先贤栽培后昆非常慎重，大瓢先生说：选择对象，德占十分之九，品质第一，最怕出现牛鬼蛇神。老朽多年来遵守师训，只培育研究生，如履薄冰，未敢为先人招收真传弟子，恐接班者坠陷名利尘网，影响师门荣誉，得不偿失。

1990 年江南医友携其次子来济，德才兼备、高级学历，欲拜师寄托笔者名下。该生出身书香家庭，相貌清秀，品学双优，很有仪表，吾也婉言谢绝，未有承受这一任务。思想深处宁缺毋滥是神圣原则，但亦考虑刀圭事业需要火炬传递，带徒形式不应废弃，希望同道晚年广收传人，放宽条件，把"德"的标准置于首位，防止借救死扶伤之术做为登天梯子，落入腐败者手中。至于师门法规，宜允许各自为政，3~5 年为期，临床考试，记分结业，乏善可陈。

■ 751. 大量桂枝汤治急性胃痛

岐黄家庭，因向阳门第、近水楼台，子女均有医药知识，鉴于此项问题，先贤提出还要拜师面授，避免家传学术思想倾向存在偏颇性，是比较好的举措。个别地方对只是家传未从师学艺，认为不属正统培养，缺乏门户教育，列入界外江湖术士，得不到医林重视。这一观念强调博闻广识，吸取多方面成果，丰富执业水平，做完美的医家。但不具备上述条件，通过读书、求教他人，积累临床经验，亦可诊疗优越转成高手。虽然为数较少，实际存在，旧的章法制度应当参考，不宜奉为绝对依据。

老朽少时见一光绪庠生，自学起步，勤学好问，竟成伤寒派大家。曾运用《伤寒论》大剂量桂枝汤治一中年男子急性胃病，恶心、厌食、上腹部剧烈疼痛，医院怀疑痉挛。内含桂枝 15 克、白芍 40 克、炙甘草 30 克、生姜 15 片、大枣 6 枚（擘开），加了炮附子 10 克，按寒邪入里处理，竟一剂而愈。投药技巧也足以效法。

▣ 752. 药物功能减退之因

医生执业，药物是武器，锐利不坚影响功力。古代所用大都属于野生者，生长时间长，得天地之灵气，品质优良，投诸临床立竿见影。由于荒山变良田，许多药物已转为人工种植，土壤、水源、肥料改变，缩短了年限，含的医疗成分随之降低，促进了开量升高；加上人体抗药性逐步日增，白衣天使就翻倍应用，否则难见效果。老朽实践观察，人工种植者不只年限太少，还被空气污染，吸收了有毒物质，失去救命、养生仙草称号。

1991 年吾在济宁诊一不惑男子，全身乏力、双腿酸软，大便溏薄，离开手杖不能行走，舌淡苔白，脉象沉迟，类似懒惰病，约有半年史。当时即授予四君子汤加味，计人参 10 克、白术 15 克、茯苓 10 克、黄芪 15 克、山药 15 克、桂枝 10 克、甘草 6 克、生姜 6 片、大枣 15 枚（擘开），水煎，分三次饮下，七剂没睹转化。患者曾在东北吉林工作多年，提醒药房售人参乃农民家种，俗名"土参"，次于深山老林挖来幼苗培育的移山参，不可委以重任。拿出自存野生人参数十枝，仍用原量，置入药中，继服十天，感觉症状大减。善后降为野生人参 6 克、山药 10 克、白术 6 克、桂枝 6 克、茯苓 6 克、甘草 3 克，共三十剂，恢复健康。事实表明，同样均为人参，野生与家种存在差异，其他药物不问可知。武器优、劣，涉及战局，千万不要忽视，延误病情。

▣ 753. 安神三方

老朽所见具有真才实学的伤寒家，虽以经方为渊薮，均主张据证寻方、按方议药，乃其共识，思想灵活，并不呆板，能为后人楷模，指点迷津。以调理神经衰弱夜卧不眠为例，凡水火上下不济，遵照《周易》太极图，投《伤寒论》黄连阿胶汤（黄连、白芍、黄芩、阿胶、鸡子黄）交通心肾；血不荣心，虚热内扰，开《金匮要略》酸枣仁汤（酸枣仁、知母、川芎、茯苓、甘草）突出养、宁；阳动火旺，烦闷懊恼，用《伤寒论》栀子豉汤（山栀子、淡豆豉）。含阿胶、酸枣仁、淡豆豉三补，黄连、知母、山栀子三泻，固通结合，谓之"仲景安神三方"。经验提示，适应范围很广，可给予多种类型失眠、张目难眠症，不局限神经衰弱小圈子，属于祖方，历代创制之镇静时方、杂方，大都由此衍化而来。

1975 年吾在济南山东医学院遇一顽固性昼夜不睡男子，稍卧即醒，惊恐、噩梦盘旋缠身，医院诊断早期精神分裂，表现消瘦、疲惫不堪。将三方主药集中一起，合成一首处方，计酸枣仁 30 克、黄连 10 克、白芍 10 克、阿胶 20 克（烊）、山栀子 15 克、知母 10 克、茯苓 10 克、鸡子黄一枚（冲），命名"三神简易汤"，每日一剂，下午、晚上分两次服。连饮八天，情况扭转；嘱咐继续勿辍，共二十余剂，基本治愈。仲圣遗产，应努力传承、发扬。

■ 754. 小青龙汤为呼吸系统要药

仲景先师所组大青龙汤（麻黄、桂枝、杏仁、石膏、甘草、生姜、大枣）、小青龙汤（麻黄、白芍、细辛、干姜、五味子、半夏、桂枝、甘草）、大半夏汤（半夏、人参、蜂蜜）、小半夏汤（半夏、生姜）、大柴胡汤（柴胡、枳壳、大黄、黄芩、白芍、半夏、生姜、大枣）、小柴胡汤（柴胡、人参、黄芩、半夏、甘草、生姜、大枣）、大陷胸汤（大黄、元明粉、甘遂）、小陷胸汤（瓜蒌、黄连、半夏）、大建中汤（人参、干姜、蜀椒、胶饴）、小建中汤（桂枝、白芍、胶饴、甘草、生姜、大枣）、大承气汤（枳壳、厚朴、大黄、元明粉）、小承气汤（枳壳、厚朴、大黄），谓之"六路回春"，临床广泛应用，则以六"小"为主，佛语称"六渡法门"。老朽业医七十年，专题导向对小陷胸、小柴胡、小青龙汤情有独钟。呼吸系统遇到外感哮喘、咳嗽，常将小青龙汤置于显赫地位，重点推出麻黄、半夏、五味子冲锋陷阵，五味子打碎入药，投量第一，否则疗效难挂头牌。

1985 年在河北遇一七十岁干部，医院开始诊断肺气肿，无桶状胸，尔后定为老年慢性支气管炎，哮喘、咳嗽、痰多、端坐呼吸，严重发作，病情表现危笃。就以小青龙汤原方予之，开了蜜炙麻黄 6 克、细辛 6 克、干姜 6 克、白芍 6 克、半夏 9 克、桂枝 6 克、五味子（打碎）20 克、甘草 6 克，没加补益之品，水煎，分三次用。连服两剂，即能平卧入睡；把量减去三分之一，又饮三天，症状逐渐消除。小案一则，可窥半豹。

杏林前辈经验，若咳嗽、哮喘、拒卧同时存在，虽然患者身体虚衰，也不宜添入人参、黄芪、熟地黄、山茱萸大补元气、壮水滋阴，防止发生胸满、痞闷、痰多、呼吸更转困难。要求掌握四字：宣、通、温、散，少用白芍，不忌附子。避开相反学说，如投附子，去掉半夏。

▣ 755. 逍遥散治精神疾患

《伤寒论》理、法、方、药类似孵化器，对后世影响巨大，有许多经验良方依据由其演化加减而成，如逍遥丸、柴胡疏肝散就为四逆散、小柴胡汤的影子翻版。这一背景被人们忽略，导致数典忘祖，不悉渊源。老朽临床比较推崇逍遥散，常治肝、胆、胰、胃、胸膜炎症，最适宜妇女自主神经功能紊乱，精神过敏、烦闷、易惹、激动、胁痛、肋胀、阵发性出汗；口干面红，虚火上升，加牡丹皮、山栀子。不局限于更年期综合征，功力甚佳，属不倒翁方。

1959 年吾在山东中医学院诊一学生之母，月经失调，周期先后不一，下午面红耳赤，烦躁，手足心灼热，身上无汗，脉象滑数，体温正常，即取此方改为汤剂予之。计柴胡 10 克、当归 6 克、白芍 10 克、白术 6 克、茯苓 6 克、甘草 3 克、生姜 6 片、大枣 5 枚（擘开），添入牡丹皮 10 克、山栀子 10 克，水煎，分三次服。连续八天而愈，且未复发。药量虽小，却得良效，令人感慨不已。

▣ 756. 茯苓利水必须量大

伤寒家调理水肿，除投大戟、芫花、甘遂、商陆峻泻，猛通大小便，一般药物则用猪苓、泽泻、白术、茯苓、椒目、滑石、防己、葶苈子，吴七老人谓之"八仙过海"，是畅开尿道的心灵鸡汤，平妥、有效。茯苓主要功能镇静、宁心、安神，利水作用很小，和猪苓、泽泻、椒目相比，差距极大，从《金匮要略》治四肢浮肿"聂聂动"，由黄芪、防己、桂枝、茯苓、甘草组成的防己茯苓汤，就可得到答案，防己之量为三两，茯苓超过一倍，充分说明非重用不易见效。实践验证，在祛湿、行水、利小便队伍中，每剂若达不到 30 克，难见疗绩，否则只可做东郭先生滥竽充数。

1960 年生活困苦时期，诊一营养不良蛋白缺乏者，颜面虚浮、下肢水肿，嘱咐吃阿胶，开了《金匮要略》当归芍药散，有当归 10 克、白芍 10 克、川芎 10 克、白术 10 克、泽泻 10 克，因身体羸弱，将茯苓升至 24 克，未敢杂入其他伤气耗阴之品。饮后功力不显，乃把茯苓增到 40 克，每日一剂，连吃两周，病情才逐步消退。

◼ 757. 五福汤医精神异常

老朽师承《伤寒论》《金匮要略》，调理心悸、恐惧、失眠，常将酸枣仁、茯苓、阿胶、龙骨、牡蛎组成"五福汤"，含有补虚、养血、健身、镇静、安神、潜阳多项意义，不分君、臣、佐、使，均属主药。夜卧不眠重用酸枣仁，15~30克；精神恍惚重用茯苓，15~30克；怔忡频发重用阿胶，15~30克；心慌易惊重用龙骨，20~40克；烦躁、坐立不安重用牡蛎，20~40克。专门投予各种精神疾患，如焦虑、胆怯、神经衰弱、静止型精神分裂，能发挥根治作用。

1989年吾于西安遇一顽固性心动过速，入夜感觉恐怖，怕地震、发生火灾，表现杞人忧天，医院诊为抑郁性神经异变，主张按癫病、精神分裂施治，吃强制型催眠药，三个月没见好转。改延中医援手，即以上方予之，计酸枣仁15克、茯苓20克、阿胶15克（烊）、龙骨15克、牡蛎15克。开始功力不显，嘱其家属勿停，凡五周，通讯告诉症状递减。将量降下少许，又服二十余天，可上班工作，回报已愈。

◼ 758. 调治表里两寒

《金匮要略》谓感受凉冷之邪，喜欠、鼻流清涕，下利、绕脐疼痛，"腹满时减，复如故，当与温药"。大都为内外两寒，不要单纯认为外邪在表，盲目发汗，从"当与温药"研究，乃附子、干姜、吴茱萸对象。若投麻黄汤开鬼门，里寒未去，还会引起火衰亡阳，此时调内居主，虽有外邪以末治之，往往里证清除，外邪随之瓦解。以热驱寒，以补益虚，突出保本，十分重要。

1978年吾在山东医学院诊一教师，回家探亲，冒雪归来，骨楚、恶寒战栗、流涕、腹痛、泻下稀便七八次、眼窝塌陷、脉沉无力，表现严重衰弱状态，类似俞根初先贤所言夹阴伤寒。未敢给予启腠透表，同其家属相商，开了《伤寒论》四逆汤加味，助阳、温里、止泻三招综合利用，有炮附子20克、干姜20克、吴茱萸10克、甘草10克、桂枝15克，每剂分三次服，六小时一次，盖被温覆、喝热粥一碗、避风取汗。连饮两剂，病情大减，表证亦消。增入桂枝活血通络，强化辛温，内外双疗，易于汗出表解。

▣ 759. 黄芪建中汤治疲劳证

岐黄流派，包括学派和门派，存在不同类别。凡崇拜、效法、应用其学说方药，被称学派；家传、师授一脉相承，自成体系，具有与众不同的色彩，则为门派。虽然两派均含倾向性，甚至片面性，但富于专题研究、突出学术论点。门派诊疗领域，受范围限制，知识面狭窄，却怀抱代代香火传递最好的经验，为一般医家所不掌握。遗憾的是，外传很少，单个接班人物故去，则宝贵遗产就会亡失埋入地下。就社会影响而言，孟河、龙砂、丁（甘仁）、张（锡纯）系统都可划归门派。高等院校招收的研究生，是学习深化专业知识，不属学派、门派传人。民初山东门派，重点师法医圣仲景，继承《伤寒论》《金匮要略》，治绩斐然，曾将黄芪建中汤投予虚弱疲劳证，补气养血，用大量桂枝辛温通络，很见功效。

1987 年老朽遇一工厂技术员，全身乏力、腰酸腿软、精神不振、记忆大减，转向未老先衰。要求中药调理，即以此方予之，计黄芪 30 克、桂枝 20 克、白芍 15 克、胶饴 60 毫升（冲）、甘草 10 克、生姜 6 片、大枣 20 枚（擘开），每日一剂。连服九天，获得改善；把量压缩三分之一，续饮三周，病状消除。

▣ 760. 升麻鳖甲汤的应用

学习岐黄、探讨中医，家传、师授、学校栽培为主干渠道，广泛接触杏林高手、临床大家亦很重要，丰富头脑，广闻多见。若想攀登高峰，获得深造，则须认真读书，涉猎文、史、哲、医多学科知识，借助外力理论研究、精化辨证施治。求教他人属于暂时，受条件限制；在书海泛舟、自强不息是无限的，老朽亲履其境，可现身说法，刻苦读书得来的东西，能占百分之八十。学界无涯，拼搏当头，"读书破万卷，下笔如有神"，付出的代价巨大，成就不是轻易得来的。当代学者陈寅恪说：博大精深，真正有成就的人，死在书本上，最后以书为之葬礼。吾性愚乏才，禀赋鲁笨，在家父训育下不进仕途，嗜读如命，常向大户人家借阅经、史、子、集，出入书肆、图书馆、市场书摊，得益匪浅。曾见一竹纸抄本未署姓名《梅园忆旧》，载有质疑性《金匮要略》二方：一是调理吐后渴欲饮水投文蛤汤（文蛤、麻黄、杏仁、石膏、甘草、生姜、大枣）用麻黄解表；二为阳毒开升麻鳖甲汤（升麻、鳖甲、当归、雄黄、蜀椒、甘草），治阴毒去热药雄黄、蜀椒，与证不合，且言发汗、令人生疑、费解。

1958 年于济南诊一银行职员，两周前四肢刺痒，夜间遇热更甚，"身痛如被杖"，随之发出红斑，凸起皮肤，无咽喉痛、唾脓血，表现阴阳毒双相症状。因雄黄列归禁品，只授予升麻 20 克、蜀椒 6 克、当归 6 克、鳖甲 15 克、甘草 10 克，告诉患者缺乏经验，无效速转另一医院。日饮一剂，连续十天，超过预料，竟然症状消退。他山之石可以攻玉，也能启发心灵，为刀圭事业服务。

◼ 761. 炙甘草汤用于更年期综合征

《伤寒论》被认为驱邪圣书，名方麻黄、桂枝、白虎、泻心、陷胸、四逆、抵当、十枣、柴胡、青龙、承气汤，均以攻病为主；实际亦收入若干扶正方，其中小建中汤（桂枝、白芍、甘草、生姜、大枣、胶饴）、桂枝人参汤（桂枝、白术、人参、干姜、甘草）、炙甘草汤（桂枝、人参、阿胶、生地黄、麻仁、麦冬、炙甘草、生姜、大枣）都属营养剂，仲景先师传人称作"健身三元"。炙甘草汤大益气血、阴阳双补，原为调理心脏期前收缩脉搏结代专题方，临床扩大应用，可给予神经衰弱、肺痿、气短、久嗽、心悸、失眠、自汗、疲劳、习惯性便秘多种疾患，荣登了名牌药榜。

1956 年吾在山东省中医院诊一妇女干部，因更年期综合征休假，身形羸弱、月经已断、夜间盗汗、心慌无主、脉象虚数、体重下降十余斤，感觉悲伤痛苦不已。当时即以此方予之，计党参 10 克、生地黄 15 克、桂枝 10 克、炙甘草 10 克、阿胶 10 克（烊）、麦冬 10 克、麻仁 6 克、生姜 6 片、大枣 15 枚（擘开），突出壮水滋阴，改善心血亏损，每日一剂，水煎，分三次服。十天转佳，连饮四周，病情解除。这是在妇科内分泌变化方面施治的一例。东汉时代无东北吉林人参，所投人参皆为山西党参。

◼ 762. 南阳六把神刀

《伤寒论》《金匮要略》中桃仁承气汤（桂枝、桃仁、大黄、元明粉、甘草）、桂枝茯苓丸（桂枝、桃仁、白芍、牡丹皮、茯苓）、下瘀血汤（大黄、桃仁、䗪虫）、鳖甲煎丸（鳖甲、乌扇、黄芩、柴胡、鼠妇、干姜、大黄、白芍、桂枝、石韦、葶苈子、厚朴、牡丹皮、瞿麦、紫薇、半夏、人参、䗪虫、阿胶、桃仁、露蜂房、赤硝、蜣螂、灰酒）、抵当汤（水蛭、虻虫、桃仁、大黄）、大黄䗪虫丸（大黄、黄芩、甘草、桃仁、杏仁、白芍、生地黄、干漆、䗪虫、水蛭、虻虫、蛴螬），杂方派医家称活血逐瘀"南阳六把神刀"。医癥瘕、积聚、破结通闭，对肝脾肿大、血管梗阻、卵巢囊肿、子宫肌瘤、盆腔炎、子宫内膜异位症、宫外孕、膜性痛经，以及月经延后、量少、停止不潮，都有作用。所投昆虫，能通经活络、搜剔沉混之邪，起特殊功效。如鼠妇、蛴螬缺色，可以减去，水蛭、虻虫、蜣螂、䗪虫属于重点、不要删掉，否则疗力下降影响全局。近人江苏章次公嘉开虫药，颇具心得，宜步后尘。

1982 年老朽在青岛遇一风、寒、湿痹，从肩、腕到膝、踝关节活动辄痛，医院诊为风湿、类风湿关节炎，病史四越春秋，吃药、打针未见改善，乃来求援。鉴于祛风、胜湿、散寒似水投石，换用行血逐瘀法，授予下瘀血汤加味，计大黄 2 克、䗪虫 10 克、桃仁 10 克、水蛭 10 克、虻虫 3 克、蜣螂 6 克，添入蜈蚣 3 条、全蝎 10 克，日饮一剂。服了十天，感觉好转，嘱其继续勿辍；当中稍有间歇，共九周，症情渐消，基本治愈。虫类临床建功立勋，不应低估。

■ 763. 胶艾汤的应用

《金匮要略》胶艾汤为四物汤加阿胶、艾叶，习称胶艾四物汤，医妇女崩漏、妊娠出血、阴虚腹痛，对月经超前、量多，功能性子宫出血，孕后先兆流产，应用最多，含有养血、补血、止血六字，属坤门调理血证第一方。老朽家传：患者面黄肌瘦、大便干燥，以当归为君；胸满胁胀，以川芎为君；腹中隐痛，以白芍为君，10~20 克；舌苔白滑、喜怒畏寒，以艾叶为君，10~15 克；血出不止，以阿胶为君，15~30 克。先兆流产加黄芩、白术、杜仲、桑寄生、苎麻根、菟丝子。同温经汤（当归、吴茱萸、川芎、白芍、人参、桂枝、阿胶、牡丹皮、半夏、麦冬、甘草、生姜）、桂枝茯苓丸（桂枝、白芍、牡丹皮、桃仁、茯苓）、下瘀血汤（大黄、䗪虫、桃仁）、土瓜根散（白芍、土瓜根、桂枝、䗪虫），乃妇科医家手中掌握的"五福临门"。艾叶减去二分之一、阿胶三分之二，施治月经来潮先后不一，周期紊乱。

1980 年医一少女，开始月经按时下行，逐渐转为七、八十天一至，淋漓不停，已有贫血现象，指定保健机构诊断功能性子宫出血，与排卵无关，准备给予激素相抗。要求吃中药试之，即授予本方，计当归 10 克、川芎 6 克、白芍 10 克、生地黄 15 克、艾叶 10 克、阿胶 30 克（烊）、甘草 10 克，每日一剂。连饮十天血止，嘱咐继服半个月，得到巩固，按月来潮，未再复发。实践观察，艾叶不宜久用，令月事延期、量少、闭经；除营养不良、蛋白缺乏，也勿盲投超重阿胶，影响规律来潮，反起障碍，发生冲脉血液难以下行。民国时代山东伤寒家应用胶艾汤，防止胸闷、恶心、纳呆，常删掉甘草，若食欲不振，添炒神曲 10 ~ 15 克。

■ 764. 茵陈蒿解热退烧

《伤寒论》茵陈蒿汤，由茵陈、大黄、山栀子组成，为疗湿热黄疸专方。因茵陈是青蒿的幼嫩茎叶，亦有宣散退烧作用，温病学派以之代替柴胡，调理少阳表里之热，避免劫夺肝阴。春季阳气上升，民间习俗将其洗净沾上面糊，以油炸食，谓清热解毒可预防瘟邪流行。事实证明，它的解表退烧功力虽低于青蒿，在发汗降温方面，能等同柴胡比类，起同样功效。投本品降温时间，大都局限立夏之前。

1975 年 4 月，老朽在新泰诊一外感少阳病，头痛、口苦、身上无汗，有往来寒热现象，就开了小柴胡汤。把柴胡改成茵陈，计半夏 6 克、茵陈蒿 30 克、党参 10 克、黄芩 15 克、甘草 6 克、生姜 6 片、大枣 10 枚（擘开），水煎，六小时一次，分三次服。连饮两剂，体温恢复正常，往来寒热消失。茵陈的作用值得研究。

■ 765. 白虎汤加青蒿降温

历代先贤有许多文学功底深厚，抒写苍润，寄意廖廓，擅长著述，笔下生辉，如：葛洪、陶弘景、孙思邈、刘完素、朱震亨、李时珍、张介宾、缪仲淳、王肯堂、喻昌、张璐、顾松园、徐大椿、林珮琴、黄元御、王孟英、费伯雄等等。医文并茂，均具有较高的思维能力，善于分析研究，继承前人学说，广开岐黄之路，点亮了艺术传灯。近代张锡纯先生最大特色突出实践，专题攻战，《医学衷中参西录》一书，脍炙人口，很少言之无物，对石膏、参三七、白芍、山茱萸、山药、乳香、没药有深刻心得体会；惟投用石膏，缺乏配合他药提高溶解度，后昆感觉遗憾。

1965 年老朽诊一时令病，无典型伤寒传入阳明、温证邪入气分现象，高烧、便溏，吃《伤寒论》白虎汤加山药，石膏开到 90 克，体温不降。在黔驴技穷的情况下，起用了时方欣赏药物青蒿 30 克，置于白虎汤内。连服三剂，其热即退。临床提示，执业期间，应广采百家经验，打破派别门限，不拘一格，才是上承要求标准。

▣ 766. 元明粉代大黄治习惯性便秘

看书是学习知识的主要来源，分读与阅览两种形式，一般说经、史、子、集为读，小说、杂记是阅览，但《聊斋志异》《红楼梦》属读，《三国演义》《水浒传》归阅览。岐黄著作《内经》《难经》《神农本草经》《伤寒论》《金匮要略》为读，历代名家如孙思邈、刘完素、张洁古、张从正、李杲、朱丹溪、薛立斋、叶天士、吴瑭、唐宗海等所写者则列入阅览之中。老朽业医七十年，遵先父遗教，打破这一局限，对经典外多家重点学说、经验、良方，亦精心细读、牢记，且师法铃医掌握的辨证技巧、所用药物，来补充腹笥"空空如也"。

民国时期石佛寺主持僧，研究《伤寒论》《金匮要略》，能背诵全文不漏一字。告诉人们受调胃承气汤启发，恐伤元气，麻子仁丸去大黄加元明粉，施治肠道干燥、习惯性便秘，比原方效佳，立竿见影，五小时左右更衣，粪化为水。

1955 年吾于德州遇一大腑秘结，六七日排出一次，约瓦器半盆，医院诊断巨结肠症，就授予此方，计麻子仁 200 克、白芍 80 克、枳壳 80 克、厚朴 80克、制杏仁 80 克、元明粉 40 克，碾末成散，每次 10 克，日服两次。功力不显，继增 10 克；掷地有声，当天大便下行，呈鸭溏状。吃了一料，即纠正过来，没再发生内结，转向常人按时入厕。

▣ 767. 麻黄升麻汤的新用

《伤寒论》厥阴病麻黄升麻汤，药味庞杂，很少应用，民国时期北派伤寒家一乡村老医，以其调理阴虚肺热哮喘、咳嗽，大显身手，实践巧妙处表现在投量上，效果可观。据道友介绍，含麻黄 10 克、升麻 6 克、当归 3 克、知母15 克、石膏 20 克、黄芩 6 克、玉竹 10 克、白芍 6 克、天冬 15 克、桂枝 6 克、茯苓 6 克、白术 3 克、干姜 3 克、甘草 6 克，石膏、麻黄、知母、天冬为重点，饮后得汗与否，无关紧要，大都见到嗽止喘平。

老朽存有戒心，未敢轻投，深感遗憾。1980 年吾外出开会，在旅途遇一淮南离休干部，素有支气管扩张史，此次发作，以哮喘、咳嗽、口渴、咽痛、恶寒、无汗六种现象居主，十分严重。反复考虑，无适宜良方，即取本汤授之，每日一剂，分三次服下。吉人天相，吃了六天，症状大减，接近痊愈。从中获到教训，古方化裁，灵活运用，开辟新的疗途，也是传承、发扬任务。

768. 燃火驱寒汤的运用

老朽家传，对阴寒腹痛，按之柔软，得热则舒，常投《伤寒论》乌梅丸减味方，含当归 10 克、细辛 6 克、干姜 10 克、炮附子 10 克、桂枝 10 克、蜀椒（炒）10 克，名"燃火驱寒汤"，用于胃炎、胃下垂、胃溃疡、肠系膜淋巴结炎，凡舌苔白滑、大便不实、身体乏力、畏冷怕风就可应用。干姜散寒，附子助阳，细辛、蜀椒行气止痛，皆属主药，桂枝温经活络、发散郁邪，当归和血、不宜多开，防其滑肠加重溏泻。附子以砂石爆炒，热力尚存，熟附子炮制太过，已丧失疗能，切勿代替。临床观察，比附子理中汤、当归生姜羊肉汤功效优越，是不倒翁方。

1959 年在山东中医学院遇一京剧演员，因鼻衄、痔疮上下溢血，久医不愈，形体虚衰，自汗、疲劳、面色㿠白、四肢酸软、大便干结，农历三月犹穿棉衣。从表现诊断，急需本汤，把当归加至 20 克，日饮一剂，嘱咐十天为限，再改弦更张。孰知服后病情锐减，又吃两周症状消失；继续阿胶调治，逐渐恢复健康。无腹痛者，同样可用。

769. 小建中汤宜于虚弱

凡身体瘦弱，血不荣筋，四肢酸痛，行走无力，杂方派喜投圣愈汤、十全大补汤；伤寒家则否，根据《金匮要略》"虚劳里急"，给予小建中汤，因突出四肢酸痛，重用桂枝、白芍，不开黄芪建中汤，为一大特色。桂枝温通经络，白芍养阴补血，改善内在环境，转化机制，达到驱邪扶正目的。健脾益气，将大枣之量加倍，促进血液化生，临床观察，很有意义。所用大枣要选取北方、新疆地产，个大肉多，营养丰富，滋补力强。组方五味一体，能奏良效。

1982 年吾于山东中医学院诊一神经衰弱，感觉头脑昏沉、记忆下降、四肢发软、全身酸痛、不愿活动，老朽就以此方授之，计桂枝 20 克、白芍 30 克、甘草 10 克、生姜 10 片、大枣 30 枚（擘开）、胶饴 60 毫升（冲），日饮一剂。吃药过程，亦有间断，共四十剂，恢复健康，精神面貌改观。药力作用，值得巨眼青睐。

◙ 770. 排脓宜用桔梗、枳壳

《金匮要略》所载外科疮疡，投排脓散（枳壳、白芍、桔梗、鸡子黄）、排脓汤（桔梗、甘草、生姜、大枣），伤寒家合组一方，名"外泄排脓汤"，定量枳壳 15 克、白芍 10 克、桔梗 15 克、甘草 10 克、生姜 6 片、大枣 10 枚（擘开）。凡疮、疖、疔毒未内消转化成脓，按之柔软，无明显灼热、痛感，就可应用，促使破溃，代替手术，能祛腐生肌。老朽曾施治两例，均见效果。

1953 年诊一男子臂痛，发病不到四周，膨大如皮球，热、痛减退，已经化脓，动员去医院切开引流，患者拒绝，等待熟透自破，要求中医协助，授予相应药物解决。当时即写了本方，照原量服之，每日一剂，水煎，连吃三天，疮头破裂，流出半碗红白脓液。敷上乳香、没药制成的海浮散，半个月收口而愈。虽未加入鸡子黄，也获得良好的功效。汤内重点是桔梗，次则枳壳。

◙ 771. 麻黄发汗的妙用

麻黄发汗，得桂枝则力强；无桂枝配伍，疗力较低，转为利水。从《金匮要略》所附千金越婢加术汤调理腠理开、汗大泄、身体津脱；《伤寒论》汗出而喘用麻杏石甘汤，麻黄不属汗家禁忌。温病学派不仅视葛根、柴胡如虎，亦对麻黄畏之似蛇蝎，称作狼药，限制了运用范围，束放高阁，令人喟叹不已。老朽经验：发汗多少之分水岭，全在投量上，量小、开鬼门作用不大，超过 15 克则会见到明显解表现象。若不注意这些情况，就易混淆，杂为一谈，曲解它的真实功能。

1959 年吾于济南遇一外感风寒，骨楚、哮喘，曾让其吃《金匮要略》还魂汤（麻黄、杏仁、甘草）；喘止风寒未去，第二剂加入桂枝，增麻黄之量，连饮两天，身上冒汗，表邪即解。实践说明量大小关系战局，也与桂枝密不可分，缺乏掌握此项特点，便失去了巧用麻黄的妙招。

◙ 772. 仲圣所用人参为党参

从《伤寒论》《金匮要略》处方所开人参，由症状学推断，均为上党野生之党参，与东北吉林人参不同。重点取诸生津止渴、益阴补血、健脾和胃、养心通脉、解除胸中痞满，气味平和偏于滋润，无燥烈性，属康复营养品，同吉林人参大异其趣。二者盲目相混，等于黑白颠倒，能贻误病情。家父经验：党参亦有益气作用，效薄力微，在止渴方面比较明显。与吉林人参相比，各具优势，补气助阳党参让位，育阴生津吉林人参则居下游，差距很大。业师曾言：对祖先遗产要灵活运用，因证制宜，严格区别药物，避免古今名称都是一色。

1955 年吾于德州诊一热性疾患，在恢复阶段口干喜饮，开了小量白虎汤（石膏、知母、甘草、粳米），加吉林人参 15 克；服后未见良好功力，反而感觉烦闷。去掉吉林人参，改换党参 20 克；连吃三天，干、渴现象转止，乃党参发挥生津作用。但就目前来讲，并未列入促进唾液分泌范围中，应深化研究。

■ 773. 身痛用葛根汤加独活

民国初期北派伤寒家，调理外感风寒、邪侵经络、身体疼痛，虽然以发汗为主，还要考虑颈项、肩胛、四肢关节，进行全面医疗，常投《伤寒论》葛根汤加独活，以量大取胜，别具风格。族伯父指出，若肠无燥结，葛根可投予20 ~ 30 克、麻黄 12 ~ 20 克；便秘减量，增重白芍 20 ~ 40 克，则不影响入厕更衣了。先贤将羌活治上、独活疗下，列归两种作用，实际《金匮要略》并无此分，所附《千金》三黄汤（麻黄、独活、黄芩、细辛、黄芪）治中风"手足拘急、百节疼痛"，就是明证，主要功能祛风、散湿，止痛功效也占一流。

1966 年立春，在山东中医学院遇一工友，冬季受寒，同风湿发作，肌肉、关节由颈到足酸痛，步履困难，拄杖行走。吃抗风湿药片、打针，均乏功力，乃转诊中医。根据病情，准备授予桂枝芍药知母汤（桂枝、白芍、麻黄、白术、知母、附子、防风、甘草、生姜），因患者项强无汗、且嫌内容较杂，改换了本方，计麻黄 15 克、葛根 30 克、独活 35 克、桂枝 15 克、白芍 30 克、甘草 10 克、生姜 10 片、大枣 15 枚（擘开），日饮一剂，分三次服。表现颇佳，嘱其继续；未再损益，凡十八剂，症消而愈。汤内独活开了 35 克，没见不良反应。

■ 774. 技术保守

临床经验丰富的岐黄家，避免药味刺激导致恶心、呕吐，发生拒药反应，遵照仲景先师加甘草改善口感，生姜、大枣和胃。《伤寒论》处方，干姜不只助阳温里，亦起镇呕止吐功效。预防药物影响纳食，配入神曲、麦芽（或谷芽、稻芽）、山楂，谓之"三仙"。另外将君药分开书写，如生、炙黄芪，生、炒白芍各10克，实质是投20克；生、熟地黄，生、炮附子不在此例。保护自己特色、防止技术流出，形成秘不外传，行家则称"遮眼法"。自学成才、书本出身者，均不晓内幕，个别人呼为"固守师门传灯"。走方郎中把君药化整转零，或置于佐、使之列，外界极难窥破，除了得意弟子，一般跟班学艺的门徒，亦不易抓到手中。这些历史遗留，背离了传道、授业、解惑三部曲，但也保住绝招，经验不会落入拜师以名利为目的、非济世活人、身陷邪窟不法者提囊。

1950年遇一杏苑前辈，告诉老朽，有一高僧医术精湛，调理咳嗽常开《伤寒论》干姜、细辛、五味子，乃尽皆周知，却于方笺最后不显眼处，缀有茯苓数十克。细心者感觉奇怪，询问多次，才吐露真谛，也是《伤寒论》《金匮要略》薪传，匿于痰饮栏目，四味合用能提高治绩。茯苓之量须维持30～60克，少则无力，缺乏成果。藉此揭出，供作了解。

▣ 775. 急症速决

临床所见高烧稽留，能发生意识模糊、行为异常；通利肠道，泻出燥屎，体温下降，情况便可缓解。阳明腑证则会出现潮热、谵语、"目中不了了"、视物昏暗、"独语如见鬼状"、热结旁流，甚至循衣摸床、撮空理线、昏迷。要采取果断举措，速投硝、黄攻下，芩、连、膏、知己无能为力，退出用场，只有大承气汤挽回危局。不掌握如是机制，就易被死神夺走患者生命。老朽在医疗过程中，除着重这些变化，尚吸收叶桂先贤经验，注意"灰中有火"，将清热措施进行到底，防其回潮、反弹，和调理大病减去百分之八十即止并不相悖，都是同路扫尘治法。

1956年吾在山东省中医院遇一夏季热患者，经过客观检查实为暑温，发烧持续十天，吃白虎汤、黄连解毒汤未降，久不更衣、矢气增多，绕脐痛、拒按，表现燥粪秘结。应攻逐毒邪、急下存阴，即开了《伤寒论》大承气汤，计大黄15克、枳壳15克、厚朴15克、元明粉15克，避免损伤元气、猛药直下、停留时间太短，水煎，五小时一次，分四次服。只饮一剂，腹内肠鸣，泻出大量秽物，逐渐热消身凉，没再饮药而愈。速战立决，属于上策。

▣ 776. 四逆汤加桂枝壮阳解表

北派伤寒家遇到阳虚内寒，调理伤寒无汗投麻黄汤加附子，中风有汗桂枝汤加附子，形成规律化。不悉撰人手抄本《医事花絮》，记有一耄耋医家专攻《伤寒论》《金匮要略》，熟烂胸中，被称"南阳传人"，处方遣药超出同道思维，独树一帜。每逢身体虚弱、舌苔白滑、手足逆冷、脉浮不紧、大便溏泻、恶寒无汗，就授予四逆汤加大量桂枝，温通开表。与众不同处，师承吃桂枝汤法，药后喝热粥一碗、卧床抱汤婆子、温覆出汗。病家反馈，百分之八十邪去而解。其中桂枝为君主之官，开至30余克，很少异常反应，因效佳、药资低廉，求诊者络绎不绝。

1955年老朽于陵县见一此型农翁，感冒无汗，每日入厕五六次，四肢酸痛，恶寒严重，疲惫不堪。当时即取本方与之，计桂枝30克、炮附子30克（先煎90分钟）、干姜30克、甘草10克，水煎，分三次饮下，吃粥、加温取汗。连服两剂，脾虚阳衰扭转，表证随着消除。四逆汤加桂枝值得试用、普及实践。

▣ 777. 治学要精益求精

中医流派有学派、门派之分，门派则属业师亲授，与学派信奉伤寒、温病系统论说不同，如费伯雄、何廉臣、丁甘仁、张锡纯派；同时尚有非正规面传、自行继承前贤治学思想、理法方药，如张山雷受王孟英影响、程门雪为叶天士体系。看来情况较杂，实际脉络可寻。恽铁樵是江苏武进人，和丁甘仁同乡，与孟河派无血缘关系，二老先后问道南派伤寒家汪莲石，在上海分别转归两个阵营，很少会晤。丁甘仁早期为孟河时方嫡派，于苏州师事马培之，到申门方拜汪氏求教，不久又返回时方行列，艺术难定门户，称"选学郎中"。从不拘一格讲，能占优势，乃后学奋斗的目标；在精、专的方面，却居次要地位，故其伤寒学成就没见明显伸展，已被孝廉曹颖甫取而代之，众皆感慨叹惜。

▣ 778. 盲用桂枝衄血

恽铁樵先生离开商务印书馆，在上海挂牌业医，创办函授学校、《铁樵月刊》，批评滥投果子药，遭到飞短流长。实际对时方无有危言。身为伤寒家，亦提出麻黄、石膏、附子、大黄误用有害，晚年逝世之前，常慎开桂枝不到3克，没有固步自封。桂枝一味，在《伤寒论》《金匮要略》约占八十首处方，次于甘草，应用最多，临床所见，很少不良反应，和虎狼药根本不同。血热上冲、内积火邪，则需敬而远之。虽能制止逆气妄行，如奔豚之用桂枝加桂汤，亦要避免发生意外。

1955 年吾于德州遇一高中男生，春季伤风，身痛、恶寒、有汗，当时曾授予桂枝汤，计桂枝 15 克、白芍 15 克、甘草 10 克、生姜 6 片、大枣 6 枚（擘开）。饮了两剂，逐渐缓解，却引起鼻衄、大量出血。由于没有考虑其口渴症状，是内停热邪，乃带来此失，急取大黄粉 2 克，吞下而止。经方药物运用，也应一分为二，注意效果中也含损害，老朽盲开，就是例子。

▣ 779. 小承气汤治上部火邪

据家父言，清末北派伤寒家有一名宿，调理上焦火邪，头面烘热、口苦、耳鸣、舌苔黄厚，不投芩、连、栀、膏，专开《伤寒论》小承气汤，枳壳、厚朴、大黄三味均用酒炒，连服三四剂，更衣五六次，谓师法医圣取"大黄以利之"，症状减轻，很见效果。大黄生用、水煎后入，攻坚力强；加酒蒸、炒，能逗留胸、脘，治下作用转缓，对清除头面、上中二焦之病最为适宜。其量不应过大，3～6 克，通便勿超三次算标准，才可恰到好处。业师曾说，大黄称"将军"，善于驱邪破结。究诸实践，量大如虎，配入元明粉，更能充分表现；若量小、炮制，比较驯顺，就转成绵羊，化作稳药。六十年前道友谢君喜开本品，善疗热证"怫郁"，倡导六气皆从火化，勤于遣用，经验娴熟，被颂绰号"谢大黄"。

1980 年老朽在山东医学院诊一妇女，面色红赤、且有青春痘，灼痒、烦躁、浅睡易梦、舌生黑苔、口渴、大便稍干，即给予小承气汤，含大黄 6 克、枳壳 6 克、厚朴 6 克，均加酒炒，没添任何药物，水煎，分两次饮之。蝉联一周，每日泻下 1～2 次，情况迅速转佳，病去大半，确够良方。

▣ 780. 桔梗排脓祛痰

民国时期上海医界，时方派丁甘仁以下风起云涌；恽铁樵、祝味菊、陆渊雷伤寒派，办函授招收遥从弟子，人数较少；杂方派虽无媒体宣传、兴办学校，仍占舞台相当地位，堪称百花齐放。恽、陆二家为师生关系，属文士下海，工于写作，区别处：铁樵先生信手挥墨、不修辞句，摆脱了既往鸳鸯蝴蝶的气息。渊雷君受章太炎影响，《伤寒论今释》《金匮要略今释》，精雕细刻，笔下显露才华；所著二书，吸收大量今人注解，附以自己见闻，颇有建树。闫德润《评释》，取其理论刺清贤陈修园之眼，借刀杀人，伤害了医林。陆氏临床和恽氏相比，表现谨慎，乏大刀阔斧病例，投附子难同祝味菊抗衡；研究桔梗排脓，根据《金匮要略》，有明确观点。老朽经验：桔梗内服，不只施治肺痈，对外科疮疡、放出酿化成熟的脓血也很起作用。凡支气管炎、咳嗽、吐痰量多，皆富功效。传统习语，谓能载药上浮，则乏实践意义。

781. 解表不忌人参

凡暴发、危重属于急症，都要速救；慢性疾患注意治本，可以缓调，乃临床法规，从《内经》《伤寒论》时代就已执行，奉为准绳。老朽师法族伯父学术思想，正气不足外邪易侵，在解表方中，加入吉林人参少许，提高免疫、抵抗、修复三力，对发挥原方作用并无影响，还能助一臂之力。《伤寒论》《金匮要略》所用的是山西上党产物，名党参，归阴性药品，缺乏这种功效，切勿混淆为一。有人强调吉林人参温补，会封闭鬼门，开表驱邪起障碍，此说不符合客观实践，无遵循价值。

1971 年吾于新泰诊一冬季感冒，身痛、骨楚、疲劳、恶寒、无汗，吃姜糖汤、麻黄汤外邪不解，转来施治。即授予麻黄汤加吉林人参，含麻黄 15 克、杏仁 10 克、桂枝 15 克、甘草 10 克、吉林人参 6 克，盖被温覆，开启腠理。连饮两剂，汗出病消，未有发生投鼠忌器现象，反而雪里送炭，得到速愈。

782. 组方配伍投量技巧

历代临床家，无论经方、时方、杂方何派，各有专长，伤寒、温病系统表现特色比较突出。伤寒学领域，解表开麻、桂，清热开芩、膏，健运开姜、术，温里开萸、附，有规律可循；然加减、投量、应用技巧不好掌握。业师曾说，画葫芦易，精雕细刻难。老朽七十年来传承仲景先师之道，实践其理法方药，心得、体会均感欠缺。

1946 年见一旅鲁《伤寒论》火炬接棒者，八十余岁，被誉高手。调治一男子经常腹痛、面容晦暗、肠道滑溏、手足厥冷，诊为阴盛内寒、脾失健运、肾阳虚衰，提出重点热补，投四逆汤加味。以干姜居主，祛湿、燥脾、温胃，保本固脱；炮附子壮阳，退于二线，因性滋润、影响收敛，下利清谷，量不宜多，30 克即达山峰；添入吴茱萸 10~15 克，暖中、止泻、散寒，和附子并行，虽属臣药，能催化诸品发挥作用；要靠细辛通络升发，3 克为佳，量大补力降低，求胜反败。组方配量巧夺妙论，众皆叹服。类此思维、超人的经验，几乎空前。

▣ 783. 小陷胸汤治灯笼病

内科杂证常具多种表现，有的超出临床所见。《医林改错》记载之"灯笼病"，吾曾遇到数例，活血化瘀是主攻方向，非普遍开花。胸腔无特殊变化，亦和胃酸引起的灼心不同，民间谓之"蜡烛燃烧"，十分痛苦。

1964 年秋季，吾于合肥诊一干部，胸闷发热，似火球滚烫，吃中西药物没有效果，已有半年史。当时甚感棘手，因有闷满现象，开始按"心下痞"施治，给予《伤寒论》半夏泻心汤（半夏、黄芩、干姜、黄连、人参、甘草、大枣）；饮了六天，减不足言，遂敬谢技穷，劝另聘高端。患者要求再更换一次处方，乃改为调理结胸的小陷胸汤，计半夏 10 克、黄连 15 克、瓜蒌 30 克，水煎，分两次服。连啜四剂，反馈较好；嘱咐继用勿停，十五剂症状消失；尔后告知，未再复发。写出此案，提供对黄连、瓜蒌能驱逐热积一条线索，望同道深入研究。

▣ 784. 桂枝蒸化利水

《伤寒论》所载医招，一是发汗解表，为引蛇出洞，用麻黄汤；二是清热退烧，为金风吹凉，用白虎汤；三是温里回阳，为祝融驱寒，用四逆汤；四是泻火破结，为雷公降雨，用大承气汤；五是利水消肿，为禹王开渠，用五苓散；六是和解表里，为楚汉息争，用小柴胡汤；七是安神入眠，为心肾相交，用黄连阿胶鸡子黄汤；八是健脾养胃，为女娲补天，用理中汤，称"济世八尊"。五苓散兼治痰饮、频吐涎沫，超过吴茱萸汤、苓桂术甘汤，对二阴分化障碍，水行肠道、大便溏泄很有作用。除白术、茯苓、泽泻、猪苓侧重排尿，桂枝促进膀胱气化，亦属驱水良品，临床组方切勿漏掉。

1975 年老朽在山东医学院诊一妇女，下肢浮肿直到足面，压之凹陷如坑，曾吃健脾、渗湿、通畅小便药物，疗力不太明显。改开五苓散，因未加桂枝，同样收功欠佳；乃添入桂枝 15 克，继饮七剂，尿液增多。凡十五剂，水肿现象全消。桂枝起了不可替代的隐效。

◼ 785. 滥服吉林人参有害

水能载舟，亦能翻船；药可祛病，亦可增邪，增邪就是伤身。有毒之物大都避之遥远，营养保健药品则亲如糖蜜，但食用不当，会暗受其害，反而干扰人体气血、阴阳平衡发展，破坏了升降、出入内在动态机制，导致疾患丛生。属自寻偏颇，酿造内邪，使外因易侵、引狼入室，反吃苦果。以吉林人参为例，通过温补、久服常出现口干、焦躁、胸闷、哮喘、失眠、多梦、更衣下行不爽、血压升高的现象，形成气有余便是火、阳盛阴衰，求安而得妄灾。

1954 年吾于天津遇一企业家，身躯瘦小，素有精神过敏，醉心延年益寿，吉林野生人参应用最多。表现易怒、多疑、异常兴奋，感觉脑中似藏鬼魅，夜睡不足四小时，噩梦纷至沓来。劝其立即停服人参与养生诸药，每天饮雪羹汤：荸荠 60 克、海蜇 60 克，清热、滋阴、化痰。共两个月，症状解除，基本治愈。

◼ 786. 法古须要灵活

《伤寒论》组方短小精悍、单刀直入，无繁琐语言，能显示主攻方向；在加味上一证一药，口渴加党参、风寒身热加桂枝、腹痛加白芍；多者三药，哮喘加麻黄、杏仁、厚朴，咳嗽加干姜、细辛、五味子，层次分明，有利掌握，医林举为配伍标准、古方领袖。由于历代传抄、编次，也存在若干误书，如口渴加白术、下利加莞花、失血加党参，都和临床龃龉，影响医疗。吾尊师命，依据实践，着重选择，取宏用精，防止落入错字窠臼。

1951 年秋季，在德州诊一男子，便后痔疮出血，长期不停，舌淡肌瘦、面色苍白、脉象沉细、身体虚弱乏力，化验检查提示严重贫血。因患者了解刀圭术，要求按《伤寒论·霍乱病》篇亡血家施治，开四逆加党参汤。老朽拒绝，没敢应用；尔后症情转笃，洞悉吃了乏效，反而转剧，又来索方。即授予四物汤（熟地黄、川芎、当归、白芍）加黄芪、吉林人参、阿胶、伏龙肝（灶心土）、桂圆肉。连服一个月，才恢复健康。盲目投药，易受其害。

◼ 787. 九如汤治咳嗽多痰

伤寒派调理哮喘，常投《伤寒论》小青龙汤，咳嗽用《金匮要略》苓甘姜味辛夏仁汤。北派伤寒家将二书"三喘""六嗽"汇合一起，专题施治外感咳嗽，肺不肃降、气逆痰多，无论支气管炎、支气管扩张、支气管痉挛，皆可应用，计麻黄 7 克、杏仁 10 克、厚朴 10 克、干姜 10 克、细辛 6 克、五味子 10 克、紫菀 10 克、泽漆 15 克、款冬花 10 克，温化华盖，名"九如汤"。作用较好，属不倒翁方。民国时期风行冀南、鲁北，为门派得心应手的王牌，秘密流传。泽漆即猫眼草，有小毒，在 15 克内很少发生不良反应，临床证明利水涤饮功力超群，《金匮要略》之泽漆汤就推为君药，量极大，和外行所言凤凰实际是鸡不同。

1980 年诊一留饮患者，咳嗽严重，日夜不停，呼吸困难，吐白色稀痰似水，无黏稠现象，已有两月余，医院印象双侧胸腔积液，嘱转中药支援。当时就授予本汤，把泽漆增至 20 克，又添茯苓 30 克。每日一剂，连服十天，痰量大减，咳嗽渐平。效果之速，出乎预料。

◼ 788. 临床注意药从人变

临证遣药，因地区、气候、体质、习俗关系，以长江为界，南北不同，伤寒家均属仲景先师传人，在投量上分道扬镳。举麻黄为例，执业山东，每剂开到 10～15 克，桂枝 15～30 克、附子 20～45 克、石膏 30～60 克；江南同道则少于三分之一，甚至减去一半，此乃客观需要，并非术有所偏。感齐鲁大汉耐药力强，不了解这个情况，就会发生鞭长莫及与捉虫妄动牛刀，难以获得确切疗效。过去归咎人为，缺乏调查分析，脱离实际。

1955 年吾在平原诊一医友，长期旅居福建，身体状况和山东大异，十分消瘦，因风寒感冒头痛、发烧、恶寒、无汗。其兄授予麻黄 10 克、桂枝 10 克、防风 10 克、羌活 10 克、甘草 6 克、生姜 3 片，饮后汗出湿透卧具，精神萎靡，疲惫不堪，呈现手足逆冷亡阳倾向。邀老朽接手，从离家多年体质已有变化考虑，麻黄 10 克亦难耐受，不宜按北方习惯施治；表邪解除，要改道另行转吃四逆汤，小量与之，计炮附子 15 克、干姜 10 克、炙甘草 10 克，加入吉林人参 10 克。连服三剂，颓势挽回，病消而愈。人随地区而变，药也随地区应对，辨人和证的传统法规，万不可丢。

◼ 789. 谈三环套月

《金匮要略》小承气汤、厚朴三物汤、厚朴大黄汤，药味一样，剂量不同，均以攻邪为主，伤寒家谓之"三环套月"。小承气汤含大黄四两、厚朴三两、枳壳三枚，行气、破结、泻下力小；厚朴三物汤厚朴八两、大黄四两、枳壳五枚，功力转强；厚朴大黄汤厚朴一尺、大黄六两、枳壳四枚，泻下作用最大，不能认为是同一首处方。厚朴三物汤、厚朴大黄汤不只投量超过小承气汤，行气、开闭、排满亦占绝对优势，应区别运用，分路而行。所言"三环套月"，指主攻方向，抓住病邪，通利肠道。吾调治胸膈、腹中气、食、痰、饮积聚，将枳壳、厚朴置于第一位，奉为君药，写医案习惯成性，仍书"小承气汤"，实际是错误的。建议同道划河为界，要狮虎西东。

1970 年吾于新汶遇一乡镇干部，"文革"强迫管制，精神压抑，怒火中烧，感觉腹内发热，两日更衣一次，矢气极多，仍胀满如裂，不敢进食，医院检查已排除肝脾肿大、内在积水，转来就疗。当时即开了厚朴三物汤，将大黄减去大半，突出枳壳、厚朴，加入柴胡、香附、郁金疏肝行气、活血散结，有大黄 4 克、枳壳 30 克、厚朴 30 克、柴胡 10 克、香附 10 克、郁金 10 克，水煎，分三次服。连饮三天，如厕数次，腹内胀满、坚硬的症状，逐渐消失。枳、朴二药起的作用，明显可观。

■ 790. 吉林人参与党参不同

《伤寒论》《金匮要略》所用人参，均为党参，和东北吉林人参不属一个品种，作用各异。吉林人参偏于温燥，补气、健脑、兴奋力强。党参侧重养阴、增液、生津，补气低下，与西洋参相比，有类似同样功能，因此时方派人士遇贫寒患者，以之代替西洋参，颇具只眼。夏季伤暑，气阴两亏，有时不投吉林人参而开大量党参，物美价廉，亦有效果。

1966 年老朽于山东省中医院遇一大学教师，热性病恢复期，口渴、乏力、精神不振。在方中加入吉林人参 12 克，表现烦躁、睡眠不佳；将人参改为党参，渴止，乏力依然如故；遂又添了吉林人参 6 克，党参仍用 20 克，连服七剂，证消而安。不言即喻，二药的临床差别十分明显。

■ 791. 放心应用酸枣仁

《折肱留札》称《金匮要略》中酸枣仁汤（酸枣仁、知母、茯苓、川芎、甘草）、《伤寒论》中黄连阿胶鸡子黄汤（黄芩、黄连、白芍、阿胶、鸡子黄）为"两面观音"，是调理失眠的要方。酸枣仁不仅催人入睡，亦施治心虚血少，《金匮要略·五脏风寒积聚病脉证并治》所言："合目欲眠，梦远行而精神离散，魂魄妄行。"通过补养，安神定志，解除杂念萦绕、噩梦缠身。传统经验，加入龙骨、牡蛎镇肝潜阳，导龙回海，药力平妥，投量宜大，功效不次于"两面观音"，伤寒家了解者少。杂方派又添入清热保阴、宁静驱恐的百合、莲子心、全蝎，疗绩很佳。

1957 年吾于山东中医进修学校遇一林业职工，医院诊断神经衰弱，每晚十二点左右，阴阳交替之际，即进惊恐梦乡，大都属刀兵、水火、死人、恶斗事，吓出冷汗而止。委老朽改用中药，当时深感棘手，进退维谷，蓦然忆起此方，嘱其试服，计酸枣仁 30 克、牡蛎 30 克、龙骨 30 克、百合 20 克、莲子心 15 克、全蝎 10 克，水煎，分三次饮之。连吃六剂，反馈较好，继续未停，中间没有更易；约二十余剂，病情锐减，竟已治愈。随之命名"驱逐噩梦汤"。事实证明，酸枣仁炒香醒脾，能促进食欲，防止纳呆。山东医家刘惠民，受张锡纯先生影响，喜投本味，外送绰号"枣仁刘"，对个别患者曾开到 60 克，无异常反应。酸枣仁性质驯良，可放胆实践。

■ 792. 损有余亦是补不足

古代治病强调补不足、损有余，后世温补派张介宾先贤认为：病客人体，产生阴阳失调皆为不足，无实可言。设考虑：邪在人体是实而非不足，虚乃人体抗病能力低下，缺乏免疫、抵抗、修复三力。如寒气入经、食伤脾胃、湿流关节，都属实的表现，应采取果断措施清除致病因素，目的在于保护人体，就等于补其不足，这是逻辑性辨证法，和机械论无共通之处。对食伤、忧伤、饮伤、劳伤、房事伤、营卫伤，赢瘦、肌肤甲错、面目黯黑，《金匮要略》称"缓中补虚"，投大黄䗪虫丸（黄芩、桃仁、大黄、杏仁、白芍、生地黄、干漆、虻虫、水蛭、蛴螬、䗪虫、甘草），仍以损有余即攻邪为主，并不用参、芪、姜、附、阿、饴、归、术即是例子。固守补不足的观点，曲解了前人之学说，走向片面，给臆断妄补提供了幻觉依据，吴七先生谓之"思想幼稚证"。

1981 年吾于济南遇一腹胀男子，饭后消化不良，嗳气，曾按"内伤脾胃，百病由生"施治，给予人参、白术、干姜、甘草理中汤，反而转重，已不敢进食。劝其改吃厚朴三物汤，计大黄 2 克、枳壳 15 克、厚朴 15 克，加入炒神曲 10 克、炒山楂 10 克、炒谷芽 10 克，水煎，分三次用。连饮四剂，感觉有效；又服五天，排出大量气体，彻底获愈。

◼ 793. 甘姜苓术汤的应用

寒湿侵袭，腰冷如坐水中，"腹重如带五千钱"，《金匮要略》称"肾著"，投甘姜苓术汤，用同等量，前贤经验：大则有效，量小无功。此证并不罕见，对照现代医学，无相应病名，临床观察，以女性为多。常以腰酸、发凉求治，伴有下肢沉重，不是专指肚子像带五千钱，和肝硬化腹水不同。从理论上讲，腰乃肾之府，调理重点应按寒邪处方，用真武汤（附子、白术、白芍、茯苓、生姜）或含附子的传统热剂，出乎意料，却开了甘、姜、苓、术四味，目的温化祛湿，凸显干姜、白术、茯苓作用，甘草补中益气升提清阳、提壶揭盖。附子助火驱寒当然可以起用，但其性润、缺燥湿功力，忍痛割爱，亦恰合分寸，无必要质疑。

1973 年老朽于山东医学院诊一学生之母，发病两个月，腰溶溶如坐水内、隐痛，腹大胀满，腿、足压之凹陷，感觉下肢沉重，行走困难，好似穿着数十斤衣物。开始给予当归芍药散（当归、白芍、川芎、白术、茯苓、泽泻），未见良效；乃改用本汤，计干姜 30 克、白术 30 克、茯苓 50 克、甘草 20 克，加茯苓之量利水，减少甘草防止增添胸闷、腹胀，水煎，日饮一剂。连吃十五天，由胶东返回信息，已症释而安。

◼ 794. 小青龙汤内白芍可保留

《伤寒论》接连两千年历史，属古老经方，简明扼要，无馇饤凑数之语，切合实用，流传至今仍受到顶礼膜拜，绝非偶然。《折肱留札》将小陷胸汤（半夏、黄连、瓜蒌）、小柴胡汤（半夏、柴胡、黄芩、党参、甘草、生姜、大枣）、小青龙汤（半夏、麻黄、桂枝、白芍、干姜、细辛、五味子、甘草）尊为"医门三魁"，又名"长沙三结义"，谓其应用广泛、药力居优。小青龙汤解表、止咳、制喘，《金匮要略》补充"咳逆倚息不得卧"，均有很好的针对性。老朽之能滥于医林，就以"三魁"开山，小青龙汤占据高峰。起初防寒凉收敛，常减去白芍；尔后研究葛根汤，发现白芍的不利作用因桂枝辛温、麻黄发散而转化，不会影响处方主治功能，仍可保留。投量同诸药平分秋色，也无大碍，书中即是这样定位的。

1962 年吾在山东省中医院诊一支气管扩张患者，约六十岁，咳嗽、哮喘蝉联发作，口干、呼吸困难、舌苔薄黄、痰液黏稠。把白芍提至超过麻黄、桂枝，次于五味子，计麻黄 10 克、桂枝 10 克、半夏 6 克、白芍 15 克、干姜 6 克、细辛 3 克、五味子 18 克、甘草 6 克。每日一剂，连服六天，咳、喘悉平，未有见到绊马索的现象。

◙ 795. 大青龙汤双解表里

《伤寒论》大青龙汤，为麻杏石甘汤加桂枝、生姜、大枣，除发汗、清热，亦有开肺、宣通气管作用；外感风寒、内积痰热、伴发哮喘，投此方比麻杏石甘汤针对性强。虽名大青龙，若将麻黄减去一半，和麻黄汤用量相同，不易引起汗多亡阳、津液亏损。临床用药，量的多少不仅关系驱邪，亦是阴阳分化的改变界线。老朽临床缺乏深刻体会，然用于内火外寒，凡无汗、骨楚严重、烦躁，俗名"大伤风"，就属适应证，可以服之。麻黄与桂枝同量，局限 15 克左右，石膏 30 ~ 45 克，分三次饮下，往往两剂收功。

1968 年在济南诊一企业工友，冬季早晨乘车上班，因气温骤降，遭受风寒之邪，头痛、斗牙、身体战栗，盖三床棉被犹大呼冰冷，舌苔黄厚、躁动不宁，表现内火外寒。当时即写本汤予之，含麻黄 15 克、桂枝 15 克、石膏 60 克、杏仁 10 克、甘草 6 克、生姜 10 片、大枣 15 枚（擘开），加葱白三段增助散发之力，水煎，五小时一次，分三次用；药后喝热粥一碗，仍温覆取汗。不及两小时，感觉转暖，逐渐冒汗，将头伸出，额头水珠下流。未再吃药，一剂而愈，打破了中医不治急症、暴病的传说。

◙ 796. 药物炮制影响全局

家父常言，《伤寒论》麻黄汤、白虎汤、四逆汤、大承气汤，解表、清热、驱寒、泻下为四大门柱，是书内栋梁。桂枝汤虽属群方之首，应用不广，不占重要地位，列为二级处方。四汤主药，麻黄发汗，取茎生用，去掉根节，切勿蜜炙、炒黄，和桂枝同量，能提高功力。石膏不宜单用，配合他药促使溶解，退烧少于 20 克难见成绩。附子生用壮阳，炮后温里，泡淡无效。大黄酒炒治上，醋制破血通经，生者泻火攻结，下开肠道，排出积屎。不注意这些方面，会误走歧途，带来不良后果。

1965 年老朽在山东省中医院诊一阳虚内寒，舌苔白滑，动辄易汗，腰膝酸软，手足发凉，腹部脐眼不断隐痛，大便日行二次，呈鹜溏状，吃热物则舒，一只香蕉即泻，脉沉，病史半年。开始给予理中汤加熟附子，去党参换吉林人参，无效；改投四逆汤原方，计炮附子30克（先煎90分钟）、干姜30克、甘草10克。嘱其连饮十剂，长时观察。不久返回佳报，病情消失大半；将量消降，又继服两周，已恢复健康。药物炮制后性能、功力改变，对证选择，关系全局，不可轻视。

▣ 797. 桂枝加附子汤救阳

山有万壑，水流千川，病呈百端，人体蒙受内、外之邪，常出现多种症状，能提供诊断表里、寒热、阴阳、虚实，作为施治依据。

《伤寒论》《金匮要略》中桂枝汤，通过加减，可转化成数十方，有汤剂之祖的称号。汗下过度，发生亡阳，大都考虑投四逆汤、白通汤，很少应用桂枝加附子汤。四逆汤、白通汤，附子、干姜虽属救阳、补火要药，但亡阳中亦含阴亏，忆及甚少。桂枝加附子汤内白芍养阴育液，会解决这个偏颇，值得奉为首选。桂枝不伍麻黄，非发汗品，尚温化表里、起辅助振阳作用，一箭双雕，反而会功力增强。或言味辛乃发散之品，而附子之味亦辛，却位列回阳第一，准斯以观，桂枝投用不被禁忌，是责无旁贷的。

1980年吾于济南诊一工厂高管，平素身体虚弱，因感冒发烧吃发汗散，湿透衣衫，口干舌燥，小便短少，蜷卧，脉象细微，手足冰凉，表现阴亏亡阳、命门火衰。当时即取本方与之，计生附子30克（先煎二小时）、桂枝10克、白芍20克、甘草10克、大枣20枚（擘开），水煎，分三次服。连饮三剂，汗止，精神转佳，已愿下床活动；继续两剂而愈。白芍20克，未有影响回阳，实际护阴敛汗也是保阳作用。方内生姜由汗出不停删去，并未发生呕恶情况。

▣ 798. 黄土汤治功能性子宫出血

《金匮要略》黄土汤，原医肠道、痔疮出血，经过临床运用，发现对胃、十二指肠溃疡大便带有潜血，或妇女月经量多、崩漏，均起作用。寒热合方，以凉血为主。白术健脾益气，阿胶养阴、弥补亏损，很富意义。因附子大热纯阳，在溢血疾患中恐加剧病情，反成质疑性话题。家父认为，汤内有黄芩、阿胶、生地黄凉药存在，附子小量，恰可通导经脉、防止药物滋腻；尚有伏龙肝守而不走，弱化附子温通功力发挥，起到牵制作用。退一步讲，一条鱼的冲撞，翻不了船。

1964 年吾于山东省中医院遇一功能性子宫出血，每次持续二十天左右，3～4 个月一来，非排卵性，吃胶艾汤、两地汤、芩连四物汤都无效果。最后将本方推出，计生地黄 20 克、黄芩 15 克、白术 10 克、炮附子 6 克、阿胶 20 克（烊）、伏龙肝（即灶心土）100 克、甘草 10 克，以生地黄、阿胶、伏龙肝领先，水煎，分三次饮之。伏龙肝不仅镇呕，止血固脱也当仁不让，被尊上品。连服一周，血停转安；把量减半，又继续十天，进行巩固。令人惊奇的是，血止后三个月经血回潮，六日而止，未再复发。

▣ 799. 竹皮、甘麦大枣合一应用

老朽临床调理自主神经功能紊乱、癔病、情志性精神障碍、更年期综合征，将《金匮要略》竹皮大丸、甘麦大枣汤合而为一，可得到明显缓解，针对症状呕恶、心烦、焦虑、急躁、多疑、善感、哭笑、难眠、动作异常，施治标准为：清热、通络、凉血、解郁，兼补益安神，缓和紧张氛围。方中竹茹、石膏、甘草、浮小麦为君，开一流之量，突出清凉、缓急，稳定思想情绪，争取覆杯生效。

1959 年秋季，吾在山东中医学院诊一妇女，接近五十岁，阵发性出汗，浅睡多梦，稍有不舒则怒火大起、呼叫不绝，甚至捶胸顿足、仰天号啕，医院印象歇斯底里、更年期精神病，有二年发作史，劝转中医。曾给予逍遥散、越鞠丸、桃核承气汤，反馈欠佳；乃改用并蒂莲花同组的此方，计竹二青（即竹茹）30 克、石膏 20 克、甘草 20 克、浮小麦 60 克、桂枝 10 克、白薇 10 克、大枣 20 枚（擘开），每日一剂，水煎，分三次服。饮了七天，减不足言；嘱咐家属，继吃勿辍。共十九剂，病况逐渐化吉；缩量，又用半个月，终于喜庆呈祥，也没反弹。

▣ 800. 汗出热在亦应回阳

学海无涯苦作舟，逆流航行，不进则退。研究岐黄医术，亦是如此；否则半途而废、无所成就。仲景先师勤求古训、博采众方，终成济世高手，为后人树立了榜样。《伤寒论》收入处方，主次分明，吻合八纲辨证，有很好的实践价值，被称"圣笺"。告诉汗出发烧不退，若畏寒下利尚可吃四逆汤，清贤陈平伯解释：虚阳外越，仍按亡阳救治，急投姜、附，切勿混入风寒未去、再行开表。这是特殊病案，应当个别对待，往往最易误诊。

1955年老朽在东光遇一流行性感冒，因服大青龙汤（麻黄、桂枝、石膏、杏仁、甘草、生姜、大枣）汗出甚多，依然恶寒；和既往不同点，身上低烧，大便日下三四次。由于寒热互现，在踌躇过程中，想起书内条文，与患者商议，作探路石子，先饮一剂四逆汤，结果无不良反应。连用四剂，精神转佳，症状逐步消失，体温降至正常。类似情况，比较少见，学习时广闻博知，也要掌握。原方为生附子20克（先煎90分钟）、干姜20克、甘草10克，水煎，分三次啜之；便溏，增加了干姜用量。

■ 801. 桂枝、当归生姜羊肉汤治腹痛

岐黄事业源远流长，医药文献汗牛充栋，浩如海洋，经典著作必须通读。《伤寒论》重点内容约150条、处方60首，主要药物为麻黄、石膏、附子、桂枝、大黄、柴胡、半夏、白术、茯苓、干姜、甘草、瓜蒌、黄连、党参、瓜蒂、当归、细辛、五味子、蜀椒、吴茱萸、阿胶、白头翁、黄芩、茵陈蒿、葛根、龙骨、牡蛎、厚朴、枳壳、杏仁、元明粉、山栀子、泽泻、猪苓、知母、甘遂、桃仁、麦冬、水蛭、生地黄、旋覆花、桔梗、代赭石、葶苈子、滑石。其中除甘草，以桂枝组方最多，位列第一。桂枝汤内加入《金匮要略》当归生姜羊肉汤，调治身形虚弱、乏力、上下腹部寒性腹痛，医院诊断胃神经官能症、慢性盆腔炎、肠系膜淋巴结肿大，若添白芷15克，更见功效。

1972年老朽于新泰徂徕山遇一农家女，结婚五年没有孕育，肚脐下方左右不断发生隐痛，按之较硬，热敷则舒，因此每餐皆吃生姜，B超检查提示子宫附件输卵管积液，阻塞不通。曾用行气活血，功力不显，患者要求先健体驱寒，解去痛苦。吾即开了二方合剂，计桂枝15克、白芍10克、当归15克、甘草10克、羊肉100克、生姜6片、大枣15枚（擘开），日饮一剂，分两次食肉喝汤；观察十天，再考虑另外疗法。至期，家属反映情况转佳；联绵未停，接近两个月，回音已经治愈。二年后生一男孩。因嗅香气过敏，没加白芷。

■ 802. 下瘀血汤疗闭经

《金匮要略》和《伤寒论》为兄弟本，一医外感疾患，一治内、妇、外科杂证，与《伤寒论》相同，约有三分之一内容应当背诵，除含《伤寒论》处方，重点尚有60首须要熟练掌握。顺手牵羊药物，为瓜蒌根（天花粉）、黄

芪、薏苡仁、百合、升麻、鳖甲、乌扇（射干）、鼠妇、牡丹皮、瞿麦、紫葳（凌霄花）、䗪虫、露蜂房、蜣螂、蜀漆、菊花、防风、川芎、紫石英、薯蓣（山药）、山茱萸、乌头、天雄、神曲、大豆黄卷、麦冬、白蔹、酸枣仁、干漆、蛴螬、紫菀、款冬花、皂荚、小麦、紫参、泽漆、贝母、苇根、瓜瓣（冬瓜子）、李根白皮、薤白、羊肉、白酒、防己、椒目、柏叶、艾叶、灶中黄土（伏龙肝）、文蛤、橘皮、竹茹、诃黎勒、败酱草、王不留行、蜘蛛、苦参、葵子、白薇、苏叶、土瓜根、矾石、蛇床子、狼牙（仙鹤草）。

䗪虫俗名土圆、地鳖，活血祛瘀，走通经脉，多投予跌打外伤、红肿、骨折，加入桃仁、血竭、参三七行列发挥辅助作用。和大黄组方，增强破血利经，消除炎性包快、月经延期、久不来潮，下瘀血汤就有这些功能。

1971年老朽在宁阳诊一妇女，开始月经量少，周期没有变化，五个月后突然停止，形成闭经，吃药、打针均乏效果，乃转中医。身体较胖，面色晦暗，感觉乳房发胀，腹内不舒，类似隐痛，脉象沉弦，生活状况无有异常。属实证表现，遂按瘀血阻塞调理，授予下瘀血汤，计大黄4克、桃仁10克、䗪虫10克，添了老黄酒20毫升，嘱其持续应用，勿轻更方。凡十五剂，便秘纠正，月经来潮，且未复发。

▣ 803. 头眩重用茯苓、天麻

伤寒家单科独进，精益求精，对《伤寒论》《金匮要略》能熟烂胸中，薪传仲景先师衣钵，救死扶伤，受人尊敬。但知识面狭窄，缺乏多学科见闻，对二书之外的杂病难以应付，存在若干不足，因而不宜提倡培养大量伤寒家。客观需要的则为杂方派，由于掌握各门医术，处理较广的疾患，属社会欢迎的人才，不仅为当务之急，亦是百年大计。伤寒派看到此点，曾指出《伤寒论》《金匮要略》如二宝花，清热解毒除去火邪，然非万证灵药，还应吸收其他领域的圣方。

1954年吾于鲁北遇一旅店经理，血压偏高，头眩、耳鸣、记忆减退，医院诊为神经性眩晕，如坐小船左右摇晃，感觉天旋地转，吃降血压药功力不显，特来求援。因小便短少，怀疑饮邪内停，给予苓桂术甘汤加泽泻颇见效果；惟眩晕症状仍然发作，即于方内增入天麻，含茯苓30克、桂枝10克、白术15克、泽泻10克、天麻15克、甘草10克，水煎，分三次服。连饮两周，病情消退；又继用十天，基本治愈。传承古代遗产，配合时方药物，促进学术发展，也是发扬前人经验，一举双收，毫无弊端。

◾ 804. 白糖治小腿溃疡

杂方派往往被外界误称大杂烩，实际是兼通各种学说、经验的融合，无论经方、时方均吸收而用，未有门户之见，荟萃百家熔于一炉，"见佛就拜"，知识面广，不属孤木，已转森林，值得鼓励、发展，给病友送福。师法此派应读其六十岁之后著作，汲取成熟内容，花甲之前所写论文、临床报导，总结例证较少，有的掷地无声。吾于青年时期喜读《左传》《东莱博议》，受浮夸影响，对佶屈聱牙之书不感兴趣，尔后始知其中含有许多珍贵可学者。名家所写才华横溢者，受宠若惊，未必真实，"礼失而求诸野"，反能开阔眼界，探骊得珠，绝非关羽夜走麦城。

1955 年老朽于夏津遇一男子下肢静脉曲张，破溃转成臁疮，脓水淋漓，久不收口，多法医疗未获效果。乃采用民间验方，以白棉糖外敷，三天一换，连贴十二天，结痂而愈。深刻体会到具备多方面见闻，比怀抱一技、缘木求鱼易得益。

◾ 805. 八物汤滋水涵木

时方家魏玉璜，出身寒门，发奋攻读岐黄术，终成一代名手。王孟英将其所著《续名医类案》按语辑出，命名《柳州医话》。书内载有生平得意处方一贯煎，专科调理急躁、易怒、胁痛，肝阳过旺、横冲脾胃，以滋水养阴为主，兼行气止痛。老朽继承师业，属《伤寒论》《金匮要略》系统，应用较少，后冲破藩篱、亦投向临床，颇见效果。不同处常加柴胡疏利肝胆、解脱少阳；大黄少许泄热、化郁、通肠，促邪下行从粪窍排出，能提功力，快战速决。

1963 年吾于山东中医学院诊一妇女，因更年期综合征精神紧张、心烦好怒、背胀胁痛、大便不爽、舌红少苔、脉象弦而有力，呈阴虚表现，要求吃清凉药物。当时曾考虑给予逍遥散，缺乏滋水生津作用，乃改开本方，计沙参 10 克、当归 10 克、麦冬 10 克、枸杞子 10 克、生地黄 15 克、川楝子 15 克、柴胡 10 克、大黄 2 克，编号"八物汤"，日饮一剂，水煎，分三次服。先后二十余剂，病去而愈。

◾ 806. 祛痰调治老年痴呆

老年性痴呆，发生在花甲之后，进行性加剧，俗称"老来傻"。开始记忆力减退，精神恍惚，逐渐丢三落四、视觉模糊、反应迟钝、将二说一，甚至表现儿童性格、行动异常。规律性吃六味、桂附八味丸，很少想到宿痰为患，祛痰几乎成了空白。老年人活动量小，性格改变，生活缺乏顺适，长时忧郁，阻滞气机，痰邪化生，产生病理障碍。宜着重开窍、利气、祛除痰邪，大补阴阳、气血；投予不当，往往阻遏气机出入升降，反可雪上加霜。鉴于此点，老朽遇到本病，则考虑化痰这一疗法。

1971 年在新泰诊一居民，七十岁左右，二目无神、反应迟钝，丢三落四、外出回归不识家门、从不哭笑、表情淡漠，言语吐字不清，说话反复唠叨。吃药二年，未见改善，由医院介绍转中医调理。饭后问其所食，都是稀粥、煎饼，嗜好一个：抽吸旱烟。当时研究多种施治方案，最后敲定授予沈尧封先贤蠲饮六神汤，开了半夏曲 10 克、橘红 10 克、旋覆花 10 克、茯神 10 克、石菖蒲 10 克、胆南星 10 克，加入竹沥 20 毫升（冲）、苏合香 1 克（冲），每日一剂，分三次服，嘱咐家属蝉联而用。四个月又来反馈信息，谈话已有逻辑性，行为动作接近正常。祛痰举措，也是良好法门。

▣ 807. 肝硬化腹水投大量白术

《金匮要略》人参汤和《伤寒论》理中汤为一方二名，党参、白术、干姜、甘草四味剂量相同。临床应用稍异，前者医胸痹痞满、积气；后者疗里寒腹泻。若将投量分别重定，突出白术健脾益气，或干姜温理驱寒、党参养阴生津、甘草补中矫味，可治多种疾患，列入不倒翁方。老朽曾推白术、干姜为君，加泽泻利水，调理慢性肠炎，10～20 剂皆能收功。肝硬化早期腹水，腿足尽肿，压之凹陷，白术开到 50～80 克、干姜 20～30 克，配合猪苓、泽泻、大腹皮，坚持应用，均大有改善，比甘遂、大戟、商陆、芫花峻泻二便，十分稳妥，无有遗患。

1968 年吾在禹城诊一乙型肝炎转肝硬化腹水，澳抗"小三阳"、肝硬化蛋白倒置，肚如覆釜，脐眼外翻，下肢浮肿，膨胀发亮，呼吸短促，放水两次，昏迷一回，情况严重，医院委托施救。因虚弱已极，饮食难进，即以上方予之，把党参换成吉林人参 20 克、白术 60 克、干姜 30 克、甘草 10 克，加了山楂 10 克、炒神曲 10 克、牵牛子 6 克、猪苓 15 克、桂枝 10 克、泽泻 15 克、阿胶 10 克（烊），水煎，分四次服下。连饮三天，大小便增多，神阙周围仍坚硬似鼓；乃升白术至 80 克，共九剂，没有更方，水消二分之一。原量减半，继续未辍，凡一个月，病去人安。事实表明，白术超量，无毒副作用。

▣ 808. 四逆散的应用

《伤寒论》小柴胡汤主治少阳病，为表里之间和解剂，因柴胡疏散有调理肝胆功能，但真正发挥行气解郁作用者是含有柴胡、枳壳、白芍、甘草的四逆散，后世缺乏深入研究，往往张冠李戴推称小柴胡汤。家父指出：从小柴胡汤组成看，除了柴胡疏肝利胆，其他党参、黄芩、半夏、甘草、生姜、大枣，并不走向这一途径，应当矫枉，防止继续以误传讹。四逆散所治四逆不属亡阳，而是气机怫郁生阻，影响血液运行，当归四逆汤医疗的"手足厥寒"，就是旁证例子。

1966 年吾在山东省中医院遇一大学女生，由于外界精神刺激，情志不伸，学习成绩下降，忧郁、焦虑、烦躁、胸闷、胁胀、四肢发凉、大便二三日一行，肋间神经痛，吃木香顺气丸、小柴胡汤不见功力，乃转来求治。从其表现诊断，应投四逆散，为了速效，改作水煎，计柴胡 15 克、枳壳 15 克、白芍 15 克、甘草 10 克，添入香附 15 克利滞止痛、大黄 2 克通畅气机，日饮一剂，分三次服。连用七天，邪消而愈，即命名"四逆散加香黄汤"。

▣ 809. 大陷胸丸泻胸腔积液

《金匮要略》中百合病，表现为精神恍惚，思维、动作异常，"如有神灵"，投百合地黄汤，目前少见，疗法已近失传。民国时期，吾遇到一老年医家调理类似神经衰弱男子，约四十岁，夜间易醒，晚上如僧人坐禅、默而不语，询其痛苦，答非所问，不断发生一过性痴呆。谓百合病缠身，给予百合 45 克、生地黄 90 克，加 10 克菖蒲开窍。开始无任何反应，十剂后情况转佳，四周而愈。另一医案用《伤寒论》大陷胸丸治胸腔积液：一中学教师肺结核已钙化，近来胸闷、痞满、隐痛，按之则剧，大便二日一行，尿少，自言和生气有关。他从脉象弦滑、咯吐大量稀痰，认为饮邪停聚，照结胸处理，力主可将大陷胸丸改成汤剂，含大黄 5 克、杏仁 10 克、葶苈子 30 克、蜂蜜 20 毫升（后入），水煎，分三次服，每次吞制甘遂粉 1 克，随汤喝下。连用两剂，症状很快解除，反馈平安。上述二例疗效甚好，值得师法研究。

1958 年吾于山东省中医进修学校接手一林业工友，胸痛半个月，感觉胀满、阻塞、压之其状难忍，因居灵岩山区，缺乏医疗条件，要求先吃中药探寻。当时即授予大陷胸丸改汤，原量送服甘遂粉。事过七天，该家属汇报，患者已赴林厂工作。

▣ 810. 实践重视小结

学不封顶，知识无涯，岐黄大家很少吹嘘自己、妄贬别人；缺乏真才实学往往坐井观天，抱着一知半解、锣鼓喧世，均无重大成就。虚怀若谷，谦字当头，乃人生之宝，这是家父对医门弟子的箴言。吾奉为训诫，不贪浮名，以嗜书广求博闻，充实腹笥，乐而无穷。研究《金匮要略》抓住学以致用，不宜手捧花朵哗众取宠，失去传承意义。如书中妊娠小便难，投当归贝母苦参丸；妇女杂证吐涎沫，开小青龙汤，方证欠合，不可盲用。对经典内容亦要选择，以临床为归，才能提高疗效，服后病除。

1950 年老朽于吴桥遇一企业职工，怀孕五个月，腹痛如绞，二便正常，按之则舒，曾给予当归芍药散（当归、川芎、白芍、泽泻、白术、茯苓），饮了无功。转聘另一同道，谓阴寒引起，改换了当归生姜羊肉汤，计当归 10 克、生姜 10 片、精羊肉 200 克，加入吴茱萸 6 克，吃肉喝汤，三天即愈。由于看图索骥，没有考虑白术、茯苓、泽泻都属画蛇添足，丢掉死书活用之言，导致此失。至今思之，仍感愧疚，不牢记教训，还会发生其他事故。

▣ 811. 盆腔积液四泻法

妇女热入血室，投小柴胡汤，针刺期门，无犯胃气、上中二焦，候之自愈，无论中风、伤寒所致均然。若"少腹满如敦状"、小便不利，乃水、血互结在血室，此处鞭指实，为盆腔炎症。《金匮要略》记载和《伤寒论》同，惟水血互凝是另外补充，与盆腔积液有密切关系，提出用大黄甘遂汤，以大黄领先，甘遂、阿胶各占一半，水煎，每次三分之一饮之。甘遂虽难溶于水，量大亦能生非，顺手牵羊易发生不幸事故，应口服制过的粉末，局限 2 克内比较平妥。本病并不罕见，开大黄甘遂汤的医家却凤毛麟角，医林前辈吴七先生说：给予原方，功力超群。

1955 年吾于鲁北遇一妇女，医院诊称急性盆腔炎，严重腹痛，输卵管变形，存在大量渗出物，屎聚肠道数日未下，少腹部隆起，小便黄涩，低烧，炎症有扩散现象，抗生素治疗不见好转，改专吃中药。因患者身体条件尚可，征得家人同意，即以是汤授之，将大黄定为 10 克、制甘遂 2 克（冲）、阿胶 30 克（烊），煮后分三次服。阿胶保健，养阴护正，避免通利二便伤及气血。连饮三剂，入厕八次，泻出许多秽物，痛苦解除，药力之速，很宜效法。

◼ 812. 桂枝去芍药加麻辛附独汤治身痛

民国时期，山东北派伤寒家调理外感风寒无汗、全身疼痛，着重壮阳温里、发汗攻邪，喜投《金匮要略》桂枝去芍药加麻黄细辛附子汤，添入大量独活。以麻黄、附子、独活为君，名"大三夺"；桂枝、细辛活血散寒，兼通经络，称"虎豹走窜"；曾言乌头毒性难控，割爱不取。附子砂子炮制减毒，尚能提高火力，一举两收；细辛耗气，不宜多投，局限 10 克为度；羌、独二活功效相伴，无强弱之分，依据古法皆开独活，不要少于 20 克。量虽大，作三次服，拉开距离，还可防止患者耐受力低下或过敏反应，十足平妥。

1967 年吾于莱芜诊一乡镇干部，因外出遭遇风寒，恶寒无汗，四肢关节、肌肉剧痛，已卧床不起，舌苔白滑、脉象浮紧、体温不高、小便清长，吃解表止痛药无有反响，却手足转凉。考虑内外双医，非麻黄、附子、独活不易收功，开了麻黄 10 克、桂枝 15 克、细辛 10 克、炮附子 30 克（先煎一小时）、独活 30 克、甘草 10 克、生姜 6 克、大枣 15 枚（擘开），水煎，分三次饮下，喝热粥一碗、盖被温覆取汗。一剂症解，又服半剂而愈。用之得当，立竿见影。

◼ 813. 呕、吐、哕用八仙过海汤

胸有积热、胃内逆气上冲，发生呕、吐、哕三症，老朽家传经验，常开《金匮要略》橘皮竹茹汤去大枣，加半夏、大黄、代赭石，名"八仙过海汤"。以半夏、竹茹、陈皮、代赭石降逆下气，小量大黄清火泻邪，从肛门随大便排出，委任君药。适于胃炎、食管反流、十二指肠阻塞、颅内压力升高，通过沉降达到镇冲目的。减去大黄，还可施治妊娠早期呕吐，俗称"恶阻"。伤寒家刘冠云曾给予多种患者，回知良好，视如袖珍。

1964 年吾在蚌埠旅舍诊一服务员，因参加婚礼，吃宴餐过多，脘间胀满，呕恶不止，吐出大量食物，酒气、酸味熏人。取本方授之，计竹茹 60 克、陈皮 20 克、半夏 15 克、代赭石 30 克、大黄 6 克、党参 10 克、甘草 3 克、生姜 10 片，避免药液难下，水煎，分四次服。连饮二剂，便病消而愈，应归档不倒翁方。

◼ 814. 桂枝加龙骨牡蛎汤治梦交

男子梦中遗精与长期手淫或婚后久不入房有关，常见于青、壮年。女性亦

可发生，阴道分泌物频下，形成白带，习称"白淫"，梦中和男人同床，即《金匮要略》所说"男子失精，女子梦交"。此种情况并不罕见，多集中在高校学生。有的羞愧不愿明言，听之任之，日久则头昏、疲劳、记忆力减退、精神不振、学习成绩下降，对身体带来严重损害。惯用药品大都给予固涩者，如莲子须、锁阳、山茱萸、桑螵蛸、金樱子，泄相火加知母、黄柏、牡丹皮，实际功力甚微，不够理想。《金匮要略》所载之桂枝加龙骨牡蛎汤比较正宗，易起作用。

1962 年老朽在济南遇一未婚女子，据其自诉，夜间梦中，差三隔四，出现一中年俊秀帅哥同她拥抱，性交后离去，开始醒了恐惧，逐渐习以为常，面黄肌瘦，意识恍惚，阴道流出大量白带，湿透内裤，已影响工作。经过反复思考，就以此方授之，定量为桂枝 10 克、白芍 15 克、龙骨 30 克、牡蛎 30 克、甘草 10 克、生姜 6 片、大枣 10 枚（擘开），添入白果 15 克、泽泻 10 克收敛利水、双向调节，琥珀 2 克镇惊安神、解脱梦魅。每日一剂，连服十天，未再发生；嘱咐减半，共三十余剂，彻底治愈。

▣ 815. 附子粳米汤加减的应用

《金匮要略》附子粳米汤，由于附子属乌头旁生根，列入与半夏相反，大都不敢合用，冷落了这一处方。实际调理"腹中寒气，雷鸣切痛"，伴有呕吐，能发挥较好作用。临床家将半夏减去，加吴茱萸、大量生姜、陈皮代替，亦有效果。家父所写《浮生杂言》，主张增入白芷 10 ~ 15 克行气、镇痛，提高功力，锦上添花，起辅助作用，对胃病、腹泻、肠系膜淋巴结发炎多种寒痛症，通过辨证，皆富投予价值。

1962 年老朽于济南遇一企业职工，既往有胃溃疡史，因啖生冷食物呕吐、腹内绞痛，医院诊断有胃穿孔危险，欲动手术；患者恐惧，要求先吃中药试之。即授予此汤，计炮附子 30 克（先煎一小时）、吴茱萸 10 克、生姜 30 片、陈皮 30 克、白芷 15 克、甘草 6 克、大枣 10 枚（擘开）、粳米 30 克，水煎，分三次喝下，温通气机，振阳驱寒。饮了一剂，疼痛缓解；又服一剂，病情消失。乃命名"附子粳米加减方"。

▣ 816. 小方济人

民国时期时方医家曾据《金匮要略》药物，组成"夏季伤暑汤"，医夏季头昏脑涨、表虚易感、精神不振、疲倦乏力、纳呆、小便少。喜投人参、大豆黄卷、赤小豆芽，水煎口服，谓能清热、养阴、生津，从尿道排出代谢产物，又名"消夏饮"。大豆黄卷气味甘平，健脾祛湿、通利关节，薯蓣丸就含本品，调治"虚劳不足、风气百疾"，充作领军。因老朽对其持"果子药"观点，兴趣不浓，很少起用。

1970 年在徂徕山巡回医疗，适逢夏季，遇一耄耋农妇，体质衰颓，弱不禁风，感受风邪头痛、鼻塞、口渴、无汗、大便日行两次、小溲短少。既有内热亦有外寒，鉴于其身躯状况低下，适当地医院存有该药，开了此方，计大豆黄卷 30 克、赤小豆芽 15 克、党参 10 克，加入六一散 5 克（冲），日饮一剂，分两次用。连服三天，得微汗而愈。方小反求诸野，同样济世救人。《金匮要略》之人参为党参，非东北吉林所产。

◼ 817. 补养抑制癌细胞扩散

人参补气强身，小量不断应用，促进健康长寿，和红景天、阿胶、四叶参相同，可提高人体适应原，这是近代议论的话题。对恶性肿瘤化疗所受伤害，尚有修复作用，比八珍汤、十全大补汤效果突出。既往谈癌色变，强调以攻为主，由于化疗不分敌我，见细胞即杀，导致不亡命肿瘤、却死于化疗。老朽意见，若确诊恶性，早期手术是上策。已经转移，配合中药，以补养强壮身体居先，然后考虑抗癌之品；行气散结、活血化瘀可同时应用，但不宜放在第一位置。老朽所开除上述人参、阿胶、红景天、四叶参，还投胎盘、女贞子、大量黄芪，提高抵抗力、增加免疫功能，不会因大补、人体资寇以粮，被恶魔利用、助其发展。

1990 年吾在济南遇一结肠溃疡转化成瘤，扩散面积很大，无法手术。曾按恶疮施治，给予重楼、蒲公英、金银花清热解毒，加黄芪 30 克益气，疗绩不佳；乃添入红景天 15 克、阿胶 15 克（烊）、人参 15 克，黄芪升至 60 克，水煎，分三次口服。中间更方减量四次，凡五个月，不仅病情稳定，客观检查也大有改善。尔后反馈，病灶局限，均已缩小。存活七年，因猝发心肌梗死离世。不言而喻，治疗癌症，补养方法有益无损，调动人的抗病能力，可抑制肿瘤逞威。

◼ 818. 大柴胡汤治精神病

民初山东伤寒派，调理妇女情志抑郁不伸，呕恶、烦躁、胸胁胀满、大便不爽，有的不开四逆散、小柴胡汤、逍遥丸，喜投《金匮要略》含有大黄的大柴胡汤，加香附行气散结，对精神疾患焦虑不宁、坐卧难安、轻度精神分裂症都可应用。其中柴胡、枳壳、白芍、香附量大，大黄次之，挂帅为君，称"救急肘后方"。老朽不断推向临床，很起作用。切勿仿照《伤寒论》将大黄减去，否则使疗效功亏一篑。

1980 年于菏泽牡丹节诊一更年期女子，因自主神经功能紊乱，急躁、易怒、厌恶人间炎凉、浅睡梦多、大便二三日一解，脉弦有力。即以此汤予之，计柴胡 15 克、枳壳 15 克、香附 15 克、黄芩 10 克、半夏 6 克、白芍 15 克、生姜 6 片、大枣 10 枚（擘开）、大黄 10 克，水煎，每日一剂。连服三天，更衣数次，泻下黑屎如漆；把量压缩一半，继续未停，共两周病状消除，基本治愈。

▣ 819. 杏仁不能代替桃仁活血

桃仁入药，历史悠久，《伤寒论》《金匮要略》收载之抵当汤、抵当丸、下瘀血汤、桂枝茯苓丸、大黄牡丹皮汤、大黄䗪虫丸、桃核承气汤、鳖甲煎丸，均含本品，功能活血祛瘀。由于润肠通便兼开肺止咳，和杏仁类似，尤其孙思邈《千金方》相互运用，给人们带来了二药同效的印象，实际分道扬镳，各具特色，杏仁偏走气分，降气平喘；桃仁入血通络，调月经延期量少、癥瘕、跌打损伤，并不一样。从上述八首处方可了解桃仁的作用归向，是理血药。虽然个别医家借之治嗽、平喘，真正疗力低于杏仁，麻杏石甘汤不加桃仁就是例子。

1967 年老朽在禹城诊一农家少妇，月经四个月未至，误听传说吃杏仁也会破血通经，去皮尖水煮，每天 15 粒，和红花煎服，连饮一个月，毫无效果，转来求援。当时即开了桃红四物汤去熟地黄添大黄少许，计当归 10 克、川芎 10 克、赤芍 10 克、红花 10 克、桃仁 10 克、大黄 2 克，每日一剂。未及两周，冲脉之血下行、月经来潮。桃仁的临床应用，杏仁不可代替。

▣ 820. 黄连阿胶鸡子黄汤治崩漏

民初北派伤寒家调理阴虚火旺、心肾不交导致失眠多梦，投《伤寒论》黄连阿胶鸡子黄汤；心血亏损用《金匮要略》酸枣仁汤，称"朦胧二方"。黄连阿胶鸡子黄汤尚可施治妇女崩漏，即子宫出血，同《金匮要略》胶艾四物汤并行，被呼"两把金锁"。黄连阿胶鸡子黄汤原量，以阿胶牵头，白芍、黄芩为佐使，鸡子黄归档营养药，流血不止的情况下，能发挥重要作用，在妇产科范围，是一面锦旗。实践观察，标本双治，壮水熄热、制约阳光；驴皮胶的止血，也占特殊地位。原则上黄连10~15克、阿胶15~20克。家父经验：黄芩投量若和黄连相等，可提高效果。

1975年吾于山东医学院遇一金融界干部，月经数月不潮，来时血下不止，医院诊断功能性子宫出血，病史年余，身体虚弱、口唇淡白、面无华色。即书此汤予之，含黄连15克、阿胶30克（烊）、黄芩15克、白芍10克、鸡子黄二枚（冲），加入补气健身的人参10克，每日一剂。吃了七天，出血停止。尔后不断应用，都言药到病除，值得普及推广。

■ 821. 竹叶石膏汤用于胃热

杂方派遇到胃热呕逆、口干舌燥、大便干结，欣赏清凉肃降，有的不投叶氏养胃方，而开《伤寒论》竹叶石膏汤。认为方内诸药能使"胃和则安"：竹叶、石膏泻火，党参、麦冬、粳米滋阴，半夏降逆，甘草补中益气，尚有保健作用。调理仓廪之官胸内蕴热、胃火上冲，口渴、呕恶、烧灼、肠道秘结，都属适应对象。唯一不足处缺乏消导功力，山楂、神曲、槟榔、谷芽，皆宜充实其中。

1956年吾与徐仞千学兄谈及此方，他在山东省中医院投予一患者，令人感慨的是，病家了解出自"差后劳复"，言无针对性。经苦口婆心劝先试之，才勉强饮下，计石膏15克、竹叶10克、半夏10克、麦冬10克、党参10克、甘草6克、粳米30克，增入山楂6克、神曲6克、谷芽10克，推半夏、石膏、党参、麦冬占山为王。日服一剂，蝉联三天，症情递减；又继用一周，邪消而愈认属有效良汤。

■ 822. 崩漏复旧

调治妇女崩漏，即病理性子宫出血，暴下为崩、淋漓不断称漏，常用三疗法：一是塞流，首先止血，预防人体虚衰；二是澄源，找出原因进行应对；三是复旧，通过补养，解除出血导致的后遗症，巩固成果，促其恢复以往健康，且杜绝复发。三疗中重点抓住冲脉，是关键性一环。老朽处理复旧，补血、益气、养阴、固本，常投温经汤（当归、吴茱萸、川芎、半夏、人参、桂枝、阿胶、麦冬、牡丹皮、甘草、生姜、大枣）、归脾汤（白术、茯神、黄芪、龙眼肉、酸枣仁、人参、木香、当归、远志、甘草、生姜、大枣），一般去茯神、半夏、吴茱萸、桂枝，均加生地黄保阴凉血、充实冲脉，收效最佳。

1959 年吾在山东中医学院遇一少女功能性子宫出血，月经数月一至，来时如崩，持续十五天，有明显贫血貌，已发生三次，医院诊断为脑垂体异常、卵巢激素改变、内分泌紊乱，嘱转中医。当时就以上述二方药物组成一队，计人参 6 克、黄芪 10 克、酸枣仁 10 克、当归 10 克、龙眼肉 10 克、川芎 6 克、白芍 10 克、麦冬 6 克、阿胶 10 克（烊）、牡丹皮 6 克、生地黄 15 克、生姜 6 片、大枣 10 枚（擘开），水煎，分三次服，日饮一剂。连用四周而辍，过了六十天，月事下行，量少，五日便止。此后没再复发。

◙ 823. 十味清带汤的应用

带下证为妇女四大疾患之一，俗称带脉不固，湿液下流。致病因素多为性交不洁，有寒热之分，以湿热多见，一般是湿七热三。施治标准突出渗化利水，兼疗内火郁结，加入少数收敛固涩之品能提高功效。常用药物有苍术、白果、泽泻、鱼腥草、黄柏、海金沙、苦参、茯苓、益母草、乌贼骨、续断、椿白皮、桑螵蛸、黄芩、山药、黄连、山茱萸、旱莲草、芡实子、薏苡仁、车前子、龙骨、牡蛎、扁豆、鸡冠花、土茯苓、穿心莲。老朽应用重点是黄芩、苍术、海金沙、黄柏、白果、鸡冠花、土茯苓、泽泻、益母草。黄柏 10 克为度；白果即银杏，有小毒，每剂不宜超过 20 克；益母草降血压、促进子宫收缩，高血压、孕妇忌用；土茯苓清热解毒，亦叫山归来，量小无力，最少达到 30 克。

1971 年在山东农学院讲授中草药，适一职工带下如注，医院诊为阴道炎、宫颈糜烂，色淡黄，无秽味，未发现滴虫、真菌，因久疗不愈，要求按湿毒处理。当时就给予上方，计苍术 10 克、黄柏 10 克、白果 15 克、海金沙 15 克、泽泻 15 克、益母草 15 克、鸡冠花 10 克、土茯苓 50 克、黄芩 10 克、鲜车前草 40 克，日服一剂，分三次饮下。连用十天，病去而安，遂命名"十味清带汤"。

◙ 824. 酸枣仁汤为疗伤暑良药

吾学医时，外地一伤寒派前辈拜访家父，商讨修缮药王庙，提及应用

《金匮要略》酸枣仁汤调理夏季汗多伤阴、血虚心悸，比生脉散（人参、麦冬、五味子）方药吻合。酸枣仁敛汗不低于五味子，在镇静方面能居优势；麦冬壮水滋阴虽然较好，但清热泻火不如知母；川芎活血养血、茯苓健脾安神，也有助力作用，宜推向临战前沿。家父赞赏此说，命老朽记入《橘井访谈录》。

1970 年在山东大学生物系讲学时，诊一花甲教授，体形瘦弱，每逢酷暑发生低热，心慌、震颤不宁，吃西洋参、五味子、冬虫夏草，无明显改观。就以本方予之，计酸枣仁 20 克、知母 10 克、川芎 10 克、茯苓 10 克、甘草 10 克，加了龙骨 10 克、牡蛎 10 克，水煎，日饮一剂。反馈良好，一周后已经治愈。茯苓利水，疗力很小，十克之量不会伤阴。可名"炎夏保身汤"，归入不倒翁行列。

825. 五花入药治忧郁

调理妇科疏肝活络、行气解郁，岭南杂方派医家常投小柴胡汤加玫瑰花、素馨花、佛手花、合欢花、金针花（萱花），芳香化浊、悦脾醒神。民国时期曾国藩外孙上海聂云台先生喜搜集验方，惜未收入这五朵金花。香港同道又添了五爪龙、鸡血藤二味，用于神经衰弱并营养不良、疲乏无力，均有功效。

1990 年吾于济南诊一深圳女教师，因婚姻问题忧郁、烦闷、心神不定，头脑昏沉、记忆减退，已无法工作，有厌世情绪；吃逍遥丸、人参养荣汤未见疗效，由亲属陪同来治，舌苔薄黄、二便尚可、脉弦按之无力。即以此方授之，计党参 10 克、柴胡 10 克、黄芩 10 克、半夏 6 克、合欢花 15 克、佛手花 10 克、素馨花 10 克、玫瑰花 15 克、金针花 10 克、鸡血藤 15 克、五爪龙 10 克、甘草 6 克、生姜 3 片、大枣 3 枚（擘开），水煎，日饮一剂。连服六天，情况转佳；嘱其守候继续，共两周而愈。值得研究应用。

826. 附子炮制过度失去疗效

火神派以投热药闻名，附子、干姜、蜀椒、桂枝、硫黄、吴茱萸，均为囊中之物。近代则喜用附子就进入火神庙中，已失去原始意义，实际属于推销附子的业务员，不代表火神派。逢症必开《伤寒论》四逆汤，亦不是代表"火神"的全权王牌。真正"火神派"与大剂量用附子焉能同日而语。附子入药利大于弊，若炮制欠妥，也会乌头碱中毒或丢掉疗效，贻误病情，等于不负

409

责任。

1965 年吾在河北诊一妇女，面色晦暗、畏寒、手足逆冷、脉象沉弦、腹痛求按，具典型阴证表现。老朽授予桂枝加附子汤，计炮附子 30 克（先煎一小时）、桂枝 10 克、白芍 10 克、甘草 10 克、大枣 15 枚（擘开），提高助阳益火，生姜改成干姜 20 克。白芍镇痛虽好，性凉未敢量多。水煎，分三次饮下，却减不足言；把炮附子升至 45 克，仍乏功力。在图穷匕见的情况下，加入吴茱萸 10 克，疼痛方止。事后到制药工棚亲口咀嚼附子，几乎无有药味，才晓得加工太过，丧失了治疗作用。笔记此案，提醒同道要重视制药这道函谷关。

▣ 827. 十五月明汤治盆腔积液

老朽调理妇产科月经延后、量少、闭经、慢性盆腔炎，以开为主。常投皂角刺、䗪虫、马鞭草活血通利冲脉，玫瑰花行气，大黄少许攻瘀破结，添入川芎、鸡血藤养正护本；路路通打先锋，充实处方，称"领路引子"，是继承清末"坤医"先哲的经验，能缩短疗程、提高功效，属锦上添花。如促使排卵生男育女，再加细辛、罗勒、沉香、紫石英温化任脉。

1965 年吾于历城遇一农家女子，婚后四载未孕，除月事六周一潮，感觉下腹部坠胀、隐痛，无其他病理性症状，要求麒麟送子，医院诊断盆腔积液、输卵管堵塞呈索条样。曾给予《医林改错》少腹逐瘀汤，吃了半个月感觉不舒；乃转为《伤寒论》四逆散并增上举药物，计柴胡 10 克、枳壳 10 克、白芍 10 克、甘草 6 克、鸡血藤 30 克、皂角刺 6 克、马鞭草 10 克、䗪虫 6 克、川芎 10 克、玫瑰花 10 克、大黄 2 克、细辛 6 克、沉香 6 克、罗勒 10 克、紫石英 15 克，每日一剂，水煎，分三次服。过了数月，寄来喜函，连饮二十剂，诸症痊愈；又距五十天，小便测试已怀六甲。命名"十五月明汤"。

▣ 828. 桂附术草汤治关节炎

《伤寒论》桂枝附子汤（桂枝、炮附子、甘草、生姜、大枣）、甘草附子汤（炮附子、白术、桂枝、甘草），均疗风湿相搏身体疼痛，甚至难以屈伸，属兄弟方。吾将其合而为一，更名桂枝附子白术甘草汤，调理风寒湿所致关节炎，缓解病情功力明显。甘草不是点缀品，若量大，在止痛方面起重要作用；虽然含有激素样物质，短期内不会发生水肿，有白术利尿则可制约。桂枝活血

410

通络，配伍附子助火壮阳，还能透表祛风，把寒湿之邪向体外宣散，投量最好相等，每剂达到 20～50 克。

1971 年老朽在山东农学院讲学，诊一西医同道，年老体衰，多病缠身，因四肢关节剧痛，求援岐黄之门；形貌消瘦，活动困难，舌苔白腻，脉象沉迟，大便日行二三次，痛苦不堪。即授予此方，计炮附子 45 克、桂枝 45 克、白术 30 克、甘草 30 克、生姜 10 片、大枣 15 枚（擘开），水煎，分三次服。日饮一剂，未有更改；连用两周，无不良反应，竟痛去症消，效果可观。投附子超过 30 克，都先煎一个半小时。

▣ 829. 大黄牡丹皮汤治火疖

《金匮要略》大黄牡丹皮汤调治肠痈（阑尾炎）进行期，尚未化脓阶段，凉血泻下，消除病情。投予皮肤疮疡，通过降火、解毒、从肠道排邪，亦起作用。时方派强调加连翘、金银花，实际获效不大；增入蒲公英、败酱草、紫花地丁，只要量大，能助一臂之力。切勿滥开桔梗、皂角刺，促使酿化脓液、放弃快疗机会，此乃老朽家传经验，提供参考。

1970 年在徂徕山遇一男子，二十余岁，头面生出大型颗粒状火疖，按毛囊、汗腺、皮脂腺发炎所致的痤疮处理，毫无成果；患者行走呼喊、卧不安席，十分痛苦。吾少时学过外科，就照皮肤化脓感染治之，授以大黄牡丹皮汤，计桃仁 10 克、牡丹皮 15 克、大黄 15 克、元明粉 10 克、冬瓜子 30 克（打碎），另加蒲公英 60 克、败酱草 30 克、紫花地丁 45 克，水煎，分三次服。一剂，热、痛即减；又饮四剂，红肿消去大半，大便十余次，症状基本缓解。驱毒为主，量大也是速愈的重要一环。

▣ 830. 大黄附子细辛汤加味去胁下胀痛

胁下胀痛，大都从肝郁气滞着手施治，排除肝、胆、胰脏实质性疾患，投小柴胡汤、四逆散、逍遥丸、柴胡疏肝汤，很少想到通阳驱寒泻下法，被称为空白点。此证常见于中年妇女，男子仅占四分之一，和更年期自主神经功能紊乱关系不大。因气机阻遏、肝失条达、寒邪内聚，如《素问》所言"寒则气收""思则气结"，应解决不通而痛，以开为主。老朽师法伤寒派经验，给予小量《金匮要略》大黄附子细辛汤加大量香附、柴胡，行气散滞、大热驱寒，泻下沉积之邪，才吻合根本需要，否则扬汤止沸，无济于事。与时方家谈及，

411

因道不同不相为谋，多避而少语或转向左右改言他，对大黄、附子、细辛持怀疑态度，在应用上只沉不浮①。现介绍一案以观其效。

1966 年吾在山东省中医院遇一半百农妇，性格暴躁、好怒、胸怀狭窄不能容物，近来感觉胁下寒气攻冲胀痛，逐渐转剧，舌苔白厚、脉弦，喜喝热水、便秘数日一行，医院检查肋间神经痛、精神易惹症。反复考虑，先取本方试之，计炮附子 10 克、大黄 6 克、细辛 6 克、香附 15 克、柴胡 15 克，水煎，分三次饮下，日饮一剂。连吃七天，胀痛即消；追踪一个月，没有复发。尔后临床均为加减，也获得明显作用。

◼ 831. 弥勒建中汤治胃病

为了生存，自然界万物竞争，人类亦不例外，总结八个字：物竞天择，优胜劣败。中医遣药很广，涉及动、植、矿物，应注意保护稀有物种，避免杀鸡取蛋，尽可能不开犀角、麝香、穿山甲、猴枣、琥珀、刺猬皮、象牙、野生鸢尾红花，防止灭绝，就连杜仲也要少上处方，为不导致药荒，但用他药替代，实乃一大善举。

民国时期有一佛门医家，学习孙思邈迈步常看虫蚁，不投动物药，属时方派，喜用清凉，师法叶香岩轻描淡写，以量大闻名。生前调理胃病厌食、纳呆、消化不良，留有一首验方，称"弥勒建中汤"，由山楂 15 克、神曲 15 克、香稻芽 30 克、化橘红 15 克、蒲棒 30 克、荸荠 60 克、海蜇 60 克组成，水煎服。

1962 年吾在山东中医学院诊一机关干部，医院检查胃窦炎、十二指肠溃疡，主要是无有食欲、腹部胀满、大便难下。当时就以本方予之，未有加减，效果甚佳，连服六剂，症状焕然解除。藉此录出，以饷同道。

◼ 832. 小柴胡汤加四贝催眠

中药明方，凡疗途广泛、功效良好、富有普及性，无经、时、杂方界限，统称不倒翁方，如麻黄汤、小柴胡汤、白虎汤、四逆汤、桂枝茯苓丸、

---

① 只沉不浮：不起主宰作用。某些医家只知大黄附子细辛汤温里通下，不知还可用其辛通散结、舒展气机，加味后温疏郁闭。

四物汤、六君子汤、逍遥丸、补中益气汤、越鞠丸、银翘散、黄连解毒汤、六神丸、活络丹、六味地黄丸、附子理中丸、归脾汤、礞石滚痰丸，调理高热神昏的紫雪、至宝丹、安宫牛黄丸三大法宝，都属这一行列。其中小柴胡汤因混入狭叶柴胡，且受叶天士先贤影响，认为能劫肝阴，南方医家尘封高阁、不敢应用；在山左而言，就地取材（大柴胡）则摇笔即开，透表、泄热、解郁，投予内、妇、外、儿，捧为圣药。小柴胡汤是重点不倒翁方。

1957 年吾于山东中医进修学校遇一更年期小学教师，因家庭纠纷与丈夫分居，精神抑郁，心悸悲伤，夜卧不过四小时、严重失眠，头昏，记忆力大减，表情淡漠，已无法工作，医院诊断精神变异。起源外界刺激，和神经衰弱无关，吃疏肝理气、镇静安神药物，收效甚微；老朽山穷水尽，即给予小柴胡汤，加了"四贝"，介类潜阳，投量柴胡 15 克、半夏 10 克、黄芩 15 克、党参 10 克、甘草 6 克、生姜 6 片、大枣 10 枚（擘开）、牡蛎 20 克、珍珠母 20 克、紫贝齿 20 克、石决明 20 克，日饮一剂，水煎，分三次服。未再复诊，共三十剂，症状消除，基本治愈。病家推为化结催眠良方。

■ 833.《古今录验》续命汤疗身痛哮喘

《伤寒论》《金匮要略》所收处方有三种，一是原方，如麻黄汤、越婢汤；二是加减方，如白虎加桂枝汤、桂枝去芍药汤；三是附方，为编次者写入，如崔氏八味丸、《古今录验》续命汤，均有应用价值。《古今录验》续命汤调理风痱，身体拘紧，"口不能言，冒昧不知痛处"，并治但伏不得卧，咳逆上气，面目浮肿。老朽临床常用于虚弱人外感风寒，兼有内热，哮喘急性发作，脸颊膨胀，眼皮水肿，很见功力；若加入紫菀、款冬花、五味子，还疗咳嗽。同小青龙汤比较，可占优势，也属不倒翁方。

1970 年冬季在新泰诊一感冒，身体沉重、剧痛，不能行走，张口哮喘，喉内似水鸡声，发病六日，困顿在木椅上，疲劳难忍，强烈要求解除痛苦；脉象滑数，目如脱状，口渴欲饮冷水，烦躁不宁，情况表现严重。嘱其吃海蜇清火润肺，书写了上述续命汤，计麻黄 10 克、桂枝 10 克、当归 6 克、党参 10 克、石膏 30 克、干姜 6 克、川芎 6 克、杏仁 10 克、甘草 6 克，水煎，七小时一次，分三次服，披被温覆，背部取汗。连吃两剂，即痛减喘止；又继用三剂，邪去而安。

◼ 834. 半夏泻心汤用于腹泻

《伤寒论》附子、半夏、生姜、甘草、大黄黄连五泻心汤，均能调理心下痞，为重要临床看点。半夏泻心汤不仅突出呕恶，还可施治肠鸣腹泻，凡夏季暑邪或湿热引起的急性肠炎，加一二味利水药，服之则愈，此乃北派伤寒家手中掌握的秘方之一。投量以黄芩、黄连、干姜当核心，位列同等，称"桃园三结义"。族伯父所传用半夏 10 克、黄芩 15 克、黄连 15 克、干姜 15 克、党参 10 克、甘草 6 克、大枣 10 枚（擘开），添猪苓 10 克、泽泻 10 克，命名"九念珠断下汤"。实践证明，对肠道过敏、功能紊乱、慢性肠炎，都有作用，属难得的验方。

1965 年老朽于山东省中医院遇一企业人员，患慢性肠炎八个月，腹内微痛、立即入厕，每日排出稀便四五次，肛门灼热，里急后重，全身乏力，营养状况低下，十分虚弱，即以本汤相授。连吃八剂，症情好转；将量减半，继饮未停，三十二剂，恢复健康。随时追访，未再重发。

◼ 835. 胸痹宜用八味佛手汤

民初时期，鲁北地区伤寒派不多，伤寒家更少，时方、杂方阵营占据优势。医林前辈讲，大佛寺主持僧为伤寒专家，娴熟《伤寒论》《金匮要略》，善于化裁其方。对胸痹堵闷、短气、疼痛、牵及后背，强调心血通行障碍，发生阻塞，以开为先，常投《金匮要略》枳实薤白桂枝汤加半夏、干姜、黄连，命名"八味佛手汤"。亦可授予痰饮、气滞、郁火小结胸证，比瓜蒌薤白半夏汤功力高出一倍。

1980 年老朽在济南诊一画家，表现上述症状，医院化验血脂、黏稠度高，心脏冠状动脉硬化、供血不足，吃扩张血管、降脂药，促进血流、减少耗氧量，清除自由基，疗效不显，转中药施治。吾即开了此方，计瓜蒌 30 克、枳壳 15 克、厚朴 15 克、薤白 15 克、桂枝 10 克、半夏 10 克、干姜 10 克、黄连10 克，水煎，分三次饮下，日服一剂；六天病情转佳，将枳壳、厚朴、半夏、干姜、黄连减半，加入丹参 20 克、山楂 10 克。又服十剂，逐渐稳定，不适感觉尽皆消失。"八味佛手汤"确有良好作用。

■ 836. 侯氏黑散治神经衰弱

《金匮要略》侯氏黑散属于附方，医林前辈和《杂疗》内"紫石寒食散"划入养身药。二者实际不同。侯氏黑散因含黑色矾石（皂矾）而命名，碾末服之，治"大风四肢烦重、心中恶寒不足"，老朽未有实验；但调理神经衰弱头昏脑涨、思想分驰、精力不集中、生活懒散、睡眠不佳、心烦多梦、记忆下降，确有作用。吾曾师法江阴曹颖甫先生推荐，给予相应患者，药物虽杂，无配伍禁忌，以菊花为主，防风、白术居次，皂矾量少，久服 20～60 天，未见异常反应或毒副作用。

1965 年老朽在德州遇一中学教师，体形消瘦，有贫血现象，因工作劳累、压力过大，开始精神紧张、烦躁，夜卧难眠，逐渐头目昏沉、心悸、惊恐不安，面容早衰，对话前言不符后语，朝事暮忘，记忆严重减退，令人感到特奇。吃滋补、保健、安神、定志品，反而加重；当时就以此散与之，计菊花 300 克、白术 75 克、防风 75 克、桔梗 60 克、黄芩 45 克、细辛 20 克、茯苓 30 克、牡蛎 30 克、党参 30 克、当归 30 克、干姜 20 克、川芎 30 克、皂矾 15 克、桂枝 30 克，改成水泛为丸，每次 10 克，日食三次。用完之后，很见功效；嘱其又配一料，约两个月，症状陆续消失，基本治愈。

■ 837. 黄连汤加黄芩疗热泻

民初山东齐地伤寒家调治寒性腹泻，偶尔亦用逆流挽舟法，投《金匮要略》麻黄加术汤（麻黄、桂枝、杏仁、白术、甘草）、麻杏薏甘汤（麻黄、杏仁、薏苡仁、甘草）发汗固涩，临床获益并不理想。吴七先生指出：麻黄开表，排除水分，虽能分化津液，若配合利尿药物疗力更佳，主张加入猪苓、泽泻。则战无不胜，捷报频传。尚有通过厚肠止泻，宜于湿热下注，大便增多或下利稀水，和收敛谷道不属同一概念，《伤寒论》黄芩汤（黄芩、白芍、甘草、大枣）、黄连汤（黄连、干姜、桂枝、党参、半夏、甘草、大枣）都起这些作用。重点药物为黄芩、黄连，不添行水之品，也可发挥独立功能。

1968 年吾于聊城诊一男子，因吃硬食难以消化，发生呕吐、暴泻，日下十余次，营养衰竭、精疲力竭、卧床不起。老朽曾取黄连汤与之，计黄连 15 克、干姜 6 克、桂枝 6 克、党参 15 克、半夏 10 克、甘草 6 克、大枣 10 枚（擘开），加入黄芩 15 克，由于舌苔黄厚、重用了二黄之量，水煎，六小时一次，分三次服，日夜不停。凡三剂，即泻止而愈。运筹得当，会药到效来。

▣ 838. 经方治麻木注意化裁

血痹证，《金匮要略》谓四肢麻木不仁，如风痹状，投黄芪桂枝五物汤以补气养血为主，临床应用并不乐观，若加活络行血之品，能提高功力。桂枝一味鞭长莫及，黄芪用量要大，需达到 60～100 克，分三次服，不会发生血压下降与不良反应，这是老朽的点滴经验。家父主张，还宜添入少许风药，搜逐沉混之邪，辅助补气活血、增强威力，虽似小卒，却举足轻重、牵动大局。金元时代易水师生曾言"高巅之上，唯风药可到"，实际无处不走，通行全身。

1970 年吾于宁阳遇一商场经理，约五十岁，阵发性四肢麻木，有时不知痛痒，已经二年，开始医院诊为颈椎、腰椎退行性病变，而后改称神经元病；屡治不愈，且有所发展，舌质色紫，脉弦，间歇性出现，含滞塞不通迹象。专事补气并非良策，乃配合开结另法，反复揣度，就取此方作探路石子，计黄芪 40 克、桂枝 15 克、白芍 15 克、生姜 10 片、大枣 10 枚（擘开），添了独活 10 克、苏木 10 克、红花 10 克；连吃十剂，依然如故，乃将黄芪升至 80 克、桂枝 40 克、独活 20 克，白芍换赤芍 15 克，仍水煎饮下。又服十剂，感觉发作减少；嘱咐继续勿辍，先后共 45 天，病情逐渐消失。只因黄芪兴奋、影响睡眠，其他无任何不适。不言而喻，单用本方，孤雁出群，量轻力微；结合散风、祛瘀、活络，才易显示疗能。遵古酌今，贵在化裁。

▣ 839. 甘草附子汤调心衰水肿

《金匮要略》"三星同位"，指医风湿身痛的三首附子方，即桂枝附子汤（桂枝、附子、甘草、生姜、大枣）、白术附子汤（白术、附子、甘草、生姜、大枣）、甘草附子汤（甘草、附子、白术、桂枝）。伤寒家将甘草附子汤推出炙甘草，调理心脏期前收缩，心律不齐，脉象间歇；除炙甘草汤则投本方，亦有功效。还可施治心悸不宁，心力衰竭下肢水肿，加人参、茯苓，挽救重笃患者，称返回霞光。此汤用于心力衰竭，凸显附子、桂枝、白术，疗力达标，人参固脱、补中益气，大量茯苓利水而不伤正，十分合拍；比单开四逆汤、白通汤、真武汤报捷迅速，属不倒翁方。

1968 年吾于德州遇一老妇，医院诊为右心衰竭，纳呆、气短、皮肤发绀、脉现结代，血压下降、颈动脉怒张、腿足浮肿、鞋子无法穿入，要求兼啖中药。即授以甘草附子汤，计炙甘草 10 克、炮附子 30 克（先煎一个半小时）、白术 30 克、桂枝 10 克，添了人参 15 克、茯苓 60 克，因情况严重，未另选他品，每日一剂，水煎，分三次服。连饮七天，没再更改，症状缓解，肿消二分之一；把量稍减，又吃两周，离院返乡，基本转愈。

▣ 840. 厚朴七物汤的应用

岐黄医学传统治则，先解表后攻里，在特殊情况下亦可打破这一禁区，内外同疗，《金匮要略·腹满寒疝宿食病脉证并治》标出："病腹满，发热十日，脉浮而数，饮食如故，厚朴七物汤主之。"这就是例证。由于邪气未在少阳，不投大柴胡汤而用小承气汤加桂枝、甘草、生姜、大枣，即桂枝汤去白芍。和小承气汤不同处，突出厚朴半斤、枳壳五枚，超过它的一倍，行气、破结位居第一。

1980 年吾在山东中医学院遇一半百男子，职业会计，活动较少，腹内气体充积、膨胀，大便数日一行、无燥结现象，矢气则排出快；近日感冒，体温稍高，身上无汗，七天没有更衣，肚子胀痛欲裂。当时考虑给予大柴胡汤，因利气开阻之力欠佳，改用本方，加大枳、朴，缩小大黄，突出桂枝、生姜宣发腠理解表，含大黄 6 克、枳壳 30 克、厚朴 30 克、桂枝 20 克、生姜 15 片、甘草 6 克、大枣 8 枚（擘开），日饮一剂。连服五剂，从肛门排泄许多秽气，恶臭难闻，溏粪四次，得汗热退，胀痛逐渐消解。既往对该方冷落的思想，随着云散。深刻体会，传承古人经验，非通过临床，无法变为现实。

第八编

精华录 841～973 小节

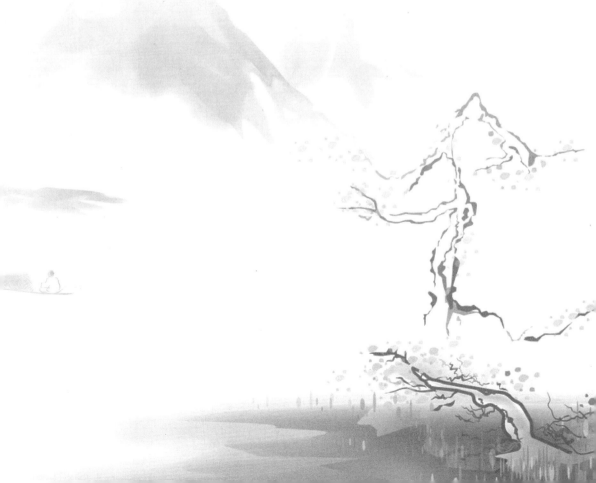

■ 841. 大建中汤的作用

《金匮要略》大建中汤，调理腹中寒痛、蛔虫内动，"上冲皮起、出现有头足"，不投附子、吴茱萸而用蜀椒，目的是麻醉、镇静、驱虫，解除疼痛。事实证明能起作用，令人遗憾的是，知者多、用者少；就以往伤寒家而言，亦敬而远之、寡于问津。老朽曾目睹族伯父治一农民，以急腹症肚子剧痛求诊，有蛔虫史，医院怀疑胆道蛔虫，力主手术。他给予本方，患者吃了一剂，疼痛迅速缓解，大便排出无活动力的蛔虫两条。临床取用，蜀椒炒黄去汗，局限15 克，多则口腔发麻、胃内嘈杂不适；胶饴 30 毫升为度，过甜不利麻醉止痛。此乃家传经验，根据圣书所嘱，药后半小时啜热粥一碗，保护胃气，提升功力，卧床温覆，才可完成标准疗程。

1991 年吾在济南遇一商店行管人员，因啖冷食腹内绞痛，溏泄，事发猝然，医院印象胃肠炎，无蛔虫卵，病家要求转中医施治。当时告其开大建中汤试之，计党参 15 克、干姜 15 克、蜀椒 15 克，缺乏胶饴以蜂蜜 30 克代替，水煎，四小时一次，分两次饮下。结果二剂即愈。蜀椒作用，发挥了主宰。

■ 842. 己椒苈黄丸祛痰饮

《金匮要略》己椒苈黄丸改为水制，能医胸腔积液、肝硬化腹水、风湿性心脏病早期心衰水肿，若素有痰饮、吐涎沫、咳痰量多，亦可广泛应用。葶苈子泻肺平喘，苦寒、爆炒入药，祛水涤饮依靠椒目、汉防己助力，大黄小量、不宜多开，否则大便溏泄、丧失营养、身体衰竭。老朽步时贤后尘，调理支气管扩张、炎变、哮喘、咳嗽，只要分泌物多，痰量壅盛，便投此方，汉防己、椒目利尿，大黄、葶苈子通畅谷道，驱邪由二阴分消，症状就会随着递减。若疗力欠佳，加入泽漆、茯苓，往往胜利凯旋。业师尚添紫菀，一战成功。

1975 年于山东医学院诊一教授，支气管炎发作，肺失肃降，呼吸困难，咳嗽很轻，日夜咯吐黄白稀痰约一饭碗，遇冷转剧。委吾援治，即以上药授之，计汉防己 100 克、椒目 100 克、葶苈子 200 克、大黄 20 克、泽漆 50 克、茯苓 200 克、紫菀 100 克，增了露蜂房 60 克，碾末，水泛为丸，每次 10 克，日服三次。连啜两周，痰涎缩少；又用半料，病退而安。

▣ 843. 乌梅丸治暑泻

《伤寒论》乌梅丸，为蛔虫抑制专科药，组方复杂，寒热并用，很少施治他病。吾少时闻茅野先生言：民初期间在天津劝业场邂逅一岐黄家，称橘井圣手，投药奇特，与众不同。虽属伤寒派，头脑思路独树一帜，对夏季伤暑口渴、汗多、腹痛、溏泻，强调热中于外、寒邪居内，开乌梅、人参生津，黄连、黄柏固肠，当归养血，干姜、附子温里壮阳，细辛、蜀椒止痛，桂枝启腠宣表，乌梅丸能发挥综合作用。外界看来，似乎索隐行怪；但临证给予患者，反馈良好。

1963 年烈日如炙，暑气像火，老朽于山东省中医院诊一市民，口干喜饮、腹痛即泻，仿佛刘草窗痛泻要方证，出汗、心慌、手足发凉。老朽忆及此丸，经过化裁改成汤剂，计乌梅 20 克、干姜 6 克、细辛 3 克、炮附子 6 克、黄连 6 克、当归 3 克、桂枝 6 克、党参 15 克、黄柏 6 克、蜀椒 3 克（炒黄去汗），共十味，水煎，日饮一剂，分三次服。连用三天，超过预料，无异常反应，竟病消而愈。建议进一步研究，打破局限牢笼，乌梅丸推向临床。

▣ 844. 白头翁汤的应用

《伤寒论》白头翁汤清热解毒，治传染性赤白痢疾、里急后重，产后虚弱者加阿胶、炙甘草；溃疡性结肠炎比较顽固，加仙鹤草，坚持应用，亦可水到渠成。书内以黄连、秦皮、黄柏为主，白头翁居次，须改变这一投量，突出白头翁 15～30 克，黄连、秦皮、黄柏屈于末座 10～20 克，加入阿胶、炙甘草 10～15 克，仙鹤草 20～40 克。仙鹤草即狼牙草，是结肠炎的天敌，益气、制痒、止血，属于补品，疗身体疲劳，宜归入保健药。

1970 年老朽在新汶遇一休息痢，医院检查发现阿米巴原虫，且有慢性溃疡性结肠炎，时发时止，久医未愈。接诊后就取上方予之，含白头翁 20 克、黄连 15 克、秦皮 15 克、黄柏 10 克、阿胶 10 克（烊）、仙鹤草 30 克、炙甘草 6 克，水煎，分三次饮下；吃了十剂，已见效果，唯感觉心慌，将黄连改为 10 克、炙甘草升至 15 克。共三十余剂，脓血、里急后重的现象完全消除。事隔二年，没有复发。

◼ 845. 临床最忌胶柱鼓瑟

伤寒家遵守《伤寒论》《金匮要略》二书，能精益求精，亦存在三大缺点：一是思想保守，很少吸收新知；二是按图索骥，不太注意加减，或局限于不及二三味药物；三是刻舟求剑，停留在原量、主次、炮制方面，不越雷池一步。此事据老朽所知，虽然客观存在，但这样抱残守缺者，就既往齐鲁而言，绝无仅有；黄元御前辈是尊古大家，仲景先师传人，亦没看到此种情况。业师曾说，类似现象，非临床者特色，乃迂儒业医行为，如《金匮要略》下利投紫参汤（紫参、甘草），肺痛不宜用；妊娠肚子绞痛开当归芍药散（当归、白芍、川芎、白术、茯苓、泽泻），无水邪小便不利，泽泻是忌药……证方不合，脱文、错简，非规律性疗法，不能盲目崇拜。吾对妇女怀孕晚期，由于胎位下降压迫膀胱，小便困难，给予升提、利尿双向药，就可解决，不敢授予《金匮要略》当归贝母苦参丸（当归、贝母、苦参），不起实践作用。

1980年于山东中医学院诊一学生家长，胃寒、纳呆，处方理中汤（党参、干姜、白术、甘草）。患者笃信《伤寒论》条文，要求口干再加白术、腹痛再加党参，纸上谈兵，遭到拒绝，不欢而散。大千世界无奇不有，失掉灵活施治，即会自误误人。

◼ 846. 茵陈蒿汤退高烧

《伤寒论》调理瘀热发黄，小便不利，渴饮水浆，俗名黄疸，投茵陈蒿汤。茵陈蒿为青蒿嫩苗，有宣散解表退烧的作用。杂方派借取本方施治内热、外感风邪，体温升高，身热无汗，不受"湿"字限制，功力亦佳。特点是大黄量少，仅起疏通作用，若非肠道秘结、一般不过3克；山栀子占茵陈蒿的一半；有的把茵陈蒿推到顶峰，每剂达60克，汗出即止。热证高烧无论伤寒阳明或温病邪入气分，皆能选用，比白虎汤无有逊色。家父经验：在解表方面，茵陈蒿的底线，可越出连翘、薄荷、柴胡、浮萍。山栀子泻内火，较黄芩、石膏拔尖，量大易发生溏便，乃其缺点。

1975年吾于山东医学院诊一外来客人，因患温病滞留济南，住院五天高烧不降，曾吃白蚤休、黄连、金银花、羚羊角、牛黄粉未见疗效。邀老朽援助，即开了此汤，计茵陈蒿60克、山栀子30克、大黄3克，水煎，六小时一次，分三次服。连饮三剂，就体温降下、热退症消。确属良药，切勿把茵陈蒿边缘化，专盯着黄疸。

◼ 847. 三白汤的临床

中药石膏清肺、元明粉清肠、滑石粉利膀胱，谓之"三清白宫"。老朽亦受北派伤寒家熏陶，重视这首处方，常规是石膏 30 克、元明粉 3 克，水煎，送服滑石粉 6 克，调理夏季暑热头昏、低烧、纳呆、神疲、汗多、便秘、尿少。家父喜与生脉散（人参、麦冬、五味子）同用，命名"生脉三白汤"。石膏开量据实际情况而定，除持续高热，大都控制在 20～40 克；元明粉 2～5克；滑石难溶于水，须碾粉口服，如六一散（滑石、甘草），煮水饮之，很乏效果，浪费药材，贻误病情，得不偿失，非阳关正路。

1985 年老朽在兖州诊一军官，因外出伤暑，汗流浃背、低烧、小溲赤短、口渴、数日没有入厕、烦躁不宁。吾即书上述三白汤授之，计石膏 40 克、元明粉 5 克、滑石粉 10 克（冲），加入党参 15 克，每日一剂，分两次用。连吃三天，更衣两次，体温下降、症状消除。此方知者甚少，可研究投向临床，扩大服务。过去于上海中医学院讲学时，和老友裘沛然谈及，他提议药物来自《伤寒论》，宜考虑另称"三清一道"。

◼ 848. 久泻重在治本

民国时期，老朽所见伤寒派前辈，调理腹泻，无论急性或慢性肠炎，喜投五苓散、理中汤加味，体虚阴亏者则开猪苓汤，很少应用桃花汤、赤石脂禹余粮汤。认为赤石脂、禹余粮固涩，不能治本，易于复发，只有利尿、分化二阴才是除根疗法。久泻不止，宁投紫参、诃黎勒，亦不求助矿物赤、禹二药，此乃山东地区先贤遣用经方的特色。吾临床七十年验证这一观点和施治倾向，切合实际，属古为今用的旗帜，是师法医圣的灵活典范。

1975 年于山东医学院遇一肠易激综合征，便溏二年不成形状，腹内稍有不适，辄入厕泻下，日行三四次；曾吃赤石脂、禹余粮，喝汤、口服粉末，反复发作，依然如故，由其妻陪同来诊。因脉沉微，吸收功能低下、粪中完谷不化，即授以理中汤加味，将党参改作人参，计白术 15 克、干姜 15 克、人参 15克、甘草 10 克，添入炮附子 15 克、茯苓 30 克、泽泻 10 克、猪苓 10 克，嘱其长服勿停。先后共啜三十剂而愈，追访了解未再重发。

■ 849. 葛根芩连汤治热泻

《伤寒论》葛根芩连汤，用于伤寒阳明、温病邪居卫、气之间，能内外双解，对热泻、痢疾亦易发挥功力。伤寒家每遇急性肠炎，以其为主，打头阵充当先锋。葛根宣散、升提、解表、固肠，黄芩、黄连清火、祛湿、收敛、止泻，三味组方尚可降低血压，解除头痛、眩晕、发紧、如绳束缚，故称"大雄宝殿（《伤寒论》）秘方"。投量标准，若无外邪及项背僵直，葛根不宜多用，与芩、连相等，均开 15 克。一般三剂获效，六天则愈。由于内清外表，该方退烧的作用亦大显身手，浮出水面。调理阳明或卫、气阶段，常同白虎汤媲美，能呼兄弟联袂。

1965 年吾在山东省中医院诊一女性，风热感冒，体温升高，头痛，腹泻、每日更衣七八次，消瘦、疲劳、表现营养衰竭，处于半休克状态，十天医治没见好转，乃求中药与之。病虽棘手，仍有希望，遂写了此方，含葛根 15 克、黄芩 15 克、黄连 15 克、甘草 10 克，加入人参 15 克，水煎，分三次服。连吃五天，退热、下利大减；又饮三剂，停药而安。

■ 850. 姜芩连参汤的适应证

《伤寒论》葛根芩连汤、姜芩连参汤均治热泻，皆无利尿药，手抄本《山左夷人医案》称二方为"虎符双将"。经验证明，凡溏便日行次数多，针对性强，得效较好；若下利稀水，则不相宜，必须选入茯苓、白术、泽泻、猪苓提升药力。姜芩连参汤内党参属止渴阴柔物，缺乏重要作用。干姜不宜忽视，能宣发气机且兼固下，为河鱼疾患的施治良药，和芩、连配伍，可被抵消辛温的过偏，化作厚肠止脱；性温同附子大热各异，无壮阳、力挽狂澜之功，乃平妥少害者，不要因其进入四逆汤大门惧之，应当消除这一恐惧心理，否则，就连生姜也不敢吃了。

1956 年夏季，吾在山东省中医院诊一接近七十岁干部，中暑恶心呕吐，大便溏泻、日下五六次，里急后重，无有脓血，口渴、感觉身上灼热，体温不高，困顿卧床不愿起来，脉数，舌红、根部黄苔。曾以本汤对应，计党参 15 克、黄芩 15 克、黄连 15 克、干姜 15 克，四味同量，未予加减，日饮一剂，分三次服。蝉联四天，症状消失，笑谢出院。调理热泻，姜芩连参汤亦是可信经方。

◼ 851. 灶心土止呕

《伤寒论》《金匮要略》原属一书，名《伤寒杂病论》，后世整理将外感热证与内、妇、外科杂病分开，始为今日所见二者。伤寒派、伤寒家均以这两部文献为攻读对象，并非学习《伤寒论》而不师法《金匮要略》，且《金匮要略》尚有许多《伤寒论》条文、处方，既往皆视一体，作全书观。目前学校强行挥刀两断，破瓜分解，殊欠考量。

《金匮要略》收入九味习用药物，如百合、鳖甲、酸枣仁、射干、薤白、泽漆、椒目、诃黎勒、灶心土，功力颇优，称"九道金牌"。灶心土即伏龙肝，又名釜下红烧、多年火砖，燥湿止血、温中镇呕、固肠疗泻、收敛带下，对多种血证，都有效果。老朽每遇妊娠恶阻喜加此药，当场开彩，立竿见影。

1971 年在泰安农学院诊一中年教师，怀孕两月，呕恶大作，水谷难下，医院谓妊娠早期呕吐，无法可施，力主刮宫流产。病家惊慌求救，嘱其速到农村寻取灶心土一斤，打碎煎水，分六次服之。说来很巧，吉人天相，喝了一天，呕吐停止；翌日，已可起床吃饭。躲开一刀，保住了胎儿。

◼ 852. 橘皮竹茹汤抑制呕吐

家父对气逆上冲、胃热呕恶，常投《金匮要略》橘皮竹茹汤，施于胃炎、妊娠恶阻、食管反流，皆起作用，除妊娠恶阻则加半夏、小量大黄，称"南阳理胃汤"。以竹茹为君 40 ~ 90 克，少则寡效；橘皮开陈皮 15 ~ 40 克；无口渴症状，党参局限 10 ~ 20 克；甘草量大，则胸闷加重病情，不套取原方之量，10 克封顶；生姜 15 ~ 30 片；大枣益气补血，同生姜调和营卫，水煎，分三次饮下，可药到病廖。比半夏干姜散、生姜半夏汤、橘皮汤、大半夏汤、大黄甘草汤组成全面，吴七先生表示赞赏，谓"呕、吐、哕三证治绝"。

1966 年吾于山东省中医院遇一更年期妇女，晨起恶心，常吐净胃内水液、残存食物，因免受痛苦，不敢照量吃饭，已有七个月。开始老朽给予小半夏加茯苓汤，没见功力；即以此汤予之，计竹茹 90 克、陈皮 30 克、党参 15 克、甘草 10 克、半夏 15 克、大黄 3 克、生姜 30 片、大枣 20 枚（擘开），日饮一剂，分五次用。连续十天，病况转佳；又吃了一周，电话通知，未再发作，已经平安。

▣ 853. 葛根汤逆流挽舟

《伤寒论》麻黄汤（麻黄、桂枝、杏仁、甘草）、桂枝汤（桂枝、白芍、甘草、生姜、大枣）、葛根汤（葛根、麻黄、桂枝、白芍、甘草、生姜、大枣）解肌开表，名"发汗三仙"。麻黄汤兼治哮喘、桂枝汤治腹痛、葛根汤治泻下，又称"内疗三君子汤"。葛根汤通过外解调内治泄泻，属于逆流挽舟，使水液由体表散出，肠道转为干燥，大便成形，滑溏即止，虽不利尿分化二阴，亦可得到治泻效果。这一方法起源很早，应用者寥若晨星，先辈喻昌洞晓此意，却没投仲圣遗方，就连近代伤寒家陈伯坛也未见亲身叩关。业师经验，应用葛根汤要掌握四事：一是葛根挂帅，发挥升提，领路先锋；二是倚重麻黄，打开鬼门；三是少用白芍，防其滑润；四是桂枝中量，避免活血通络、汗出过多。

1969 年老朽在山东济南诊一男性青年，因饮食生冷、外受寒邪，严重腹泻，一昼夜入厕十余次，吃药补液仍然不停，脉象沉而不浮，恶寒无汗。当时曾书本方予之，计葛根 30 克、麻黄 10 克、桂枝 6 克、白芍 3 克、甘草 6 克、生姜 15 片、大枣 20 枚（擘开），水煎，六小时一次，分三次服，盖棉被取暖，喝热粥增助药力。共饮两剂，津津冒汗，泻下遂止。

▣ 854. 久嗽用苓甘姜味辛夏仁紫冬汤

自《伤寒论》《金匮要略》面世，历代文人墨客亦对其产生兴趣，提出"技师长沙"，从二书入手，逐渐形成伤寒派、伤寒家，开始校刊、注释、重编分类，有利后人学习；但真正以《伤寒论》《金匮要略》为圣经广泛应用临床者并不太多，被举称"爱好"，不属传承人，如朱肱、陶华、卢之颐、姜国伊、日本丹波元简父子。学术显示，够称接班的有三项标准，一是思维辨证，自成体系；二是运用其理、法、方、药；三是发扬光大仲景先师学说，尊古酌今，赋以新义。否则就不存在传道、授业、解惑、推陈出新，这是业师所言继承规章。目前来说，众皆感慨，几乎已经丢掉，无人知晓了。

伤寒家调理风寒咳嗽，族伯父常投麻黄汤加细辛、干姜、五味子；表解嗽不止，改开苓甘姜味辛夏仁汤；依然如故，则加紫菀、款冬花，便可药下病除，形成规律性。

1970 年吾在新泰诊一少壮农民，外感后频发咳嗽、吐痰，日夜不停，已有四周，由于许多原因未服任何药物。老朽即授予上述麻黄汤加味，吃了六剂，功力半隐半显，未能得愈；乃换为茯苓 30 克、甘草 10 克、干姜 10 克、五味子 20 克、细辛 6 克、半夏 10 克、杏仁 10 克、紫菀 15 克、款冬花 15 克，日饮一剂，分三次用。连服九天，即痰消咳去，确属良方。

▣ 855. 当归调月经

当归为四物汤主药，前贤谓其味甘而重专于补血，气轻而辛又可行血，补中有动，行内寓补，功兼润燥滑肠，通利六腑。从《伤寒论》当归四逆汤医手足厥寒，《金匮要略》当归散妊娠安胎、当归生姜羊肉汤治腹痛里急，实践观察，属于健身良药，在妇产科领域应用最广，因调理月经、补养冲任二脉有"十医九开当归"之说。经验告诉，它能抑制子宫平滑肌收缩，和川芎一样不宜用于妇女崩漏，易加重病情。凡身体消瘦、营养不良、肠道干枯大便难下、数日不得更衣，给予 40 克，加肉苁蓉 40 克，水煎服之，翌日就会排出。老朽从事妇产科多年，对当归了解较多，重点投予月经量少、延期来潮，次则痛经、腹内似绞，由于止痛之力较差，要添入小茴香、吴茱萸，增速化解。

1975 年吾在山东医学院诊一职工，每次月经下行不足二天，色暗，子宫内膜未得酶解，块状掉出，疼痛剧烈。嘱咐取当归 15 克、川芎 15 克，即佛手散，配合小茴香 6 克、吴茱萸 10 克，月经前一周开始，每日一剂。连饮九天，五个周期痊愈，痛经未再发生。

▣ 856. 当归芍药散治带下

《金匮要略》调理孕妇腹痛投当归芍药散，后世转为施治身体虚弱贫血水肿，日本汉方医家列归首选。老朽学承家教，将其移植妇科，用于上行感染白、黄、赤色带下，阴道炎、盆腔炎、宫颈三度糜烂，皆宜内服。不加清热、解毒、抑菌药物亦能获效。以白术、泽泻利水为主，加大量银杏、黄柏、鸡冠花提高功力，可挂头牌，比一般健脾、渗湿、固涩之品成绩并不低下。方义是当归、川芎、白芍护阴补血保本，防止白术、泽泻、茯苓利水伤及体躯，发生捉鼠损器，"人被药夺"，是扶正逐邪双面疗法。

1965 年吾在山东省中医院诊一护士，阴道溢出白带夹有血丝，腰痛、乏力、精神不振，每天均换内裤，有痒感，十分痛苦。客观检查：阴道炎、宫颈三度糜烂、内阴反复感染，考虑手术全切。要求中药缓慢应对，老朽即以此方改作汤剂劝其试之，计当归 10 克、白芍 10 克、川芎 10 克、白术 20 克、茯苓 30 克、银杏 20 克、黄柏 10 克、鸡冠花 15 克，因血压偏低未敢多开泽泻，只写了 15 克，每日一剂。连吃半月，带下大减；把量压缩二分之一，继续未辍，六周而愈。

◼ 857. 流感宜开小柴胡汤

《伤寒论》小柴胡汤、五苓散、四逆汤、小陷胸汤、大承气汤，称"五福守岁"。小柴胡汤调理风寒邪入少阳停留表里之间，亦投于其他杂病，如胃炎、肝炎、胆囊炎、胰腺炎、肋间神经痛、妇女更年期综合征，范围很广，属多靶性处方。杂方派以之施治风寒侵袭、流行性感冒，代替麻黄、桂枝二汤，不拘守心烦喜呕、胸胁苦满、往来寒热、嘿嘿不欲饮食四种表现，只要骨楚、身痛、脉象浮紧、恶寒无汗就可应用，体温升高居次。老朽临床，掌握三点：一是选用北柴胡，二是量大，三是配伍青蒿。三剂见汗，症状便可解除，不会发生亡阳之变，"稳妥易效"。

1980 年冬季，吾于青岛遇一患者，头痛、恶心、项强、发烧、无汗，蒙被取暖、仍呼身如冷冰。即书本方授之，计柴胡 25 克、黄芩 15 克、党参 10 克、半夏 10 克、青蒿 30 克、甘草 6 克、生姜 10 片、大枣 10 枚（擘开），加了葛根 15 克，水煎，六小时一次，分三次服。连吃三剂，邪去而安。疗力之秘，不完全借助青蒿，重点是放在用量上。

◼ 858. 古为今用必须灵活

老朽习医蒙业师启发式栽培：一是深入理解；二是揣夺，运用联想；三是实践，掌握技巧。开动脑子，舒展性灵，突出"悟"字，反对记问之学。吾天性鲁笨，不易达标，在长辈心目中勉强算一马前卒子，很难做到举一反三。通过家父指导、刻苦力学、自强不息，才立足社会，成为杏林一员。对古圣先贤遗著认真继承发扬，但趋向保守、裹足不前，思想亦存在若干弊端。以研究《伤寒论》为例，在山东中医进修学校、山东中医学院西医学习中医班讲授此课时，对书中错简条文、用药，仍维护旧说，很少推出修订意见，像白虎汤"表有热、里有寒"，小青龙汤腹泻加荛花、噎者加附子，药不应证，理当删除或存而不问，至今思之，仍感羞愧。

1964 年在山东省中医院诊一大学教授，感冒口渴、咳嗽、恶寒、无汗。

准备给予麻黄汤加紫菀、款冬花、五味子，因记得《伤寒论》中小柴胡汤标明咳去党参、生姜、大枣，遂亦步亦趋，减去三味，照书开药。吃了五剂，证情依然，增了党参 15 克、生姜 10 片、大枣 10 枚（擘开），口渴、咳嗽诸证陆续消失。不言而喻，死搬硬套的传承方法，会言过其实，纸上谈兵，走向失败。

◙ 859. 五苓散治水肿

《伤寒论》五苓散，原医口渴、饮水则吐，小便不利，胃有振水音，俗名"水逆上冲"，头目眩晕、脐下悸动、频吐涎沫。后世扩大应用，投于多种腹泻，右心衰竭下肢虚浮、按之凹陷、足部膨起似瓜。其中桂枝不仅辛温解表，且蒸动膀胱气化，降血压及气上冲，利小便。目前临床均开汤剂，碾散而服已经少见。老朽所秉经验则系家传，以泽泻当君，桂枝为臣，猪苓、白术、茯苓居于佐使地位。突出利尿，抑制积水导致血压上升，还可活血通络促使水邪下行，双向调治。

1958 年吾于济南遇一头面、四肢浮肿，小便短少，病史七个月，医院印象与肝、肾、营养不良无关，情况并不严重；但二目难张、穿鞋困难、身体活动感觉沉重，吃鲜葫芦有效，稍停又发，原因不明，无法给药，乃转中医处理。吾即开了此方，计泽泻 25 克、桂枝 20 克、猪苓 15 克、白术 15 克、茯苓 30 克，添入牵牛子（二丑）3 克，水煎，分三次饮之，日服一剂。共五天，肿象消除；将量减半，又继续一周，未再来诊，事隔数月委人相告，愈后没有复发，已转向健康。

◙ 860. 葛根汤解表止泻两种作用

《伤寒论》葛根汤，为桂枝汤加麻黄、葛根组成，主治感受风寒项背强直、骨楚无汗，有发表解痉作用。葛根、白芍、甘草调理肩凝、颈部肌肉收缩，缓解紧张、痉挛；麻黄、桂枝同开鬼门驱邪外出，就能制止肩背几几、疼痛。解外安内，类似逆流挽舟，所以亦用于谷道滑泻急性肠炎。麻黄宣散转移水分，葛根升提、固下令魄门闭合，达到止泻目的。虽然适宜外感腹泻，也可借道伐虢，内伤发挥作用。"有故无殒"，此乃老朽数十年所积经验验证至理名言。仲景先师遗方，应对泻下证有五：一是健脾，如理中汤；二是利尿，如五苓散；三是发汗，如麻黄加术汤；四是升提，如防己黄芪汤；五是收敛，如诃黎勒散。本汤则属发汗、升提两用方。

1959 年吾在山东中医学院遇一新闻记者，因生冷不节、吃了隔夜食物，腹泻不止，日行六七次，而且又添感冒，恶寒无汗。就授予葛根汤，含葛根 30 克、麻黄 10 克、桂枝 10 克、白芍 6 克、甘草 10 克、生姜 10 片、大枣 15 枚（擘开），水煎，分三次服。两剂汗出泻止，表里双治，功力俱优。凡肠道不固大便滑溏，白芍滋阴，忌量多；在寒邪为患时要开吴茱萸，镇痛作用仍居首位，否则派遣马谡，会失守街亭。

◼ 861. 泽漆汤祛痰疗咳

《金匮要略》泽漆汤，由半夏、紫参、泽漆、白前、黄芩、桂枝、党参、甘草、生姜组成，以大量泽漆为主，调理痰饮咳嗽。因紫参、泽漆二味存在问题，用者很少。伤寒派提出两种意见：一是紫参乃紫菀误写；二是泽漆为猫眼草，有毒，不宜内服。实际了解不够、认识片面。紫参又名拳参、红蚤休，与另药白蚤休又叫重楼、草河车、七叶一枝花，不是一个品种，能收敛止泻，属固涩药物，用于久嗽，理所当然；在支气管炎药品选区内，乃不可或缺者，泽漆汤吸收加盟，不应存有二意。泽漆有小毒，投量不超过 20 克，每剂分三次服，极少发生不良反应，祛痰、涤饮、利水的功能十分明显，同茯苓相比，越出一倍；恐吃了不适，最好不要按书中原量，改成配伍方，就万无一失。

1992 年吾于山东中医学院门诊部遇一老年慢性支气管炎，颜面浮肿，咳嗽，痰多，卧床则甚，屡治不愈。当时如芒刺在背，亦感到棘手，寄托本方以求希望，遂开了泽漆 20 克、半夏 15 克、白前 15 克、黄芩 15 克、桂枝 10 克、党参 10 克、紫参 15 克、甘草 6 克、生姜 10 片，日饮一剂，水煎，分三次喝下。连续七天，未见毒副作用；又啜一周，得效而愈。

◼ 862.《金匮要略》镇痛蜀椒

《金匮要略》调理腹痛有四大秘药，指白芍、附子、蜀椒、吴茱萸。除白芍酸凉，均为辛热者，近代火神派只注意附子，忽略了蜀椒、吴茱萸。蜀椒的止痛能延续六七小时，起麻醉作用。书内所载乌梅丸、升麻鳖甲汤、乌头赤石脂丸、大建中汤、白术散、王不留行散，均含本药，虽都显示能开表发汗，用诸止痛则隐秘其中；只有大建中汤、乌头赤石脂丸明确标出蜀椒为镇痛必需品。

老朽年轻时代，和杂方派同道接触较多，常汲取他们的临床成果，充实经方内容；同时亦把所知、家传、师授传入杂方队伍。事实证明，互通信息，能提高水平、升华疗效。

1970 年老朽在东平遇一机关干部，数周来环绕肚脐疼痛，大便日行二次，医院怀疑胃炎、肠系膜淋巴结炎、肠易激综合征，吃药无力，转就中医施治。从手足逆冷、颜面色青、疼痛喜按、脉象沉迟诊断，属于阳气虚衰、腹中阴寒，应辛热助火、温里退阴。开了四逆汤，有炮附子 20 克（先煎一小时）、干姜 15 克、甘草 15 克；饮后情况好转，唯疼痛缓解不理想，乃师法大建中汤加入蜀椒 10 克，每天一剂。又服六剂，病消而愈。蜀椒的功勋，当推第一。

▣ 863. 八面佛开胸消痞

不知撰人《卖医记闻》言《金匮要略》四大开胸破结药，为瓜蒌、橘皮、枳壳、厚朴；四大消痞解闷药，为半夏、干姜、黄连、旋覆花。家父曾将其组于一起，调理气滞、食积、热郁、痰饮，上、中焦阻塞，影响人体生理活动，产生障碍。此八种药能发挥疏利通降作用，对胃病、胸腔积液、心脏冠状动脉粥样硬化，有施治功能，称"八面佛"。实际可看作是由小陷胸汤，生姜、半夏、甘草泻心汤，小承气汤，橘皮枳实生姜汤化裁而来，因不涉及下焦，均不聘任大黄，酒制者亦不相邀，精兵战斗，有利掌握。

1965 年吾在山东省中医院诊一道友，胸闷、呼吸不畅、烦躁、憋气、感觉有物堵塞、隐痛、放射到左肩，饮食、二便无变化，脉弦，心电图提示供血不足。根据辨证，乃气血循环瘀阻，应开瘀疗本，以通为用，劝其试服"八面佛"，计瓜蒌 30 克、枳壳 10 克、厚朴 10 克、陈皮 10 克、干姜 10 克、半夏 10 克、黄连 10 克、旋覆花 10 克（布包），加了参三七 6 克、丹参 20 克，水煎，分三次用。连吃一周，症状骤减；把量压缩一半，又饮十剂，不舒现象完全解除。尔后不断实践，效果可观，宜推向临床。

▣ 864. 五大安神药

《金匮要略》五大安神药，指百合、酸枣仁、龙骨、茯苓、牡蛎，起镇静催眠作用，对烦躁、焦虑、惊悸、难入睡、恐惧不安、精神过度兴奋，均属施治范围。禅门高僧将其制成水丸，称"般若丸"。家父改为汤剂，命名"宁心入定汤"。汉代无茯神、茯苓之分，皆写茯苓，现在可以换成茯神了。按照禅门释人投量,以百合、酸枣仁、茯神居君,因戒杀动物,龙骨、牡蛎量少。老朽把此方分别定位:炒酸枣仁 30 克、百合 30 克、茯神 30 克、龙骨 20 克、牡蛎 20 克,收效较好。

1956 年在河北诊一青年,头昏、思绪万千、记忆力下降、白天迷糊、夜间梦多、无法入眠,求仙拜鬼,日益加重,医院印象神经官能症,嘱转中医。乃开了上方,考虑传统学说认为枯骨宁神、介类潜阳,提升龙骨 30 克、牡蛎 40 克,每日一剂。连吃十天,病情递减;药未更易,继饮没辍,不到一个月就邪去而安。实践验证,是一首可信良方。近二十年观察,酸枣仁炒香醒脾,比生者优越。神志不清宜加石菖蒲;合眼即梦加琥珀、夜交藤。岭南时方派尚强调开窍,加素馨花,疗力未见拔高。

■ 865. 牡蛎泽泻散的应用

《伤寒论》对病后健康恢复期清除余邪,提出两方:一是低热尚存,虚羸,气逆欲吐,投竹叶石膏汤(竹叶、石膏、半夏、党参、麦冬、甘草、粳米);二是从腰以下水肿,开牡蛎泽泻散(牡蛎、泽泻、蜀漆、葶苈子、商陆、海藻、瓜蒌根)。竹叶石膏汤为应选良方,牡蛎泽泻散药味庞杂,用者很少报导。据医林相传,民国初期,军阀混战,一随军伤寒系统刀圭家,曾在驻地诊一时令病,愈后三周腿足浮肿,压之成坑。同道怀疑缺乏营养、心衰、水液潴留,给予当归芍药散(当归、白芍、川芎、白术、茯苓、泽泻),无效。他改选了牡蛎泽泻散,量小,与书内所记有异,含牡蛎 10 克、蜀漆(即常山幼苗)6 克、泽泻 10 克、商陆(麵煨、醋炒)3 克、葶苈子(炒)10 克、海藻 10 克、瓜蒌根(即天花粉)10 克,变成汤剂,水煎,分两次服;连饮七天即愈。

老朽临床病例,其一是友人之母,身体较弱,小恙不断,感冒过后脚面膨胀、浮肿、凸出似球状,已有十天。怂恿让吾处方,当时忆及牡蛎泽漆散,因商陆毒性、恐发生事故,不敢轻予。大家研究,先以小剂试之,便用了上述成方,每剂分三次啜下。无不良反应,九日肿消、停药,恢复健康。实际该散并不可怕,商陆炮制、量小,不会有失。

■ 866. 大白虎承气汤的运用

《伤寒论》处方有“七开”:一是催吐胸内积聚、痰饮,用瓜蒂散(瓜蒂、赤小豆、淡豆豉）；二是发汗解表，用麻黄汤（麻黄、桂枝、杏仁、甘草）；三是清热退烧，用白虎汤（石膏、知母、甘草、粳米）；四是利尿消肿，用五苓散（白术、桂枝、茯苓、泽泻、猪苓）；五是破血通经，用抵当汤（水蛭、虻虫、桃仁、大黄）；六是壮阳驱寒，用四逆汤（干姜、附子、甘草）；七是泻火、下行燥屎，用大承气汤（枳壳、厚朴、大黄、元明粉），亦称"七绝"。民国时期北派伤寒家常将白虎汤、大承气汤组成一方，名大白虎承气汤，专题调理流行性热证高烧，无论伤寒阳明或温病邪入气分，皆可应用。以退热为主，多开石膏；泻火通结，大黄领先；大便干燥，加元明粉之量，比单投白虎汤、大承气汤疗力居优。凡肠道不固滑溏者，都属禁忌。

1971年老朽在山东农学院讲学，诊一花甲教授，素有习惯性便秘，夏季伤暑，头痛、口渴、烦躁、出汗、脉象洪大、睡时谵语、下午体温升高，四天没有更衣，注射消炎药未效，求转中医。吾即取上汤予之，计石膏45克、知母20克、厚朴15克、枳壳15克、大黄10克、元明粉10克、甘草6克、粳米40克，水煎，六小时一次，分三次服。连饮两剂，入厕四解，病去而愈，患者欣喜不已。

■ 867. 温里止痛芪归合组汤

《金匮要略》有"五补元君"：一是补心安神，投酸枣仁汤（知母、川芎、酸枣仁、茯苓、甘草）；二是补中益气，投黄芪建中汤（桂枝、黄芪、白芍、胶饴、甘草、生姜、大枣）；三是补血止漏，投胶艾汤（当归、阿胶、川芎、白芍、生地黄、艾叶）；四是补阴润肺，投麦门冬汤（半夏、麦冬、党参、甘草、大枣、粳米）；五是补里驱寒，投当归生姜羊肉汤（当归、生姜、羊肉）。黄芪建中汤、当归生姜羊肉汤合在一起，家父称"芪归温里止痛汤"，黄芪用小，白芍、桂枝、羊肉量大，当归、甘草、生姜、胶饴居中。对寒邪聚结、停于腹中，疼痛、便溏、阳气下陷、营养缺乏诸症，有蒸化、通络、解痉作用，宜于胃炎、胃下垂、肠道蠕动亢进等。脐部喜按，得热则行，加炮附子。

1964年吾在合肥诊一企业行管人员，体型消瘦、营养状况低下、精神困乏、活动无力，感觉中气不足、心悸，腹内长时隐痛、大便稀薄日下二次、肚子扎着保暖药带，脉象沉迟，勉强上班工作，医院认为乃胃肠道紊乱、易惹官能症。询其所好，怕冷、远避风寒。老朽当场开了芪归温里止痛汤，计桂枝15克、白芍20克、黄芪15克、胶饴30毫升、当归10克、精羊肉100克、甘草 10 克、生姜 15 片、大枣 10 枚（擘开）、炮附子 15 克，水煎，分三次服，每日一剂。连饮两周，没再更方，来信反馈，已经治愈。

868. 五合一汤的运用

伤寒派常将《金匮要略》生姜半夏汤（生姜汁、半夏）、橘皮汤（橘皮、生姜）、大黄甘草汤（大黄、甘草）、橘皮竹茹汤（橘皮、竹茹、党参、甘草、生姜、大枣）、大半夏汤（半夏、党参、蜂蜜）五方汇于一起，投半夏 15 克、橘皮 20 克、竹茹 40 克、党参 10 克、大黄 6 克、甘草 6 克、蜂蜜 30 毫升、生姜 15 片、大枣 10 枚（擘开），称"五合一汤"。对顽固性恶心、干哕、呕吐久医而不差者，很有作用，攻补兼施，发挥降、开、泻下，是不倒翁方。主要治上、中焦逆气上冲，因反胃、肝阳亢盛、胆火妄行、大便排出不畅引起，令患者困顿不堪。

1959 年于山东中医学院遇一四十岁女教师，平素性急、率真、暴躁，由家事失和，数日未得入眠，呕吐难以进食，打嗝、干哕、恶心连环发作，吃药、降血压未见明显效果。老朽即以此汤予之。日饮一剂，两天全止，入厕二次，彻底获愈。

869. 枳朴黄陷胸汤的应用

《卖医记闻》介绍，投用《伤寒论》小陷胸汤，重点掌握宿食、痰饮、气郁所结，以感觉满闷、堵塞、发硬、疼痛，按之则剧为标准。指出只用半夏、瓜蒌、黄连，缺乏破滞，孤军作战，功力较弱，加枳壳、厚朴能水到渠成。瓜蒌虽是君药，量小杯水车薪，仿照书内给予一枚，60 克以上，可见奇迹；对其畏之如虎，不敢放量，等于画饼充饥，未继承仲景先师经验，贻笑大方。这一考证符合老朽倾向，表示积极赞同，值得深化研究。

1992 年吾在山东中医学院门诊部遇一市民，因参加朋友婚礼，喝酒，吃海鲜、肉类过多，积留胃中，膨胀、疼痛，坐着哼喊，难以平卧，涌吐之后仍然痛苦。即开上汤予之，计瓜蒌 60 克、半夏 15 克、黄连 15 克、厚朴 20 克、枳壳 20 克，添入大黄 6 克。服了一剂，更衣两次，病去大半；又啜一剂，转安。命名"枳朴黄陷胸汤"。饮药法，水煎，分两次喝下，七小时一次，得效易捷。

▣ 870. 竹叶汤加减治普通感冒

杂方家临床无门户、派别限制，能运用经方、时方、民间处方，多方面经验丰富自己，江河不择细流乃最大优点。民国时期胶东一同道，调理伤风感冒头痛、鼻塞、身热、咳嗽、声重，掌握五症，常投《金匮要略》竹叶汤去桂枝、附子加苏叶，主张辛温解表、清凉泄热，双向调节，给予白领阶层、体质虚弱者。特色有三：一是指出竹叶力薄，必须量大；二是以苏叶、防风宣散，疗头痛、项强、肩凝依靠葛根；三是党参保本，防止汗后伤阴。通过小启腠理，微汗得愈，和麻黄汤的纠正病理机制完全不同，因此名震遐迩。吾曾汲取这一创见，用于普通感冒，颇得心应手。

1976 年春季，在山东医学院诊一护士，头痛、咳嗽、流涕、体温稍高、鼻塞发痒。符合伤风标准，就授予该方，计竹叶 40 克、葛根 20 克、苏叶 10 克、防风 10 克、桔梗 10 克、党参 10 克、甘草 15 克、生姜 10 片、大枣 10 枚（擘开），因未添入其他止咳药，故增加了甘草之量。日饮一剂，连服三天，便邪退而瘳。

▣ 871. 黄连阿胶汤善调精神焦虑

《伤寒论》黄连阿胶汤和《金匮要略》酸枣仁汤，为调理失眠双栖名方。近代医家常将黄连阿胶汤用于男女焦虑症，舌红口干、烦躁、坐卧不宁，甚至欲与人斗殴，类似轻度精神分裂症，按阴虚火旺施治，比较确切。若夜间发作，到处游荡，加山栀子、少量大黄。其中以黄连居君，白芍为臣，黄芩、阿胶为佐，鸡子黄为使，添入山栀子，则和黄连同量，功力最好。因芩、连二味厚肠，不会引起腹泻，所用大黄除便秘多投，一般不要超过 6 克，此乃老朽经验。吴七先生曾说：伤寒家对精神疾患丢掉两首不倒翁方：一是更年期妇女断经时发生疯狂，给予抵当汤（水蛭、虻虫、桃仁、大黄）；第二就是焦虑日久不愈，开黄连阿胶汤，配入山栀子、酒炒大黄。

1958 年吾于济南遇一男性赤脚医生，因饮酒、过吃辛辣痔疮出血，随之不断暴躁，与周围争长论短，夜难成睡，大便费解。劝他戒酒，少食胡椒、芥末、红尖辣椒，即授予本药，计黄连 25 克、黄芩 15 克、山栀子 25 克、白芍 20 克、阿胶 15 克（烊）、大黄 6 克、鸡子黄二枚（冲），每日一剂，水煎，分三次饮下。连服五天，病状递减，大便转软，昼夜二次；把量压缩一半，又继续两周而安。

■ 872. 真武汤治肠炎

调理急、慢性肠炎，腹痛即泻，日行数次，久下不已，喜投古方者除用刘草窗痛泻要方（白术、陈皮、白芍、防风），则开《伤寒论》真武汤（附子、白芍、茯苓、白术、生姜）。二者比较，真武汤占优势。医林前辈应用真武汤时，掌握许多技巧，强化健脾益气，突出"补"字，往往以白术、茯苓挂帅，将生姜换干姜；炮附子、白芍放在次要地位，与众不同，居于末座。白芍止痛，虽非其莫属，性味酸凉，量大滑肠，故不宜委以重任；炮附子温里祛寒，15~20克，既能壮阳，亦发挥定痛作用，一箭双雕。诸药汇合一起，利尿固肠，就会提高功力、缩短疗程。

1965年吾在山东省中医院遇一金融界老人，医院认为慢性肠炎，两个月病史，稍感腹痛则迅速入厕，晚10秒钟即溢出裤内，每天四五次，苦不堪言，舌苔白厚，脉象沉弱。开始以水气停留胃肠、按饮邪施治，给予五苓散、猪苓汤加味，收效茫然，疼痛反而转剧；老朽缺乏经验，开了痛泻要方也无明显效果。捉襟见肘，乃推荐了本方，授予炮附子20克、白芍15克、干姜15克、白术20克、茯苓30克，因血压偏低，没添泽泻，加入猪苓10克。日服一剂，不及两周，症解而愈。

■ 873. 吴茱萸汤治胃三证

《伤寒论》吴茱萸汤，由党参、吴茱萸、生姜、大枣四味组成，温中祛寒、降逆止呕，调理胃病应以吴茱萸为君，重点解除灼心、反酸、疼痛三症，属温化剂，和理中汤健脾养胃、桂枝加芍药汤敛酸止痛，并非异途同归。伤寒家火神派将它视作"四逆汤第二"，虽无附子回阳之力，辛热转化阴邪则无二致，可共夺春色。临床应用，尽管吴茱萸量大令人目昏，如果不是久服，很少发生这种现象，局限20克内，时间短暂，不会喂虎被食。

2000年，吾于山东中医药大学中鲁医院遇一高级工程师，胃炎、十二指肠球部溃疡，未发现幽门螺杆菌，上腹部隐痛、喜热恶寒、吐酸、饭后膜胀、灼心、嘈杂日夜不断，吃药缓解，功效甚微，称进行性加剧，主动要求投予吴茱萸汤。当时即开了吴茱萸15克、党参10克、生姜10片、大枣15枚（擘开），没添任何药物，水煎，分两次饮下。七天复诊，言疗力可观，希望把吴茱萸再升一级，遂改成 20 克。事过二周，症状消除。实践传送真知，吴茱萸量小，难得捷报。

▣ 874. 炙甘草汤医久病便秘

民国时期北派伤寒家，对温病阵营跳出伤寒圈子另立新方，持批评态度，认为吴瑭先贤调理阴亏肠内燥结投增液汤（生地黄、麦冬、玄参），虽有作用，病后虚弱只能疗标，起不了固正保本，壮水制火离开"补养"二字，等于扬汤止沸，仍有后顾之忧，无师法意义。只有恢复身体功能，才是首选措施，《伤寒论》炙甘草汤就属标本双医方。虽然有桂枝，活血通络促使津液宣发，但尚会推动机体阴得阳升、泉源不竭、助一臂之力，只要量少，即非临床禁忌，白虎汤加桂枝即是例子。这一论点值得考虑，很富实际需要，在学术上打破旧的观念，除去一成不变的灵幡。

1970 年老朽在新泰遇一暑温患者，体温已降，身体消瘦、乏力、精神不振，大便干结数日不下。曾给予大量增液汤，排出羊屎状粪粒数枚，尔后又不更衣；凡三次，没有转变。于无可奈何的情况下，改开了炙甘草汤，含党参 20 克、生地黄 30 克、麦冬 20 克、麻子仁 15 克、桂枝 6 克、阿胶 20 克（烊）、炙甘草 10 克、生姜 6 片、大枣 10 枚（擘开），水煎，分三次服。突出党参、阿胶、炙甘草之量，发挥保健作用。吃了一剂，便入厕大解；更为隔日一剂，十天而愈。

▣ 875. 桂甘龙牡汤疗恐惧

《伤寒论》桂枝甘草龙骨牡蛎汤，原治因烧针火逆引起的烦躁不安，清末山东伤寒派先驱喜取其镇静养神，调理心慌、惊恐、精神恍惚、夜难入睡，常加阿胶、酸枣仁。据此，老朽拟具一方，名"六连汤"，凡神经衰弱、顽固性心悸、脏躁、噩梦不断、非狂躁型精神分裂症，都宜应用。龙骨、牡蛎、酸枣仁之量，须超出平时 2～4 倍，否则不易见功。

1966 年春季，吾在山东省中医院诊一半百男性会计，由于账上短款，惊慌失措，疑心发作，思绪百端，怔忡，惶惶不可终日。单位要求先解除精神失控，稳定情绪，当时即开了本汤，含桂枝 10 克、甘草 10 克、龙骨 60 克、牡蛎 60 克、酸枣仁 30 克、阿胶 15 克（烊），防止龙、牡固涩，导致大便秘结，添入元明粉 2 克，日饮一剂，水煎，分三次用。连服六天，症状大减，逐渐恢复常态；又继啜一周，完全转愈。

■ 876. 白头翁汤治崩漏

《金匮要略》调理产后身体虚弱感染痢疾，脓血齐下，里急后重，肛门灼痛，投白头翁加甘草阿胶汤，乃传统名方。老朽家授，用于妇女崩漏亦有效果。无论排卵性月经周期延长或非排卵性周期不定，只要流血不止，皆可服之，功力超过治标的黄连解毒汤（黄芩、黄连、黄柏、山栀子）、疗本的胶艾四物汤（当归、白芍、生地黄、川芎、阿胶、艾叶），被誉"奇怪处方"。重点突出白头翁清热凉血、祛瘀生新，次则阿胶滋阴护正，其他辅助药物，属摇旗呐喊、不占主体。开量和书中不同，以白头翁领班 30 ~ 50 克，阿胶 15 ~ 30 克，黄连、黄柏、秦皮苦寒能伐生生之气，易引起大便干结，量勿过多。

1980 年吾于历城诊一青年女子，月经数月一潮，来则 20 日不止，开始大下如崩，十天转为淋漓、似屋漏状，已有贫血现象。医院诊断子宫内膜增生症，吃药无效，改取激素对抗，迫使月经停潮；患者怕影响生育，转求中医。吾就给予此汤，计白头翁 40 克、黄连 10 克、黄柏 10 克、秦皮 10 克、阿胶 20 克、甘草 10 克，每日一剂，水煎，分三次饮下。阿胶单吃、烊化均可，不受限制。连服七天，出血即止。善后预防复发，改方生地黄 10 克、白芍 10 克、当归 10 克、川芎 10 克、阿胶 15 克，以巩固之。相距年余来济南，信息反馈，已治愈了。

■ 877. 银杏叶三降

银杏俗称白果，医咳嗽、白带、痰喘，为子孙树之果。其叶呈扇面形，降血压、血脂，抑制血小板，清除自由基，抗动脉硬化，在活血、通络、化瘀方面，可发挥重要因素。冠心病、脑梗死导致的胸痹、半身不遂，能得到改善。近年来常同山楂叶、杜仲叶、芹菜叶、柿子叶、泽泻叶、槐树叶、野菊叶组方，调理心、脑血管疾患，预防血栓形成、促进血流量、缓解临床症状，很有特色。

1967 年吾到胶东采集民间验方，遇一农村医家，广收银杏叶，加少量山楂，碾碎，放大锅内水煮，去滓浓缩，添入蜂蜜搅匀，再煎，制成药膏，每次三匙，日食三次，专门降低血压、血脂、血黏度，避免发生心肌梗死、脑血管意外引起的中风偏瘫。周围群众反映良好。老朽也曾开过数次，无毒副作用，功力较慢，但久服有效。

▣ 878. 化痞膏的实践

《伤寒论》麻子仁丸，由小承气汤加白芍、杏仁、麻子仁组成，调理脾约习惯性便秘，久服可以改善。其中主药为麻子仁，次则杏仁，白芍止痛不占重要地位，枳壳、厚朴行气开结，大黄驱逐粪块下行，考虑比较全面。因非高烧伤阴、火邪炽盛，未用元明粉，此乃一大特点。民国时期山东外科医家，投麻子仁 30 克、白芍 50 克、枳壳 50 克、厚朴 50 克、杏仁 20 克、大黄 50 克，加乌头 50 克、细辛 50 克、白芷 50 克、乳香 30 克、没药 30 克，打碎，碾末，取猪油调和为丸，如葡萄大，贴在皮肤上，以胶布盖住，七天一换。施治肩周炎、颈椎病、腰椎间盘突出症、强直性脊柱炎、痛风、风湿与类风湿关节炎，解除肌肉、筋骨、关节部位的麻木、沉重、疼痛、屈伸不利，能通气、活血、温内、散寒，亦可用于囊肿、纤维瘤、淋巴结结核、甲状腺结节等病。

1970 年老朽在徂阳遇一男子鹤膝风，双膝关节肿大如球，灼热、剧痛，已发生两个月，口啜、外敷药物未消。吾即开上方，交医院配制，贴于患处，按时间更换，双侧均每次八丸。连用四周，炎退、肿散，痛止而愈，命名"化痞膏"。

▣ 879. 大柴胡汤的应用

《金匮要略》大柴胡汤，含有大黄，是小柴胡汤的加减方，以攻破降下为主，和《伤寒论》所组不同。除医呕恶、厌食、舌苔黄厚、脉象弦实、胸胁硬满、往来寒热、大便不爽，尚治许多疾病，如急性胃炎、胆囊炎、胰腺炎以及精神抑郁、焦虑症。运用技巧，大黄授予小量，一般不过 6 克，烦躁不宁、胆管结石、肠道滞塞不通，则加大用量。柴胡虽属君药，只有解表多开，疏泄气郁、15 克划界，防止出汗伤阴，转加病情。

1960 年老朽在济南遇一邪陷少阳，有小柴胡汤四症；因入厕困难，改用大柴胡汤，令人欣喜的是，两剂即愈。另一妇女自主神经功能紊乱，烦躁、易怒、胸闷，胁下后背胀痛、捶之则舒，数日更衣一次，阵发性出汗，有不典型的往来寒热；由其丈夫相伴求诊，表情凝重、二目直视、言语缺乏逻辑性，尚可操持简单家务、生活自理。当时反复考虑，授予大柴胡汤，计柴胡 15 克、黄芩 10 克、白芍 10 克、半夏 10 克、枳壳 15 克、大黄 6 克、生姜 6 片、大枣

10 枚（擘开），先吃六剂，进行观察。事距数月，遣人返告，效果良好，连服
十八剂，已邪去而安。

◼ 880. 厚朴麻黄汤平喘

吾少时在药店见一外地伤寒家，用《金匮要略》厚朴麻黄汤调理风寒感
冒，胸闷、呼吸困难、瞪目哮喘。突出厚朴、麻黄、半夏、杏仁，石膏居中，
干姜、细辛、五味子量小，小麦解痉、保护胃气、助石膏清化肺热，可开到
100 克，不加生姜、大枣点缀品。以厚朴开路打先锋，每剂不低于 30 克为功
力标准，必须与麻黄配伍；因石膏难溶于水，量不宜少，应 20 克左右；半夏
降痰、抑制逆气上冲，起重要作用，不低于 10 克；细辛畅通气机、驱逐障碍，
6 克最佳，固守不越钱说（不超 3 克），等于有方无药。投之得当，是屈指可
数的不倒翁汤。

1980 年初冬，在青岛诊一离休干部，患慢性支气管炎，并发哮喘，十分
严重，张口大喘，倚墙而坐，不能平卧，医院印象肺气肿、支气管痉挛，打
针、吃药无有改观。邀老朽施治，缓解急性发作。脉搏滑数，精神状态无恶化
现象，与同道洽商，即写了此方，含厚朴 30 克、麻黄 6 克、杏仁 10 克、石膏
20 克、半夏 10 克、干姜 6 克、细辛 6 克、五味子 6 克、浮小麦 60 克，加入
"保命全形"的冬虫夏草 3 克，水煎，分四次服下。连饮两剂，喘息渐停；效
未更方，又啜三天，症状缓解，感觉已愈。

◼ 881. 天雄散的两项应用

《金匮要略》天雄散，有天雄（乌头独根，个大而长）、白术、桂枝、龙
骨，以白术、桂枝两味为主，宜于健脾利水、温散寒邪。后人怀疑非来自仲
师，然《外台秘要》从《范汪方》载录所收，确属医圣方。疗鹜溏泻下、心
衰水肿，缺乏重视，往往被边缘化，甚感可惜。山左岐黄前辈调理阳虚胆怯、
心悸不宁、恐惧如欲将捕之，起热补作用，清末火神派号称绝招之一。据云，
天雄功力超过乌头半倍、附子一倍，老朽没有这方面经验，吁请同道论证。大
瓢先生认为：龙骨亦是栋梁药，除消水肿，应高出天雄、桂枝、白术之量；龙
骨量大，对稳定心慌、怔忡树立战绩，虽无牡蛎相助，也拔头筹。

1974 年遇一妇女，因家暴造成终日惊恐，离婚后阴影仍在，胆小怕事，
闻大声呼喊则不敢露面，听到争吵即全身哆嗦，关门躲藏，惴惴不安，医院诊

为精神变异、神经官能症，表示可转就中药试治。让吾接手，开始给予桂枝甘草龙骨牡蛎汤，吃了十剂，效不足言；乃改换此方，因无天雄，以附子代替，计白术 15 克、炮附子 15 克、桂枝 15 克、龙骨 60 克，水煎，分三次服。连饮两周，情况很佳；嘱咐勿停，凡一个月，症状消失过半。天雄散推向临床，值得深化研究。

■ 882. 山药止泻

山药原名薯蓣，入药悠久，《神农本草经》就有记载。《金匮要略》薯蓣丸以之为君，健脾养胃、补中益气，医虚劳、形体羸弱；次则崔氏八味丸、瓜蒌瞿麦丸，列入辅药。亦属根菜常食品，性味甘温，含大量蛋白、多种氨基酸、维生素，能提高人体免疫力、促进新陈代谢，降血脂、血糖，稳定血压，调理慢性咳嗽、腹泻、遗精、带下，有明显作用，单吃、水煎服之均可，蜜炙山药更是美味大餐。临床以量大取效，少则难见疗功，从薯蓣丸观看它所占比重，即洞晓这一蕴意。山药微涩，含有黏蛋白，滋养肠胃，然非滑泻物，不影响施治肠炎。

1980 年吾在山东济南遇一晨起而泻，一日 3 ~ 4 次，不成形状，约两年病史，体重下降六公斤，医院怀疑肠结核；由其兄介绍来诊，精神萎靡，疲乏无力，情绪低落。既往饮药暂止，尔后又发，曾出现两回病象转好，喜不自胜，数日又入厕不停；亲友谓"回光返照"、类似"除中"——实乃误说不了解者的妄言。老朽嘱咐：每天只吃去皮山药 100 克，蝉联勿辍。过了三月相见，面色红润，体重增加，泻下已止，恢复健康。

■ 883. 桂枝加厚朴杏子汤通肠

《伤寒论》调理哮喘三方，吴七先生谓之"三只金鸡报晓"：一是麻杏石甘汤（麻黄、杏仁、石膏、甘草），二是桂枝加厚朴杏子汤（桂枝、白芍、杏仁、厚朴、甘草、生姜、大枣），三是小青龙汤（麻黄、桂枝、白芍、半夏、干姜、细辛、五味子、甘草），给予风寒外袭或急性支气管痉挛引起的哮喘，根据辨证都可应用。老朽经验：桂枝加厚朴杏子汤因无麻黄，功力较逊，虽然含有厚朴、杏仁，疗效仍居二等；但用于支气管炎频频咳嗽，添入干姜、细辛、五味子，则药下得廖。人们感到惊愕，但在伤寒家心目中，因含有五味子，毫不足奇。民国初期，北派伤寒家一著名孝廉，传承仲景先师学说，借用桂枝加厚朴杏子汤施治习惯性便秘，突出白芍滋阴润肠，投放 45 克左右，燥屎变软，转化下行，和刺激肠蠕动不同，很有特色。

1963 年老朽在山东中医学院诊一学生之父，五六日更衣一次，外排困难，甚至肛裂溢血，腹内胀满，苦不堪言，已有二年，吃大黄、元明粉才可逐出，尔后依然难解。吾忆及此方，即授予试之，计桂枝 10 克、白芍 45 克、厚朴 15 克、杏仁 15 克（去皮尖）、甘草 6 克、生姜 6 片、大枣 10 枚（擘开），水煎，分三次服。连饮五天，大便两日一行，干结现象消失，无不良反应。白芍量大，滋阴利肠，符合临床实践，信而有征。

▣ 884. 三阳封阴加味治泻下

杂方派思路广阔，无学源、门户之分，伤寒家虚心吸收杂方派经验者并不多见，轻视了后起之秀，乃一大憾事。以调理腹泻为例，局守四逆汤（附子、干姜、甘草）、桃花汤（赤石脂、干姜、粳米）、赤石脂禹余粮汤（赤石脂、禹余粮），收敛固涩，命名"三阳封阴"。虽见功力，复发率高，杂方人士在此基础上加利尿药，却饮下如擢，反弹者少，易于速愈。其他领域灵活施治，往往亦占优势。老朽遇到急、慢性肠炎，凡腹痛喜按、手足发凉、脉象沉弱、下利清水，常把三方合一加猪苓、泽泻，均用《大论》药物，3 ～ 5 剂便可解除，比单开一方疗效显著，宜列入不倒翁汤。含炮附子 15 克、干姜 15 克、赤石脂 30 克、禹余粮 30 克、猪苓 10 克、泽泻 10 克、甘草 10 克、粳米 60 克。

1962 年在山东中医学院诊一男性市民，七十余岁，因吃冷食，下利如注，已困顿不起。吾就授予上方，每剂水煎，五小时一次，分三次服，日夜不停。连用三剂，即泻止而安。

▣ 885. 苓桂术甘汤应对头眩眼黑

对《伤寒论》莫要误解，它不是孤家寡人，而属辨证施治的孵化器，后世不少处方由其化裁衍出，如三拗汤来自麻黄汤，柴胡疏肝散来自四逆散及大、小柴胡汤。同时，先解表后攻里、急标缓本等治则，亦由该书开的先河。老朽临床运用其理、法、方、药，除遵循原始规律，还结合历代先哲创新经验，同时并举，能升华疗效。若痰饮、水邪上凌头目而致眩晕，感觉天旋地转、气短、心悸、小便不利，则投苓桂术甘汤，推出茯苓为君，白术作用居次，和《金匮要略》泽泻为主的泽泻汤（泽泻、白术）有异，二者相比，化

443

饮之功有过之而无不及，属于良方。施治眩晕，有时功力不显，加入天麻10～15克，疗效就可得到提高。

1980年在枣庄遇一干部，头眩、耳鸣、眼黑不断发作，无呕吐、手麻、颈背不适现象，医院排除高血压、梅尼埃病、神经性眩晕，诊后没有结论，乃转介吾治。根据下肢轻度水肿，曾按蓄饮疗之，开了白术20克、桂枝15克、茯苓30克、甘草10克，即苓桂术甘汤，加了天麻15克，每日一剂，水煎，分三次服。连吃七天，症状减退；又啜两周，邪去而愈。经方与外界互动，是应走道路，抱残守缺的思想，会影响自身发展。

■ 886. 炙甘草汤养阴补羸

仲景先师养阴三方，指《金匮要略》麦门冬汤（麦冬、党参、半夏、甘草、粳米、大枣）、《伤寒论》竹叶石膏汤（石膏、竹叶、麦冬、半夏、党参、甘草、粳米）、炙甘草汤（党参、生地黄、桂枝、阿胶、麦冬、麻子仁、甘草、生姜、大枣），习称"戽水灌田"。炙甘草汤又名复脉汤，原医脉象结代、心脏期前收缩悸动不安，属调理心律药。伤寒家将通阳桂枝减去，用于生津育液、滑肠润便，很有意义，堪称师法经方、灵活变通的典范。对身形瘦弱、体重不足、皮肤燥燥、肠道干枯、久病阴亏、热证恢复期都可适宜，壮水治火，避免灰烬复燃、余邪再次伤身，能促进早日康复。笺内生地黄量大，越出正常范围，要压缩一半应用，防止大便增多；麻子仁局限10克左右，所含油脂令魄门洞开，同样丧失营养，带来功不补过。

1992年老朽在山东中医学院门诊部遇一温病后遗症，高烧已退，口干舌红、尿少短赤、脉呈细数、五天不得更衣。吾开始给予清贤叶桂养胃汤化裁，未见疗果；乃改为此方，计生地黄15克、麦冬15克、党参15克、阿胶15克、麻子仁10克、甘草6克、生姜6片、大枣20枚（擘开），添入山楂10克、石斛10克，阿胶烊化，他药均水煎，分三次服。日饮一剂，连用两周，病消而安；嘱其以山药佐餐，转变骨瘦如柴的营养状况。

■ 887. 猪苓汤的利水应用

儒家出身与受佛门影响的医林前辈，提及从事刀圭工作，不宜做碌碌庸人，要读万卷书、行万里路、救万人登岸、写万言经验、留万年医术，才算济世大家。老朽常遵是教，努力争取得到一个"民间医生、不求闻达"的称号，完成这一使命。在执业过程中重视实践、强调疗效，以救死扶伤为目的，厌恶空谈。《伤寒论》口渴饮水、小便不利，投猪苓汤，人们怀疑蓄水腹内胀满，很少口渴，但五苓散施治对象亦有类似情况，应深入探讨，不然古人宝贵经验会被否定。吾临床数十年，曾多次目睹蓄水腹胀但口渴欲饮客观存在，以肝硬化腹水为例，由肚子至脚面高度隆起，大量积水，患者尚呼口渴。实乃阴虚兼气化内衰所致怪异症状，若助以温运则气液上腾，口渴即止；单纯利尿、驱逐水邪，不仅口渴难解，积水虽暂去而旋即再生，非疗本法。五苓散含有桂枝，鼓动气化，既解表亦升腾津液；猪苓汤和它的区别处是无升化作用，可滋阴生津，在补水益血的基础上与利尿药合用，也会消除口渴症状，最大优点是行水而不伤阴。前贤调理泌尿系感染，发生尿急、频、热、痛、出血时，就推介本方，不开五苓散。

1980 年吾于山东医学院诊一膀胱炎，小便灼热、疼痛、尿中带血，无发烧现象。没投五苓散，授予了猪苓汤，计茯苓 15 克、泽泻 15 克、猪苓 15 克、滑石 15 克，阿胶 30 克属补、养、止血圣品，加了蒲公英 30 克，增强消炎功力，每日一剂，水煎，分三次服。连饮六天，病去而愈，比时方之八正散（木通、车前子、瞿麦、萹蓄、山栀子、滑石、大黄、甘草、灯心），无低头叶，尚露仰面花。

■ 888. 小承气汤调理肠胃

民国时期，知识界人士，有的重点攻读《伤寒论》，开展临床研究，获得不少成就。曾有运用小承气汤调理气郁，胸胁胀满、消化不良、大便排出不爽，不属心下痞、结胸证，功力超过半夏、黄连、瓜蒌，往往数剂而愈。对胃、肠道气体充积、结肠蠕动较慢、粪体下行困难，都有显效，可补伤寒家牢守书本忽视界外扩大的应用。特点是以枳壳为主，厚朴居次，大黄很少，众皆惊奇，叹称"飞龙归来"。吾将其定量为枳壳 30 克、厚朴 20 克、大黄 3 克，连用 3~6 天，不会因承气"虎狼药"引起伤身而影响健康。

1970 年老朽在济南诊一浅表性胃炎，打嗝、恶心，感觉腹内膨胀欲裂、二日更衣一次，矢气下行则缓解。当时即以此方予之，加了代赭石 20 克、旋覆花 10 克（布包），水煎，日饮一剂。共服四天，入厕五回，病情消失。无疑，小承气汤也是良好的胃肠药。

445

◼ 889. 温病用麻黄连轺赤小豆汤

《伤寒论》麻黄连轺赤小豆汤，原医湿热郁积身发黄疸，突出解表，使邪外泄，虽无茵陈蒿，亦起作用。梓白皮为楸树皮，清火、祛湿、利水，货源短缺，则以桑白皮代之，功力并不低下。近代同道借其调理风热感冒、小便不利，以及急性肾炎头面水肿，打破专治黄疸的禁区。连轺仍应取根，书写连翘根，果实宣散消痈，行水之力不足，且乏降火疗能。麻黄在该汤内利尿，因无桂枝配伍，发汗作用退居二线。杏仁开提肺气，启动水之上源，有提壶揭盖的作用，非点缀药物。赤小豆量大，通渠排水，少则难见速效，此乃老朽多年体验，敬告来者。方后附言"潦水"煮药，不必拘泥，根据条件就地取材，井、泉、河水均可。

1972 年诊一春温，发烧无汗，颜面浮肿，两眼似闭、呈一条缝状，感觉体重疼痛。表现病在卫分，因气候乍暖还寒，没投桑、柴、银、菊，仍让麻黄出征，开了本汤，计麻黄 10 克、杏仁 10 克、连翘根 15 克、桑白皮 15 克、赤小豆 60 克、甘草 6 克、生姜 10 片、大枣 15 枚（擘开），水煎，每日一剂。三天，汗解肿退；减去麻黄、杏仁，又吃一周，恢复了健康。深刻体会到，经方同样适于温病，派别、藩篱界限应当消除，允许红杏出墙来。

◼ 890. 抵当汤调治健忘

健忘为记忆力减退，老年脑萎缩、脑功能退化、脑细胞代谢障碍、脑供血不足，属正常现象，发生于年富力强者，则归病态。《伤寒论》指出"必有蓄血"，即血液瘀结、影响循环，不可盲补，应活血通络、化解停留的瘀血，主张投抵当汤。因诸品含有毒性，须炮制加工，水蛭、虻虫醋炒、去翅足，桃仁剥皮尖，大黄酒洗，否则不宜入药。老朽闻道友讲，其师调治一青年，热性病愈后脑功能骤衰，朝事夕忘、吃饭超过两小时无法回忆所啜何物，睡眠呼之不起，二目无神，虽表现痴呆，却不是傻相。食益智丹、十全大补汤、桂附八味丸，未见功力，服此方而效。

1961 年吾遇一类似农民，丧妻悲痛，突然发生本证，既往事均不记得，由其父陪同来诊。适值大暑季节，汗流浃背，少热证现象，亦开了抵当汤，嘱咐试用，疗果怎样，未敢必也。有桃仁 10 克、水蛭 10 克、虻虫 3 克、大黄 3 克，水煎，分三次饮下，啜一周休息一天。相距九个月，差人反馈，先后共服四十余剂，未见到不良反应，病情减大半，白天锄草干活，夜间学习财会。证明抵当汤可治瘀血型"喜忘"。

■ 891. 五福献瑞汤治吐泻

老朽家传经验，对急性胃肠病上吐下泻，表现湿邪为患，常投《伤寒论》姜芩连参汤（干姜、黄芩、黄连、党参），一般三剂能止。若灼心、泛酸，师法左金丸，加吴茱萸，开量要达到 10~30 克，无不良反应。寒热并用的例子，在书内指不胜屈，是经方代表的特色。虽含黄芩，但解除呕恶、便溏的主药，首推黄连；吴茱萸亦有抑制吐、下的作用，在此是取其改变芩、连苦寒，仿照《金匮要略》九痛丸温里缓和腹痛，蕴义以宾定主，与吴茱萸汤的适应证头痛、吐涎沫不太相同。

1974 年吾于山东医学院遇一暴发性吐泻，吃降逆、利尿药时停时发，持续一个月，已转成慢性胃肠炎；进食较少，大便日行三四次、肛门灼热，手足厥冷，肚脐下刺痛、按之转舒，脉象沉而无力。就给予本汤，计黄芩 15 克、干姜 15 克、党参 15 克、黄连 15 克、吴茱萸 20 克，日饮一剂，水煎，分三次服。连吃五天，恶心、鹜溏已止；把量稍减，又继续一周以巩固之，未再反复，彻底治愈了。乃命名"五福献瑞汤"。

■ 892. 亡阳投夺命汤

清贤徐大椿指出：脉微、肢冷、汗出、舌润为亡阳"四见"，宜投四逆汤。家父补充：若畏寒、腹痛、下利清谷，则称"七证"。给予干姜、附子、甘草守《伤寒论》法功力不足，加入肉桂、吴茱萸效果最佳，五味合组，更名"夺命汤"。附子用生，30~60 克，先煎两小时，破坏生物碱；甘草解毒、补中益气，不要少于干姜，15~30 克；吴茱萸温里、散寒、镇痛、止泻，占附子一半；肉桂壮命门火，7~15 克，量大开腠易汗，得不偿失，仲景先师不取桂枝助阳就含有此义，山东刘彤云老人认为乃"长沙不传之秘"。附子、吴茱萸领队，比单用四逆汤更上一层楼，吾临床遇到少阴、太阴寒盛火衰的疾患，大都以夺命汤而取胜。

1965 年冬季，在济南诊一白首妇女，感冒并发肺炎，注射抗生素体温下降、咳嗽渐止，然脉搏微弱、汗出不断、大便稀薄、手足发凉、腹中隐痛、呼吸不相顺接、舌苔白腻，表现亡阳，承邀求治。同其亲友商开了本方，计生附子 45 克、干姜 20 克、甘草 20 克、肉桂 10 克、吴茱萸 25 克，水煎，分三次饮下。连吃四剂，症状递减；把量压缩二分之一，继服未辍，凡十剂转吉而安。

◨ 893. 二仙止血汤治肺痿咯血

调理肺热阴虚咯血，民初齐鲁地区伤寒派常投《金匮要略》麦门冬汤加阿胶，亦有喜开白虎汤加黄芩、小蓟、仙鹤草者，白芨虽起重要作用，往往反被冷落。因肺开窍于鼻，也可兼疗鼻衄。岐黄界提议，作为人体修理工、店小二的执业家，对上述两方均应掌握。根据前贤经验，将其合归一起，能锦上添花。所定之量，石膏 20 克、知母 15 克、麦冬 15 克、党参 20 克、阿胶 15 克（烊）、小蓟 30 克、黄芩 15 克、仙鹤草 15 克、白芨 10 克、甘草 6 克、粳米 30克、大枣 10 枚（擘开）。小蓟凉血、党参扶正，增强免疫力，要放大使用，不宜同等相待；半夏温燥减去，可换成代赭石 30 克，降逆下气比较平妥。攻补双疗以补为主，授予得当，令人满意，命名"二仙止血汤"。

1977 年老朽于济南医一肺痿，口干欲饮，低热，呼吸不畅，胸内隐痛，咳嗽很少，吐痰不多、均有鲜血，自云过劳所致，由同道介绍来诊。从病情、症状考虑，可吃本方，嘱咐日饮一剂，分三次服，十天观察药效。先后连用二十七剂，中间没再损益，彻底治愈。"二仙止血汤"发挥良好的作用。

◨ 894. 百合加味汤兼治神经衰弱

凡有真才实学的科技人物，依靠自强不息、努力奋斗，获得辉煌成就，经久不衰；浮光掠影、借助外力捧起者，摧枯拉朽、均易垮台。学海无涯苦作舟，自鸣天籁，是促进向前的动力，老朽在攻读岐黄过程中，已得到深刻体会。医林前辈魏之琇、王孟英处于贫困无援的环境，学习了大量文献武装头脑，被称杏苑之杰。吾少时耳闻开福寺长老自幼父母双亡，衣食无着，孤身乞讨，十岁入庙，落发为僧，在方丈教育下不仅研习佛经，亦精通儒家文、史、哲、先秦诸子与中医，知识渊博，绰号"禅院翰林"。晚年应用古方，善抓实质，突出精华，据地方传说，擅长施治神经内科。应对过度悲伤、遭受家庭暴力、外界刺激、恐怖压迫、工作超出能力范围，导致烦躁、多疑、失眠、迷信鬼狐、惊悸不安，常开《金匮要略》百合方加活血化瘀药，投量与众不同，乃一大特色。例如神经衰弱，以焦虑、难睡、健忘、精神恍惚居主，给予百合

60 克、酸枣仁 30 克、牡蛎 30 克、丹参 15 克、鸡子黄一枚（冲），三剂即见效果。

1969 年笔者于蓬莱诊一干部，有神经衰弱史，夜间浅睡易醒、梦多、记忆减退，嘱其试饮本汤，日服一剂。蝉联十天，未有停药，电话告诉好转；又吃两周，病去而安。命名"百合加味汤"。

■ 895. 铃医秘方治肠炎

铃医手中的秘方，大都来自师传或民间，有的临床应用当场开彩，覆杯立廖。满庭芳前辈调理夏季腹泻，配制一种药丸，无论大人、小儿吃了均有效。吾少时登门拜访，未得该方，尔后从无意谈话时透露，乃《金匮要略》猪苓散加罂粟壳，令后学十分感激。

1955 年老朽在德州遇一男子患慢性肠炎，每日更衣数次，脐部隐痛，小便短少，病史二年，形销骨立，体重下降约十公斤，吃中西药物虽见功力，仍然复发。笔者亦无计可施，就给予此方，含白术 200 克、猪苓 200 克、茯苓 200 克、罂粟壳 100 克，碾末，水泛为丸，每次 10 克，日服三次。吃了两周，症状解除。因罂粟壳属于毒品，嘱其停药观察，过 3 月余没再反弹，完全治愈。经方落入以济人为怀的铃医壶内，也发挥很大作用。

■ 896. 薏苡附子败酱散治宫颈糜烂

《金匮要略》薏苡附子败酱散，原医肠痈化脓，应用不广，投予妇女阴道炎、宫颈糜烂，问津者更少。观音堂老尼精通岐黄，凡成年女性阴道溢出大量白带，只要伴有腹痛现象，则开此方。以薏苡仁祛湿、败酱草清热解毒、附子温里止痛，仿照治大便下血黄土汤，附子、黄芩、生地黄寒热合用。特点是附子量小，不居主位，突出败酱草、薏苡仁，二味同量，改为汤剂，不加他药亦有效果。指出：附子保健强心，在大量消炎攻战行列中，发挥护身作用，预防苦寒伤阳、矫枉过正，避免"邪去人倒"遗留药害，有现实意义，非久于临床的高手难以抱此伟见。三品比重，薏苡仁 50 克、炮附子 10 克、败酱草 50 克，日饮一剂，水煎，分三次服。

1963 年夏季，吾在德州诊一少妇，医院检查三度宫颈糜烂，白、黄色带下，夹有血性物，时发痒感，未见到滴虫、真菌。老朽即取这一经方予之，没加损益。连啜十五天，病情锐减；恐影响食欲，过犹不及，把量去掉一半，继续未停，三十余剂转向痊愈。

▣ 897. 柏叶汤加味疗吐血

《金匮要略》调理吐血开柏叶汤（侧柏叶、干姜、艾叶），后世减去马通汁（即马粪所绞汁）改为童便。广东医家谭次仲投予患者，言及功力不佳。老朽上遵师门，突出侧柏叶，次则艾叶，再次干姜，镇呕止吐，辛热宣发，不宜量大，3 克左右。下气、降逆、止血，加代赭石 20～40 克，委命君主，能提高药效；若仍血出不停，增入大黄 3～6 克，就会手到即攫，乃临床之秘，无论肺、胃、鼻腔所溢，均可应用。大黄治疗有三：一清热泻火，二降气抑冲，三通利大、小二便，排除陈腐积邪，达到止血目的。既往炮制强调，上部疾患，皆用酒炒，原方未注明这项工序，在此且勿画蛇添足。

1958 年吾于山东中医进修学校门诊部遇一林业干部，胃火炽盛，大口吐血，亦从鼻内涌出，每天发作二三次，消瘦、面色苍白、精疲力竭、严重贫血。嘱其试服本汤，计干姜 6 克、侧柏叶 30 克、艾叶 15 克、代赭石 30 克、大黄 3 克，又加人参 10 克、生地黄 20 克，日饮一剂，水煎，分三次啜之。血量稍减，仍流不止；当时曾考虑大黄杯水车薪、难灭火焰，遂升至 6 克。继续一周，血止而愈，没再复发，病家叹为奇观。

▣ 898. 产后腹痛注意三药

仲景先师投药很富规律性，一般是麻黄解表、桂枝通络、石膏清热、大黄泻火、茯苓涤饮、瓜蒌开胸、桃仁活血、葛根治痉、酸枣仁催眠、附子壮阳、元明粉软便、甘草矫味、乌头镇痛、干姜温里、白术渗湿、五味子止咳、厚朴消胀、黄芪补中、猪苓利水、茵陈蒿退黄、半夏降逆、吴茱萸驱寒、山栀子除烦、阿胶益血、白芍缓痛、杏仁平喘、椒目消肿、山药健脾、诃子固肠、柴胡去寒热往来，各有所主。

当归温补，养血散寒，善调产后腹痛，《金匮要略》载有当归生姜羊肉汤、附方内补当归建中汤，老朽临床常应用之。若出血过多、身体严重虚弱，则开内补当归建中汤，以当归、胶饴为君，白芍、桂枝居次，添加羊肉，起大补温化作用；防止伤阴，无亡阳现象切勿混入附子，收效最佳。

1964 年诊一小学教师，分娩八天，恶露未断，腹中隐痛，持续不停，喜热恶寒，按之则舒，医院疑有宫内残留组织，准备手术；患者恐惧，转求中医援助。和同道反复论证，即取此汤授之，计当归 20 克、桂枝 10 克、白芍 15 克、胶饴 60 克、甘草 10 克、生姜 10 片、大枣 20 枚（擘开），精羊肉 150 克，除胶饴兑服，均用水煎，分三次吃肉喝汤。结果一剂痛止，三剂而愈。当归、胶饴、羊肉应属杠杆药。

◼ 899. 麻黄汤加茵陈蒿解热

茵陈蒿性味苦平，为调理黄疸之首选，和田基黄施治肝、胆病所致黄染，称开路先锋。清末山左托钵明心禅师，乃医林旗手，善疗流行性感冒头痛、流涕、恶寒、无汗，常投《伤寒论》麻黄汤。若汗出很少、表邪不解，或仍然发烧，加茵陈蒿 20~50 克，告诉同道就可邪去人安，命名"菩萨退热汤"。由于方小药寡，人们持怀疑态度，信而不用，尘封多年。民国时期从《魁星阁修葺记》录出，抄送岐黄界传阅，该方得以重新问世。通过实践观察，的确有效。

1965 年秋天，吾在山东省中医院遇一风寒外感，表现骨楚、身热无汗、舌红、脉象弦紧。曾给予麻黄 12 克、桂枝 12 克、杏仁 10 克、甘草 6 克，水煎，分两次服，盖被取汗，鬼门开放而烧不退；忆及此方，添入茵陈蒿 45 克。连饮二剂，未再温覆，犹然津津冒汗，很快体温下降、病状全解。书此一例，权作参考。

卢文元学兄久于临床，经验丰富，认为麻黄汤不加茵陈蒿，换成北柴胡 15~25 克，同样能补充麻黄汤应对某些证候的欠缺，药力还会提高。异说并存，以饷业友。

◼ 900. 大黄附子细辛汤的应用

凡寒邪内聚、大便秘结、腹中胀满疼痛，杂方派喜投硫黄、麻子仁、肉苁蓉，功力较慢，获效时间太长；救急虽有巴豆霜，因毒性大，都不敢盲用。临床娴熟的伤寒家则开《金匮要略》大黄附子细辛汤，认为阴邪凝结，如同寒水变冰，只有阳光直照、辛热药物熔化，才能消除，主张火焰摧积，还要借助泻下的推动，才可完成这个任务。提出让附子挂帅、居火神地位，次则细辛宣散通阳，再次小量大黄攻坚破结，是《伤寒论》大黄附子泻心汤的加减方，凸显熔、散、泻三字作用。尽管师法者不多，却有奥妙含义。

1968 年吾在莱芜巡迴医疗诊一农民，因吃冷食、凉菜停于胃肠，胸闷，腹胀硬满、疼痛、牵及两胁不舒，大便二日未下；啜四消丸、枳实导滞丸无效，要求改饮汤剂。当时即授予此方三药，计炮附子 30 克（先煎一小时）、细辛 10 克、大黄 6 克，水煎，分三次服。一剂感觉呼吸顺畅，更衣一回；继续第二剂，三次入厕，排出粪块、未消化的食物陶器半盆，身体轻快，症状消失。运用适宜，捷报可传。

▣ 901. 痛痹用十一味还阳汤

《伤寒论》《金匮要略》调理风、寒、湿所致痹证，以身体四肢肌肉关节红肿、烦重、拘急、疼痛、麻木、屈伸不利为主，常投麻黄、白术、附子、独活、乌头、白芍、桂枝、防风、黄芪、干姜、川芎、细辛、防己、知母、生地黄。近代医家则加威灵仙、徐长卿、两头尖（植物）、露蜂房、秦艽、鬼箭羽、苍耳子、老鹳草、千年健、伸筋草、络石藤、蜀椒、豨莶草、白花蛇、虎杖、寻骨风、两面针、穿山龙，古今结合，广开药源，丰富了治疗库藏。临床所见关节炎，虽有风寒、风热之分，大都夹有湿邪，以风、寒、湿为重要致病因素。中医突出辨证论治，不受西医风湿或类风湿分类的限制，很少产生不良影响，效果并不低下，这一传统特色，抵消了机械观点。

1962 年吾在济南遇一干部，下肢尪痹，从膝关节以下变形，疼痛，行走困难，病史二年，夜间、阴雨天转重，医院化验检查，诊断类风湿关节炎。患者希望吃中药改善。老朽即选了上述数品组成处方，计独活 20 克、炮附子 20 克、老鹳草 20 克、桂枝 15 克、细辛 10 克、秦艽 15 克、穿山龙 15 克、汉防己 15 克、白芍 20 克，添了活血化瘀的制乳香 10 克、炒没药 10 克，水煎，日饮一剂，分三次服。连吃七天，感觉良好；稍减其量，嘱咐继续应用。共四十剂，病情日趋稳定，症状几乎全消，已可上班工作了。命名"十一味还阳汤"。

▣ 902. 不要忽视附子止痛

附子临床有多项作用，壮阳、止痛是重点。辛热温里、驱寒，投其一味均不明显，与干姜合用则更见功效，故前贤标出附子不偶干姜不热，纯属经验之言。寒湿所致身痛，同白术、桂枝配伍，祛寒止痛，转用生姜宣散，不依赖干姜，乃一大特色。因此《伤寒论》《金匮要略》派遣附子出征，并非专于振阳起衰，如风湿相搏，关节疼痛，难以转侧，给予桂枝附子汤（桂枝、附子、甘草、生姜、大枣）、桂枝芍药知母汤（桂枝、白芍、知母、麻黄、防风、白术、附子、甘草、生姜），后世不晓该意，独取其壮阳挽脱，已失去施治广义。不仅这样，就外科而论，调理肠痈化脓，亦可登台献艺，薏苡附子败酱散即是例子。

1966 年冬季，在济南遇一市民，感冒后恶寒无汗，身痛似杖打。吃麻黄汤（麻黄、桂枝、杏仁、甘草）汗出稍减，四肢肌肉、关节疼痛仍然未除；将麻黄去掉一半，添入炮附子 45 克（先煎 90 分钟），水煎，分三次服。连饮三剂便愈，附子止痛，发挥了绝对作用。本条投量较大，老朽是根据圣书附子止痛应超过壮阳的通脉四逆汤剂量。

◢ 903. 旋覆代赭汤治气痰郁结

《伤寒论》调理汗、吐、下后"心下痞硬，噫气不除"，投旋覆代赭汤，《金匮要略》呕、吐、哕篇没有收入，令人遗憾。它的作用和五泻心汤有异，施治心下痞则殊途同归，重点为气郁、痰水聚结。方内虽无干姜、黄连辛开苦降，旋覆花、代赭石的降逆能高于半夏、生姜、甘草泻心汤。临床要突出旋覆花、代赭石之量，平分秋色，往往与书中代赭石低于旋覆花 1∶3 大异其趣，乃根据实践而定，发展了仲景先师学说。恐旋覆花绒毛刺激咽喉，布包入煎，很有意义；若加蜜炙增强润性，毫无必要，对驱逐痰饮十分不利。老朽家传，凡呕、吐、哕、打嗝、嗳气，均以代赭石为君，15~45 克；半夏 10~15 克；生姜 10~15 片；旋覆花 10~30 克；党参虽助力抑痞，被生姜、半夏泻心汤收入，又双叒叕广泛应用，不占主位，成果难观。

1970 年老朽在莱芜遇一供销社会计，感觉心下硬满，气短，有物阻塞，打嗝即舒，大便不爽，思想焦虑，烦躁不安，医院诊为神经官能症。就给予此方，含代赭石 30 克、旋覆花 20 克、党参 15 克、半夏 12 克、甘草 6 克、生姜 10 片、大枣 10 枚（擘开），加了大黄 3 克，水煎，日饮一剂，分三次服。连吃六天，情况转化；续啜一周，事过未再反复，彻底获瘳。

◢ 904. 栀子厚朴汤治气热互结

精神刺激，气热互结，心烦腹满，卧起不安，可开《伤寒论》栀子厚朴汤，注意掌握剂量，考虑书内所定，少则无效。族伯父指示：山栀子、枳壳、厚朴须达到 15~30 克，若按世补斋传授王朴庄考证给予 10 克左右，很难发挥作用；不仅如此，枳、朴均要火炙，才能药下病除。此乃家传经验，屡试不爽。方中加入大黄2克，锦上添花，更能提高效果。老朽临床多年，由于遣用较少，缺乏阅历，从未向外报导，感觉愧疚。

1992年在山东中医学院门诊部遇一企业高管，因工作不利、人事纠纷、心情抑郁，导致胸闷、烦躁、焦虑、大便数日一行、腹部胀满、坐卧不安。吾即授予本汤，山栀子、枳壳、厚朴三味各15克；饮后稍见转机，而后依然如故，乃将山栀子、枳壳、厚朴都增至30克，外加大黄4克，日饮一剂，分三次啜下。症状迅速缓解；将量减半，又吃三剂，病消而愈。说明量的标准，应归首选的重要杠杆。更方后入厕四次，热随气下，也是得力一环。

■ 905. 茯苓四逆汤的作用

北派伤寒家，调理心悸、怔忡或右心衰竭，只要手足发凉、下肢水肿，常投《伤寒论》茯苓四逆汤，由人参统帅，附子、茯苓为臣。与书内安排不同，非突出茯苓镇静、以解除烦躁为目的要求。因不是急救亡阳，附子远离生品，而开炮者。所用之参，乃吉林人参，党参属阴性物，无此补气强心作用，不能入方，否则影响全盘功力，败于一卒。缑氏前辈习组药笺，含人参15克、炮附子15克、茯苓30克、干姜10克、甘草6克，普遍有效。

1960年灾荒时期，老朽在广饶遇一中年妇女，营养不良，身体虚弱，面色无华，头上出汗，手足发凉，脉象沉微，下肢水肿，感觉心区颤动不宁。吾曾授予上述处方，每日一剂，水煎，分三次饮下。连服七天，病情即减；又继续一周而愈。善后专吃人参5克、炮附子5克半个月，以巩固之。

■ 906. 葛根汤发汗固肠止泻

民国时期缑氏岐黄先驱，乃有真才实学的伤寒家，除将葛根汤用于无汗恶寒、项背强直、肩凝几几证，还调理急性肠炎，通过发汗止泻进行逆流挽舟。凡外感风寒兼有腹泻或爆发性大便滑溏，日下数次，通过升提、宣发予以制止，很见功效，曾说是师法清代安徽舒驰远。据同道介绍，他给一地头蛇诊治猝发性泻下，三日不停，即开了此方，病家怒斥与证不合，欲伸手动武；劝其冷静试之，如有闪失，甘愿受责。因众医怕染霍乱，均不出方，最后喝了本汤，两剂而愈，传成美谈。

1967年吾于禹城遇一感冒并发急性肠炎，接连狂泻六七次，家属惊慌失措，恐惧万分，怀疑副霍乱，邀老朽会诊。身上无汗，舌苔白滑，虽卧床不起，脉沉尚有底力。也以葛根汤予之，计葛根 30 克，升阳固肠；桂枝 10 克，温里通络；麻黄 10 克，使水分随汗排出；甘草 10 克益气；白芍 10 克护阴，补充津液、提供汗源；生姜 6 片、大枣 10 枚（擘开），调和营卫，属点缀小品。考虑扶正保身，以人为本，又加人参 15 克，水煎，日饮一剂，分三次服。孰料仅吃二剂，汗出不多，腹泻停止；未再啜药，逐渐恢复健康。

▣ 907. 消痞开结药的运用

《伤寒论》调理心下痞，有半夏、生姜、甘草、附子、大黄黄连泻心汤，旋覆代赭汤，重点投半夏、干姜、黄连、旋覆花、大黄、附子；《金匮要略》尚用枳实，如桂枝生姜枳实汤，说明枳实利气，亦属开结药物。家父遇到胸闷、痞满、感觉堵塞，常开小陷胸汤加干姜、枳壳、旋覆花、大黄少许，服下即响。用量与二书不同，凡因气而致者以枳壳为主，15 ~ 40 克；干姜副之，10 ~ 20 克。因痰饮致者以旋覆花为主，15 ~ 30 克；半夏副之，10 ~ 15 克。因寒凝致者以附子为主，15 ~ 30 克；枳壳副之，15 ~ 20 克。因热结致者以黄连为主，10 ~ 20 克；大黄副之，3 ~ 6 克。因食积致者以瓜蒌为主，30 ~ 40 克；枳壳、大黄副之，10 ~ 15 克、6 ~ 10 克。由于"十八反"学说，有附子不加瓜蒌。这些经验十分宝贵，比单予小陷胸汤、五泻心汤、桂枝生姜枳实汤，针对性强，且不受适应证为表邪误治入里的框框限制，打破了小陷胸汤只治结胸、五泻心汤单疗心下痞的狭隘禁区。

1969 年吾于泗水遇一供销人员，业务出进产生问题，精神抑郁，上焦满闷，脘内滞塞，舌苔黄厚，不思饮食，烦躁难眠。老朽就给予上述综合方法，含半夏 10 克、枳壳 40 克、瓜蒌 30 克、黄连 15 克、干姜 10 克、旋覆花 15 克、大黄 3 克，按气、热、痰邪聚结组方，水煎，分三次啜下。一剂病去过半，连饮三剂而愈。命名"痞结两效汤"。

▣ 908. 小青龙汤治吐涎沫

无论男女，凡吐大量涎沫，伤寒家常按水饮、寒邪上泛调治，给予五苓散、吴茱萸汤。《金匮要略》提出开小青龙汤，学者很少步其后尘，认为盲目师法会贻笑大方。家父指出：不应轻率否定，小青龙汤之治痰饮，不是专疗哮喘，亦有清除吐涎沫的作用。《金匮要略》诸方，适应面广，并非一病一方对号入座，尚含多项功能，如桂枝汤治胃痉挛、麻黄汤治面部浮肿、四逆汤治五更晨泻、小柴胡汤治胆囊炎，都是例证。小青龙汤内麻黄发汗利水、细辛行气、半夏降逆，均能制止口吐涎沫，毫不足奇。达不到心领神会、不可言传的程度，仍属普通处方。

1962年吾在山东中医学院诊一学生家长，因慢性支气管炎发作，每天频吐稀薄涎沫，无黏稠脓痰；曾吃五苓散、吴茱萸汤，未得效果，乃来济就医。老朽仓促间忆及本汤，即开了麻黄10克、桂枝10克、半夏15克、干姜10克、细辛6克、白芍6克、五味子10克、甘草3克，水煎，日饮一剂。连服一周，没有更方，涎沫逐渐消除，半月而安。

▣ 909. 十枣汤治水肿

《金匮要略》调理溢饮流于四肢，身体沉重、疼痛，投大青龙汤（麻黄、桂枝、杏仁、石膏、甘草、生姜、大枣）发汗解表，用者不多；悬饮停于胁下，脉象沉弦、咳唾引痛，给予十枣汤，则时有所见。因甘遂、大戟、芫花均含毒性，医家为了慎重，近年来送入高阁尘封；实际将良品废弃，影响救治大千世界航海遇险。经验告诉，若麵煨、醋炒，加工去毒，皆能改恶为善，放下屠刀立地成佛，反可济危扶苏。实践应用，三味同量，碾末，混匀，每次0.5~1克，以大枣10枚（擘开）煮水送下，通利大、小二便，很快泻出病理产物。如功力不佳，继服2~3次，邪去即止。临床范围，除悬饮，亦常用于胸腔积液、肝硬化腹水等多种实质性水肿；心力衰竭者例外，绝对不要口服。

1955年老朽在东光治一男子，五十岁左右，性急、嗜咸，春节后发生全身性水肿，头面、腿足最重，医院检查原因不明，吃药、打针未效，乃转中医试之。吾授予健脾、祛湿、普通利尿药，似水掷石；黔驴技穷换了本方，每次0.5克，喝枣水半杯，日服两次；功力不显，改为四次，六小时一次。连吃两天，水去大半；又用五次，二便减少，浮肿全消，停药而愈。

▣ 910. 三合一加减汤的应用

自2000年以来，因年龄关系，道友多人先后乘鹤西游，返回天国，新的俊秀常邀老朽讲座医术，真乃是"无可奈何花落去，似曾相识燕归来"。岐黄道上千花竞放、百舸争流，促进了刀圭事业的发展，令人十分乐观。最近同道曾询问《伤寒论》有"三渠奔流"，老朽所知，指五苓散（桂枝、白术、猪苓、泽泻、茯苓）、猪苓汤（茯苓、泽泻、猪苓、阿胶、滑石）、牡蛎泽泻散（牡蛎、泽泻、蜀漆、商陆、葶苈子、海藻、天花粉），通利膀胱、降下停饮、消除浮肿，又称"三开尿路"，驱逐水邪。后者含有商陆，毒性较大，要麸煨、醋炒炮制入煎，每剂不要超过8克；碾粉口服，限于1克。民国时期经方前辈将三方药物筛选合在一起，调理腹胀、尿少、急性肾炎、肝硬化腹水，兼治胸腔积液、痰饮哮喘，很有作用。

1956年吾于德州诊一"咳逆倚息，短气不得卧"，"水走肠间，沥沥有声"，哮喘，全身严重水肿，老翁，六十余岁。即投了上述三合一汤，计桂枝10克、猪苓10克、茯苓30克、泽泻10克、滑石15克（布包）、海藻15克、商陆6克，葶苈子强心利水、用30克，加入麻黄6克，水煎，分三次饮之。连吃两天，小便转多，证情递减；又啜五剂，喘止肿消。意及此事，同学兄徐仞千曰：名方杂药，同样也疗沉疴。

▣ 911. 古方可加时方药

时方派调理伤风、感冒，虽然不投《伤寒论》麻黄、桂枝二汤，但启迪施治则来自《金匮要略》侯氏黑散，从中提出菊花、桔梗、防风，加上浮萍、荆芥、桑叶、蝉蜕组成新方，是自然科学随着社会发展的产物，丰富了岐黄医术。个别伤寒家认为：经方、时方，乃古今派别博弈。实际临床并不存在二者泾渭分明、势同水火说法。老朽对于风、湿、热痹，体温升高，全身疼痛，关节尤甚，常开《金匮要略》麻杏苡甘汤，加独活、秦艽、穿山龙，在初起阶段往往数剂而愈。重点不完全拜求麻黄、薏苡仁，大多依靠独活、秦艽、穿山龙发挥抗邪作用。和附子、白芍、细辛、乌头比较，止痛功力相若，通经活络却列前茅。

1970年在徂阳诊一半百农民，发病两个月，低烧，上下肢肌肉、关节剧痛，疲劳乏力，不能下田工作，吃抗风湿药未见效果，乃转中医。就开了麻黄12克、杏仁10克、薏苡仁60克、甘草10克，水煎，日饮一剂；六天减不足言，遂加入被误称装点门面的独活30克、秦艽15克、穿山龙20克。又继服一周，竟然热退、痛止。临床告诉，以古方坐镇、结合后世经验，可升华处方，平步青云，更上一层楼台。

457

▣ 912. 葛麻桂三开汤治外感

麻黄汤（麻黄、桂枝、杏仁、甘草）、桂枝汤（桂枝、白芍、甘草、生姜、大枣）、葛根汤（麻黄、桂枝、白芍、甘草、葛根、生姜、大枣）为《伤寒论》三大解表剂。葛根汤是在桂枝汤基础上加麻黄、葛根，药物虽有重复，施治却不相同。族伯父曾将三方汇于一起，调理伤寒、中风、风寒两伤，只要脖子发硬、伸缩困难，把白芍去掉给予患者，普遍有效，命名"葛麻桂三开汤"。认为白芍缓痉镇痛，但酸寒影响宣散，反成一大障碍。葛根投量应大，须 30 克左右，麻黄、桂枝半之。突出生姜 20 片，辅助升发，才能达到取胜目的。并说葛根疗口渴，涩肠、止泻而不伤阴，非发汗猛药；叶氏固守耗胃汁的见解，是人云亦云、脱离实际，但此言一出、导致了葛根蒙冤 300 年。

1982 年春季，老朽在山东省中医进修学校诊一农民，因走山路过一线天，遭受冷风刺激，返家后全身骨楚，恶寒无汗，颈项强直不能俯仰，表现典型几几然，脉象变紧，盖棉被仍呼大冷，有架火不除之势。即以本汤加量予服，计葛根 30 克、麻黄 15 克、桂枝 15 克、甘草 10 克、生姜 20 片、大枣 10 枚（擘开），水煎，六小时一次，分三次用，喝热粥一碗助强药力。两剂汗出病解，症状消失。

▣ 913. 四合归一汤专医喘咳

《金匮要略》调理急、慢性支气管哮喘，有四首良剂：一是小青龙汤（麻黄、半夏、白芍、干姜、细辛、五味子、桂枝、甘草），二是厚朴麻黄汤（厚朴、麻黄、石膏、半夏、杏仁、干姜、小麦、细辛、五味子），三是射干麻黄汤（射干、麻黄、细辛、紫菀、款冬花、半夏、生姜、大枣、五味子），四是葶苈大枣泻肺汤（大枣、葶苈子）。厚朴麻黄汤内包括了《伤寒论》麻杏石甘汤。族伯父将上述四方减去白芍、小麦、生姜，汇于一起组成处方，名"四合归一汤"，计麻黄 12 克、桂枝 6 克、半夏 15 克、厚朴 15 克、细辛 6 克、干姜 6 克、五味子 10 克、射干 10 克、紫菀 10 克、款冬花 10 克、葶苈子 20 克、甘草 6 克、大枣 10 枚（擘开）。突出麻黄宣肺、厚朴降气、葶苈子利水、半夏坠痰，投向临床，对外感、内伤所致的痰鸣、涎多、喉中水鸡声，疗力甚佳。

1958 年初春，吾在山东中医进修学校门诊部遇一老妇，素有痰饮病史，医院印象肺炎、支气管扩张，端坐呼吸，吐痰稀如口水，咳嗽不断，哮喘声能闻于室外，眼睑水肿，额头出汗，身上发冷，痛苦状态难以形容。因吃他药无效，乃改投此方，每日一剂，水煎，分三次服。连啜五天，感觉良好；惟痰量仍多，把葶苈子升至 30 克，加了茯苓 30 克，继续应用。共十三剂，邪退而安，临床战绩十分可观。

▣ 914. 当归四逆加吴茱萸生姜汤治麻木

《伤寒论》当归四逆加吴茱萸生姜汤，原医血虚有寒、循环不畅、手足厥冷、脉细欲绝，后人常调理冻疮。老朽临床发现，对寒邪郁阻影响气血运行导致四肢冰凉、无力、麻木、疼痛，均有功效。通过行气、活血、温里、搜络，就能解除气血运行障碍。当归、细辛、白芍、吴茱萸四味为主，通、补合用，扶正与驱邪并举，发挥双向作用。当归、桂枝应投大量，20～40 克；细辛达到 10 克，分三次口服，根据多年经验，不会发生异常反应；疼痛严重增加生姜、白芍；甘草守而不走，少开为宜；大枣入营养血，可升至 40 枚，量小力微，等于烛影摇红。

1984 年吾赴南京参加会议，遇一工程师，双手麻木不仁，指尖最甚，似触电样，约有二年，医院诊断颈椎病，又说末梢神经炎；久疗未瘳，日益转重，现身说法，几乎不易持箸、拿笔杆了。当时即考虑本汤，恐药力不足，加入川芎、丹参、大量黄芪、独活，计当归 30 克、桂枝 20 克、白芍 15 克、细辛 10 克、川芎 15 克、丹参 15 克、吴茱萸 10 克、通草 10 克、甘草 6 克、生姜 20 片、大枣 40 枚（擘开），独活通利经络 30 克，黄芪益气、扩张血管、促进血液循环 60 克，水煎，日饮一剂。方没更改，共三十五剂，来信告诉，基本治愈，未再复发。

▣ 915. 茵陈蒿汤退热邪低烧

《伤寒论》茵陈蒿汤原医湿热黄疸、肝病、胆囊炎，亦可施治其他热证体温升高、烦躁不眠、大便数日不下。民国时期伤寒派常用于时令发烧疾患，有汗或无汗，只要体温持续不降，热邪内酗，就属适应对象。因肠道尚未秘结，不投承气汤；无往来寒热，病邪不在少阳，也不开大柴胡汤。打破伤寒、温病界线，都能授予本方。补充强调：清代叶天士以青蒿代柴胡，张锡纯先生支持这一降温解表创见。由于青蒿与茵陈蒿为同株植物，实际可看作是用了茵陈蒿。

老朽 1970 年在山东医学院诊一妇女，感冒后汗出余热不退，即所谓灰中有火，半月来处于低烧状态，呕恶、胸闷、烦躁，二三日更衣一次、排出困难。当时考虑无相应处方，便以此汤予之，含茵陈蒿 40 克、山栀子 15 克、大黄 3 克。吃了两剂，入厕三回，症情缓解；又继饮一剂，纳呆、精神状况转好，热度下降，要求停药。过了十天，亲自来告，已恢复健康。三味药中色素会从尿中排泄，小便发黄乃正常现象，切忽恐惧，并非黄疸。

◼ 916. 师古不泥药量

仲景先师石膏入药，随着病情轻重投量不同，白虎汤用一斤、麻杏石甘汤用半斤、小青龙加石膏汤用二两、越脾汤用半两、竹皮大丸用二分、大青龙汤用鸡子大，均有相应的临床法则。惟《金匮要略》木防己汤（桂枝、木防己、人参、石膏）石膏用鸡子大十二枚，是传抄者留下的误写。如石膏十二块加在一起似鸡子大，不合药物剂量统计规律；谓如鸡子大十二个，一剂药石膏剂量接近现在的二斤，不可能开出这种处方，脱离实践，违反逻辑。因此，孟子云"尽信书则不如无书"，要予以纠正，防止照搬伤人。就连《千金要方》《千金翼方》亦有类似问题，人们不敢盲目师法，不为无由。

1969 年老朽于新泰遇一竹叶石膏汤证，大病后体虚羸弱、恶心、食欲不振、低热犹存。患者属于同道古方派人士，要求给予大量石膏。吾与之解释：《伤寒论》有的版本竹叶石膏汤内石膏为一升，实际乃一斤之讹；否则石膏为矿物，会超重很多。经过说服，当场开了竹叶 20 克、石膏 30 克、半夏 10 克、麦冬 10 克、党参 15 克、甘草 6 克、粳米 60 克，每日一剂，水煎，分三次饮之。药后四天即愈。古籍中所载药量，应精确换算，根据目前证候需求灵活运用，切忌按图索骥、沐猴而冠。

◼ 917. 桂枝汤加味通络

传世古方，实践最早渊薮，就目前所见次第，应推《伤寒论》《金匮要略》，组方矩矱垂范至今；编集虽有错简，旁证误植正文，仍不失圣书风貌。《伤寒论·辨脉法》风伤卫、寒伤营，营卫俱病骨节烦痛，重视调和营卫，在外感疾患中除投麻黄、桂枝，尚开生姜、大枣，解肌透表，发挥止痛作用，形成一门特色。桂枝汤不仅给予中风，通过施治营卫、养阴和阳，亦能用于他证。据家父言：民初河北一伤寒派医家思路博大精深，常取仲师方遍疗杂病，很见成效。曾目睹以桂枝汤突出桂枝 60 克，授予一妇女上肢麻木，疼痛交替发作、几乎无有宁日；吸收清贤叶桂久病医络、活血逐瘀法，加入当归、川芎、丹参，让患者吃了三十剂，症消而愈，堪称高手。

1968 年吾在山东中医学院遇一类似上肢麻木，四十岁男子，医院印象颈椎压迫所致，兼有肢痛症；先后均服强壮保健药，反馈不佳。老朽改弦更张，嘱咐专饮本汤，计桂枝 50 克、白芍 30 克、当归 20 克、川芎 20 克、丹参 20 克、甘草 6 克、生姜 15 片、大枣 20 枚（擘开），每日一剂，水煎，分三次用。据其家属相告，连啜四周，邪消转安。值得研究，试点临床。

■ 918. 汗下不宜同施

桂枝下咽、阳盛则毙，承气入胃、阴盛以亡，未必属实；然所医相反，会出不良反应。伤寒家提议，药物中毒约百分之七十来自大戟、甘遂、芫花、商陆、乌头、天雄、附子、虻虫、蜀漆、铅丹、白矾、硝石，未经醋炒、炮制，未加蜂蜜、久煎，或者巴豆没有去油打霜。麻黄、桂枝、石膏、水蛭、细辛、瓜蒂、大黄、元明粉、蜣螂、露蜂房，若不超过极量，则很少发生药物中毒。北派仲景先师继承人对表里双治，麻黄与附子、桂枝与大黄合用，屡见不鲜。而大黄同麻黄组方者，几乎如无；从金代刘河间防风通圣散开此先河，除高品成药考虑广泛施用、箭不虚发，临床家开汤剂仍视为回避品。家父经验：麻黄和石膏相配，《大论》有越婢汤、麻杏石甘汤，不在此例；麻黄和大黄结对子要慎重，前贤列为禁忌。事实告诉，二药同开，能影响麻黄解表、大黄泻下，功力转小。

1956 年吾于山东省中医院诊一外感风寒，头痛、骨楚、恶寒无汗、腹中胀满、大便数日不行。投了麻黄汤，计麻黄 12 克、桂枝 12 克、杏仁 10 克、甘草 6 克，添入大黄 10 克，结果汗出很少，更衣一次，病情未解；将大黄减掉，继用原量。又吃一剂，汗透遍体，即病去症消。二味共组一方，不宜孟浪效法。

■ 919. 三箭汤治湿痹

《金匮要略》调理湿痹，身体肌肉、关节疼痛，活动困难，脉沉而缓，"小便不利、大便反快"，阴雨时加重，以发汗、利尿为主，标出三方：一用麻黄加术汤（麻黄、杏仁、桂枝、白术、甘草），二用麻杏苡甘汤（麻黄、杏仁、薏苡仁、甘草），三用防己黄芪汤（防己、黄芪、白术、甘草）。万仙槎先生谓之"三鹰捕兔"。吾曾将其汇合一起，含汉防己15克、白术15克、麻黄12克、杏仁10克、桂枝10克、黄芪15克、薏苡仁30克、甘草6克，功力颇佳。黄芪入药存在争议，认为固表止汗、影响祛湿；殊不知可扩张血管兼能行水，投量不大仍然得益，与麻黄组方司空见惯，如乌头汤（麻黄、白芍、黄芪、乌头、甘草）、《千金》三黄汤（麻黄、独活、黄芩、黄芪、细辛）就是例子。所以说，麻黄、黄芪不宜同服毫无根据。

1960年老朽在济南遇一风湿证，发病一个月，全身沉重，肌肉酸痛，颈部尤甚，四肢关节屈伸不利，六月天气转热也不出汗，小便量少。排除患者家庭干扰，即取本方授之，命名"三箭汤"，日饮一剂，分三次啜下。嘱其坚持，观察疗效；十剂感觉转好，又吃了一周，停药而安。

▣ 920. 稳定胸痹汤的组成

《金匮要略》调理胸痹满闷、阻塞、疼痛，喜投瓜蒌、半夏、薤白、枳壳、厚朴、杏仁、生姜、白酒，降气、通阳、开结、利滞，虽与陷胸、泻心相伯仲，病机不同，未开黄连、干姜，匠心独运。根据临床需要，应添活血化瘀药，能提高功效。杂方医家师法叶香岩翁通络，在此基础上加川芎、丹参、血竭、三棱、莪术、参三七、鸢尾科红花，考虑更较周匝。因非痰饮为患，驱水药不宜混入。目前来说，给予施治冠状动脉粥样硬化性心绞痛、心肌梗死诸病，很富针对性，有良好作用。气为血帅，血随气行，行气也可活血，血液循环通畅，脂块沉积、缺血等一系列问题解除，病源消失，诸多心血管疾患即会获愈。

1980年老朽在临沂温泉疗养院医一花甲公务员，左胸部隐痛、憋气、有堵闷感，曾诊为陈旧性心梗，要求配合中药。当时便开了瓜蒌30克、丹参20克、枳壳10克、厚朴10克、薤白15克、川芎15克、莪术15克、参三七6克（冲）、鸢尾红花3克、生姜6片，没有加入补气、扩张血管的黄芪，水煎，分三次服。连饮一周，情况改善；把量减去三分之一，继续半个月，症状转无。命名"稳定胸痹汤"。

▣ 921. 稳心镇静汤的来源

仲景先师调理心悸投桂枝、茯苓、炙甘草；心慌、惊恐用龙骨、牡蛎、紫

462

石英。后世师法炙甘草汤则开人参、麦冬、生地黄、阿胶、大枣，加桂圆肉、仙鹤草、当归、酸枣仁、五味子。杂方派提出由于劳伤心脾营养不足，主张吃归脾汤（茯神、白术、黄芪、人参、酸枣仁、龙眼肉、木香、当归、远志、炙甘草、生姜、大枣），且对头昏、健忘、失眠、乏力均起作用，目前已列入神经衰弱专科方。老朽临床取其数味，同《伤寒论》《金匮要略》所载结合，仍将重点放在龙骨、牡蛎、酸枣仁、阿胶、党参、麦冬、炙甘草上，实践观察，比较处于优势。

1975 年在济南诊一中学教师，感觉头眩、心慌无主、夜间不能入寐，十分痛苦。当时即把经验诸品组成一队，计酸枣仁 20 克、龙眼肉 20 克、党参 15 克、龙骨 20 克、牡蛎 20 克、茯神 15 克、远志 10 克、阿胶 10 克（烊）、紫石英 15 克、炙甘草 10 克、大枣 15 枚（擘开），命名"稳心镇静汤"，每日一剂，水煎，分三次服。饮了十天，情况扭转；劝其继用勿停，接近三十剂，基本治愈。尊古酌今，同炉而治，可发挥良好功用。

■ 922. 阳虚畏恶风寒治法

平素体温偏低，身上怕冷，四肢不温，脉象沉而无力，不论有汗或无汗，既往认为属于表阳虚证，实际是寒盛阳衰，内外俱虚。由于未列亡阳范围，不宜冒昧投予四逆汤，应温化活血、提升热力，就可纠正这个现象。在《伤寒论》中适用处方，为桂枝去芍药加附子汤，多开桂枝、少用附子，突出通络。附子砂炮助阳，和四逆汤之选生附子不同，去其暴烈火性，转成缓慢驱寒，旗鼓相当，发挥对应作用。若不注意、了解，则会导致过犹不及，反损人体。生姜局限 6~8 片，避免腠开汗出，加剧阳亏，落井下石。

1978 年老朽在博山诊一男性干部，五十岁左右，全身畏惧冷风、寒气，脊背尤甚，手足发凉，小溲二三小时一次，量多，曾吃若干药物均乏效果。吾在山穷水尽的情况下投予此方，计桂枝 30 克、炮附子 20 克（先煎一小时）、甘草 10 克、生姜 6 片、大枣 20 枚（擘开），日饮一剂，水煎，分三次服。连啜十八剂，自觉症状解除，宣告治愈。例数较少，录出供作研究，与同道共享。

■ 923. 栀子豉汤非吐药

《伤寒论》栀子豉汤，原医汗、吐、下虚烦不得眠，剧者"反复颠倒，心中懊憹"，清热镇静，大便溏泄不可与之。后人从呕者加生姜，怀疑催吐，误解其意，脱离事实。栀子习称山栀子，泻曲曲之火，属下所药。香豉乃大豆制品，又名淡豆豉，亦非涌吐品，不要因和瓜蒂配伍就认为能倒仓廪；它在瓜蒂散中增加体积刺激胃黏膜，且可保护胃气不受损伤，与瓜蒂作用不同，且勿张冠李戴、混为一谈。老朽临床投用不多，但栀子、淡豆豉不属吐药则敢断言。如缺乏深入研究，将二味打入冷宫，会令人呼"一大冤案"。

1953 年吾在吴桥诊一妇女，由于家事烦恼而肝火郁结，胸内不舒、烦躁、厌食、懊憹、夜间失眠。当地医家提议本方，个别同道恐怕引吐，劝阻勿服；小痴年轻，亦乏经验，随声附和，改投他药。患者舅父为知医教师，力主应用；连吃两剂，不仅未吐，却病消而愈。这一案例值得记取。此后也不断遣用，均竹报平安。

■ 924. 附子泻心汤的应用

《伤寒论》附子泻心汤，为五泻心汤之一，由大黄、黄芩、黄连、附子组成，特点是大黄、黄芩、黄连用沸水浸泡，附子单煮取汁合入，然后服之，不仅清热之效轻、助阳扶正之力重，亦含有久煎附子去毒的意义，考虑周匝。调理体虚、热结心下痞硬，以汗出恶寒为适应证，伤寒派投予上、中焦积热，身上有汗、腹内隐痛，大便下行不爽，很起作用。由于寒热、攻补并施，大都敬而远之，等于废弃，被扫地出门。民国时代，吾见过区姓前辈诊一老人，感觉胸中灼热似火燃烧、呕吐、出汗、手足发凉、数日没有更衣，告诉病家邪热、体寒，应泻火补阳吃附子泻心汤。以附子居君，黄芩、黄连第二，大黄当引子，凸显保正健身为导向；附子量要大，而开结泻火占次要地位，双面调节，就可获得战功。果然邪去康复。

1970 年吾在徂徕遇一胃炎患者，口干嗜饮、灼心、脘内硬满、烦躁、喜热恶寒，上身出汗到腿、脉沉、足冷、大便难下、脐部热敷而舒。医院检查不悉何病，嘱转中医诊治。老朽也感棘手，就授予此方，计炮附子 30 克、先煎一小时，黄芩 10 克、黄连 10 克、大黄 3 克后入，只煮五分钟，日饮一剂，分三次服。连啜两剂，表现缓解；过了五天，停药而安。无疑，本汤是从经验中来。

◼ 925. 赤石脂禹余粮汤的加味临床

调理腹泻，前贤常规三法：一是收敛固肠，以涩为主；二是分化二阴，利尿以实大便；三是发汗、分流水分、从体表排出水分，名逆流挽舟。《伤寒论》赤石脂禹余粮汤起的作用，归第一疗法，投向临床，赤石脂、禹余粮各占一半，虽和"下利便脓血"的桃花汤（赤石脂、干姜、粳米）有异，在止泻方面殊途同归。此方对大虚之证肠道滑脱、食后即泻，通过固涩能产生功效，但不易巩固，止而复发。应寻觅致病因素，施治其本，才可获愈。同时配合利尿借道伐虢，更属上法；缘于久泻必虚，补气、壮阳、护阴之品亦要添入。孤军迎敌，则是下策。家父经验：处理腹泻，不囿于急、慢性肠炎，宜扩大多方领域，视为广义的调理，收敛占三分之一，行水、发汗占三分之一，健脾、益气、保本占三分之一，着重三合一疗法。

1992年吾在山东中医学院门诊部遇一外感风寒，表解遗有溏泄，日下三四次，已转成江、浙民间所说"漏底伤寒"，吃西药无效，乃转求中医。遂取本汤予之，计赤石脂30克、禹余粮30克，加了人参10克、炮附子10克、白术10克、茯苓15克、泽泻15克，每日一剂，水煎，分三次服。蝉联十天，泻停而安。师古兼参用今，开辟捷径，最富意义。

◼ 926. 调胃承气汤的实践

《伤寒论》调胃承气汤无枳壳、厚朴，有补中益气的炙甘草，重点针对胃肠实热、大便燥结，以舌苔黄厚、腹满、胀痛、更衣困难为主症。因少枳、朴破气开滞，攻战能力较低，未列入猛烈剂，只有量小、分次应用，才可实现治疗目的；若大黄、元明粉超过6克，甘草少于10克，则亦属虎豹品，此乃民初北派伤寒家定的标准。不论感邪途径外来或内生，凡表现上述症状，身体未有亏虚，都宜口服。它同小承气汤、厚朴大黄汤、厚朴三物汤相比，虽含元明粉，疗力也是次级方。家父谓，在四承气汤（与小承气、大承气、桃核承气汤并言）中是稳和的平妥方，却非笑面虎。

1972年老朽于泰安诊一大学教师，夏季感染暑温，口渴、胸闷、厌食、身热不扬、烦躁、大便数日未行、肚子膨胀硬满、反复颠倒不能入睡，医院提出胃肠郁结，打针、吃药没见效果。委吾给予开通疗法，当时就写了大黄6克、元明粉6克、炙甘草15克，水煎，分三次饮下。连啜两剂，轻泻三次，排出干燥粪块八九枚，竟病消而愈。三味小药，解除了热邪凝聚，患者叹曰新奇。

927. 白虎汤加味治咳喘

《伤寒论》白虎汤原医阳明或温病邪入气分，专题调理流行性热证高烧，属法定处方。杂方派刀圭家扩大应用，施治肺热咳嗽很有特色。他们不添干姜、细辛、五味子，常加《金匮要略》紫菀、桔梗、白前、款冬花（称清肺祛痰"四扇门"），命名"韩康卖药葫芦汤"。此方来自民国时期满庭芳先生。石膏量大，需 30 ~ 45 克，知母 15 ~ 30 克，突出润肺泻热，扭转"四扇门"缺乏降火之力。不局限外感、内伤，凡口干、舌红、苔黄、尿赤、屎硬即可服之，逐渐归为走方郎中手内掌握的秘方。曾划一条隔离线，心慌气短的患者均不宜用。桔梗利咽、祛痰，虽属良品，若给予过多易发恶心、甚至呕吐，不越 20 克比较稳妥；紫菀滑肠通便，15 克之内不会导致腹泻；白前性温，影响较小，难起波浪、在水内翻舟。

1980 年吾于济南诊一老年慢性支气管炎，咳嗽、哮喘同时发作，舌苔黄厚、口渴喜饮、大便干燥二三日一行，痰量不多、黏稠如粥。当时就授予此汤，计石膏 45 克、知母 20 克、紫菀 15 克、桔梗 15 克、白前 15 克、款冬花 15 克、甘草 6 克、粳米 60 克，每日一剂，水煎，分三次用。连吃六天，咳喘俱平；遵照效不更方，又啜四剂，症状消失。

928. 肠内燥结加补气壮阳药

民初北派伤寒家霍老前辈，对阳虚内寒肠道蠕动无力，燥屎凝聚，谓之"风寒结冰"，不投半硫丸（半夏、硫黄）、大黄附子细辛汤，用四逆汤添大量肉苁蓉，采取滑润方法解除便秘；若仍无动于衷，则加小量元明粉，即能奏功。在鲁北、冀南声誉卓著，因与家父有所往来，闻其艺术了解一二。霍老前辈无门户之见，亦吸收时方不少经验，认为吴瑭《温病条辨》治阴虚津亏肠内干燥、大便难下，给予超重增液汤易起作用；但久病卧床，会在更衣后发生虚脱，气阳随亡，得不偿失，属于大忌。主张方中增入东北人参 10 ~ 15 克、炮附子 5 ~ 10 克，就可防止不幸事故。仲景先师处方都含炙甘草、八味丸有附子，即能说明这一问题。

1991 年吾于兖州遇一患者，在温病恢复期，身形消瘦、精神不振、小便色黄、更衣数日不下，排便则肛裂流血。吃了增液汤生地黄 45 克、麦冬 45 克、玄参 45 克，水煎，分三次服，虽易入厕，却感觉头眩眼黑、心慌，尔后燥屎又结；兑上人参 15 克、炮附子 10 克，大解完毕，能迅速起立，未再发生以前现象。实践提示，应当讨论，充分研究。

929. 小陷胸汤调肝气郁结

《伤寒论》小陷胸汤有瓜蒌、半夏、黄连，应用范围较广，不仅胃病、胸痹、结胸、心脏冠状动脉硬化供血不足富有针对性，尚可用于其他疾患。老朽经验：若肝气郁结，胸胁疼痛、腹内胀满，都属适应证候；小柴胡汤、逍遥散药后乏效，改服此方均能得安。清代浙江先贤王孟英视为珍宝，就因其如同灵草，下咽即攫。瓜蒌投量根据实际情况，不宜太少，据原方开半到一个，约 30~90 克；黄连 15~20 克，半夏 10~15 克，可加枳壳 30~60 克。配伍之品还有丹参、川芎、郁金、薤白、砂仁，也要高出常规用量，乃家传遗法，易收捷报。

1964 年吾在合肥诊一更年期妇女，因外界环境压抑，烦躁暴怒，胸满腹胀，肋间类似刀割，背亦串痛，大便数日未解，脉弦，频频嗝气，大声呼喊则快。曾考虑给予大承气汤，由于不甚符合施治标准，即用了本方，计瓜蒌 60 克、黄连 15 克、半夏 10 克，添入代赭石 20 克、枳壳 30 克、柴胡 15 克、大黄 3 克，水煎分，三次饮下。吃了两剂，更衣三次，病况大减；将量压缩三分之一，又啜五天，完全治愈。

930. 下瘀血汤治闭经

妇女闭经或延期而至，量少，身体健康状况较好，大都属瘀血内停影响来潮。族伯父喜投《金匮要略》下瘀血汤加佛手散，15~45 天划一疗程。很少遣用红花、三棱、莪术、马鞭草、赤芍、刘寄奴、益母草，强调大黄、䗪虫的作用超过这些药物。桃仁属于点缀，活血通络的功力并不理想，妇科习用的桃红四物汤乃一般处方，不易获得转安的效果，上方代之，最为合拍；大黄攻坚，量不宜多，1~3 克，不催动大便为标准；䗪虫通利冲脉，解凝血海，6~10 克即可，多则伤正。若因贫血所致月经改变，禁忌内服，是先决条件。

1982 年在山东中医学院门诊部遇一婚后女子，突然闭经二年，既往来潮量多，怀疑脑垂体萎缩、卵巢早衰，排除精神因素，按人工周期治疗，患者未有接受，要求转科中医。形貌魁硕，具男子风度，身上密布汗毛，令人印象和多囊卵巢有关；舌红边紫、脉搏弦滑，食欲、睡眠、工作均无变化。同其丈夫协商，照冲脉血行郁阻、开结活血治疗，就授予下瘀血汤加佛手散，计大黄2克、䗪虫10克、桃仁10克、当归10克、川芎10克，增入活血的桂枝10克、破血的皂刺6克、黄酒温里开畅血流30毫升，水煎，分三次用。初啜大便偏溏，七剂转向正常；共三十余剂，月事下行，一天而止。约定持久战谱，把量减半，日饮不停；继续两个周期，再次来潮，流血四天。从此，1~2月一至，翌年生了男儿。对顽固性闭经，通过调治冲脉，活、化为主，收益最佳。

■ 931. 大青龙汤尚可疗喘

《伤寒论》疗汗出而喘，投麻杏石甘汤，北派伤寒家认为，无汗而喘，应开大青龙汤，因有桂枝通络、助麻黄发汗，生姜、大枣调和营卫，功力颇佳。另起炉灶，不完全仿照原方，降低用量，避免汗多伤阴亡阳、发生虚脱。调理咳嗽、不如小青龙加石膏汤，平定哮喘、效果超过一倍。借用本汤，师古而不泥古，是临床发展南阳学说典范。临床使用标准，必须抓住内热，表现有"烦躁"二字。大青龙属解表重剂，将量放低，就使猛虎转成小兔；仍怀恐惧，乃多余的。为了防止汗多，把桂枝减至少于麻黄一半，即可避免；石膏随证而施，15~30克，通权达变，因病制宜，勿固守如"鸡子大"一枚，要灵活传承医圣衣钵。

1975年吾在山东医学院诊一西医同道，过度吸烟，有支气管哮喘史；此次发作，不能卧床，䶑䶑声闻于室外，痰涎少，烦躁不宁，口渴无汗。论证数次，就授予大青龙汤，计麻黄10克、桂枝6克、杏仁10克、石膏30克、甘草6克、生姜6片、大枣10枚（擘开），水煎，分三次饮之。连吃三天，便喘停转安。该方疗喘的作用，有推广价值。

■ 932. 学识经验丰富也要技巧

读书、临床、探讨医术，应独立思考、刻苦钻研、广辟渠道、自强不息，才能有所成就。前人言："开卷直游千载上，闭门如在万山中。"阅览历代名著，要学以致用，不宜走马观花、下马看花，须胸内留花、给病人送花。《伤寒论》桂枝汤为群方之首，是一朵香花，在实践时怎样借花献佛，则大有学问。若外感风邪有汗，桂枝与白芍同量；胃虚腹痛，白芍超过桂枝一倍，甘草

15 克；络脉不通四肢麻木，桂枝高出白芍一倍，生姜 10 片；汗后亡阳，减白芍一半，加生附子20～30 克，大枣 20 枚；风湿侵入肌肉，关节剧痛、屈伸不利，加独活 10～20 克、白术 15～30 克、汉防己 10～20 克，都是遣药的高超灵巧手段。

1976 年老朽师法伤寒家调理一浅表性胃炎，灼心、疼痛，无嘈杂、胀满情况。委吾施治，曾开了消导、健胃剂无功，改投以补益中州为主的时方，亦未见效；即取桂枝汤试之，含桂枝 10 克、白芍 15 克、甘草 10 克、生姜 6 片、大枣 6 枚（擘开），又添吴茱萸 6 克，也反馈不佳；乃升桂枝至 20 克、白芍 30 克，其他照旧，水煎，仍分三次服。出乎预料，两剂症状缓解。说明献花疗病，掌握"巧"字十分重要，处方笔下灵活方可实现。

◨ 933. 外洗湿疹汤

旧社会遗留恶俗"贵耳贱目"，随着盲从呼喊，把庸医捧为名家，吹称"真人"，堕入广告陷阱，污染岐黄事业，造成丑闻；不少抱有真才实学的先贤，由于没有著述，反淹没难彰。吾幼时见一贫困秀才，知识渊博，医术精良，淡泊名利，隐身农家，对仲景先师学说、传统经验，运用娴熟。调理阴囊湿疹，民间谓之"绣球风"，投苦参、夜交藤、蛇床子、葎草（即拉拉秧）、狼毒、仙鹤草，煮水外洗，解除瘙痒，往往数次便安。反复实践，很起作用，老朽命名"外洗湿疹汤"。

1960 年在济南诊一股癣兼阴囊湿疹，痒时钻心、夜难入眠，久治未效。就曾授予此方，计苦参50 克、夜交藤 50 克、蛇床子 50 克、仙鹤草 50 克，未加狼毒，因无葎草，添了蜀椒 30 克，煮后日涤四次。连用三天，即症消而愈。无名医家创见大显身手，曾被地方群众送绰号"当代长沙"。

◨ 934. 肺痿与七物汤

《金匮要略》竹叶汤、《伤寒论》竹叶石膏汤，所用竹叶有两种：一是高竿竹叶，二为禾本科淡竹的叶子，和箬叶不同。现在处方均投淡竹之叶，功效类似，可以互用。清气分之热，疗虚烦不眠、尿赤疼痛，一般 20～50 克，少则难见其功，竹叶石膏汤开了两把，至少也有 40 克，北派伤寒家能用到 60 克。它和麦冬、知母、党参、石膏、阿胶、五味子组方，养阴祛火，调理口渴、舌红、心烦、低烧、木旺反克刑金，很起作用。

1981 年老朽于青岛诊一肺痿患者，咽痛、呼吸不利、不断咳嗽、有时痰中带血、皮肤干燥、身形消瘦、脉象沉弱、大便难解、体温稍高，医院检查，无结核病史。开始给予麦门冬汤加生地黄，报告效果不佳；换了清燥救肺汤，亦没福音。乃改用此方，计竹叶 45 克、麦冬 15 克、石膏 30 克、知母 15 克、阿胶 15 克（烊）、党参 10 克、五味子 20 克，日饮一剂，水煎，分三次服。连吃八天，病情已显吉兆；嘱咐勿辍，凡一个月，基本治愈。乃命名"肺痿七物汤"。

◼ 935. 降逆延龄汤的应用

中药内有三味植株广泛应用，称全身都是宝，如桑叶、桑椹、桑枝、桑白皮、桑寄生；莲叶、莲茎、莲花、莲蕊、莲子、莲须、莲房、莲子心、莲藕、藕节；竹叶、竹茹、竹笋、竹花、竹沥、竹水、竹黄、竹苓（即雷丸）以及食竹的竹鼠、寄居竹筒的竹蜂。竹鼠为专吃竹子的鼠类，肥大而硕，清热泻火，药食两用，烹调得法，富有营养价值，是餐桌美味。老朽对竹品药物，派遣独钟，凡高烧之后低热尚存时用竹叶，恶心、呕吐用竹茹，痰稠而多用竹沥，胃阴不足用竹笋，驱虫用竹苓，均有疗效。尤其取生姜煮水加入竹沥，施于哮喘、咳嗽、大量吐痰，能一箭三雕，配合半夏、竹茹、茯苓、旋覆花，便可解除。

1963 年吾在山东中医学院诊一老年慢性支气管扩张患者，咳嗽轻，无哮喘现象，唯大口咳痰不休，24 小时排出一大饭碗。嘱咐急煎上药，计半夏 15 克、旋覆花 20 克（布包）、竹茹 20 克、茯苓 30 克、竹沥 60 毫升（冲）、生姜 15 片，水煎，分三次饮下。二剂痰量即减，继服七天而愈。六味良品，未加点缀物，起了栋梁之功。门生群聚研究，命名"降逆延龄汤"。

◼ 936. 麻黄利水

《伤寒论》应用麻黄发汗解表，宣散风寒外邪，《金匮要略》以之利尿消除水肿，如甘草麻黄汤，双向调节。伤寒派把开鬼门放在前沿，忽略了行水；杂方家常推出施治急性肾炎、肝硬化腹水，很有卓见。若收入平喘、升高血压功用，则扩大医疗范围。有的时方人士对其畏之如虎，恐过度发汗、升血压伤阴，易致肝风内动，性温怕火蛇缠身。老朽临床数十年，对麻黄有所了解，只要投量不大，比较温顺，很少发生不良反应，以好药当鸩毒，十分失宜。

1959 年吾于济南诊一患者，不明原因头面、四肢水肿，起病十天，符合风水类型；患者为知识阶层，信仰中医，委老朽调理。劝他先吃越婢加术汤，开了麻黄 15 克、甘草 6 克、生姜 6 片、大枣 10 枚（擘开），减去石膏，加入茯苓 30 克。吉人天相，饮了三剂，水消过半；未再更方，又服三天，邪退而愈。虽然内含茯苓，麻黄的发汗、利尿，也发挥不可替代的作用

937. 栀子豉汤加时方药

"承古融新"，研习中医十分重要，这样才能发展岐黄事业，开辟时代途径；固守旧的模式，踌躇不前，限制了古为今用。古代，《伤寒论》四逆散、小柴胡汤的衍化，带来逍遥丸、柴胡疏肝散；麻杏石甘汤、凉膈散结合，形成防风通圣丸。现在亦有若干临床有效处方，是师法前人的。因此，根据需要，应改革开放，日新月异乃奋斗美景。家父曾言，物静易朽，技艺停止前进，则会自堕凋亡。南阳遗著留传至今，除原有处方价值高于其他，后世临床选用加减，也发挥了《大论》与《金匮要略》的内涵。传承者的唯善是举，就会延长二书的生命。

1958 年"大炼钢铁"，吾于济南遇一工友，因工作不太顺适，出现病态，舌红、苔黄、脉数、烦躁、懊憹、夜间难眠，希望给予中药。老朽开了栀子豉汤，计山栀子 20 克、淡豆豉 20 克，饮后无效，反增心慌、大便鹜溏，怀疑药不对证；其族叔知医，认为旗鼓相当，并非组方乏源，建议添入龙骨 30 克、牡蛎 30 克、合欢花 15 克，吃橘饼疏肝行气，同时方结合，可能有效。遵照该法予之，先煎诸品，去滓，再纳淡豆豉，日饮一剂，分三次服。连用一周，情况转好，又继续五天而愈。事实证明，故步自封，缺少与时俱进的思想，影响武装历史遗产、丰富治疗内容，谈不上和国际医药文化的接轨。我辈须抱古迎新。

938. 利水止泻分化阴阳

《伤寒论》通脉四逆汤，是温里、祛寒、回阳的霸王方，被尊为"益火之源、以消阴翳"的首选。阳虚除汗出畏寒、四肢逆冷、脉微不能鼓指，尚有下利清谷现象，干姜虽能截流、水走肠道，力小功不足言。清末富有经验的北派伤寒家，均加利尿药，认为茯苓难担重任，常把猪苓、泽泻推到第一线。吾师法这一高见，效果很佳。

471

1970 年在新泰诊一干部，身体素有羸弱史，因吃冷食过多，转成阴盛阳衰，舌苔白滑、虚汗频仍、双手发凉、大便溏泄日行三四次、精神萎靡、已卧床不起。开始老朽给予通脉四逆汤，计生附子 30 克（先煎 90 分钟）、干姜 20 克、甘草 10 克，加入吴茱萸 6 克，日饮一剂，分三次用；病情有所好转，腹痛缓解，但泻下不停，据此即添了猪苓 15 克、泽泻 10 克。又服三天，竟症消而愈。调理肠道不固，利水分化阴阳，也是传统妙招。

◼ 939. 临床重在有术

随着社会变迁，岐黄事业跌宕，时起时伏，今日复兴，来之不易。后继虽然有人，乏术现象仍旧存在，由于家传、师授，富有经验的老一代大都凋谢，术的断档形成严重危机。以运用《伤寒论》桂枝汤为例，调理中风桂枝与白芍同量，桂枝低于白芍，影响通畅经络，不利解表；白芍低于桂枝，养阴收敛功力下降，难在驱邪汗后止汗。伤寒证麻黄和桂枝平行，解表作用明显，麻黄大于桂枝，转为利尿；桂枝大于麻黄，化为温里定喘；杏仁同麻黄一样，能医哮喘，若无麻黄则治咳嗽；咳嗽需要甘草，哮喘痰多，用之反剧。似此情况，目前术的延续，已近失传。有学无术的状态，能中断刀圭大业。发掘神州医学遗产，这是最重要的振兴环节。

1992 年吾在山东中医学院门诊部遇一初登医疗舞台的后起之秀，对桂枝、麻黄汤的药物配伍，认识模糊，很少体会。提出麻黄发汗与桂枝无关，误把《金匮要略》开麻黄未加桂枝、施治风湿类型疾患混为一谈。所以强调术的掌握，才可升高下咽即瘳的水平。

◼ 940. 毒品慎用

有的医家喜投量大与有毒药物，将社会谚语"量小非君子，无毒不丈夫"，运用到医林中，十分不妥。疾病不同，轻重有异，绝不可等量齐观，否则辨证施治就是废除。以开石膏而论，汗出而喘用麻杏石甘汤，大都局限 30 克之内，阳明高热给予 60 克；阳虚开炮附子 15～30 克，亡阳给予生品，重者至 60 克，均因需要而定。背离准绳，量小乏效，多则伤人，乃违反客观应求。含有毒性药物，必须炮制，剧毒之品即便加工后，非特殊情况亦不宜入方，如草乌、巴豆、马钱子，防止发生医疗事故，做到众皆周知，是济世工作的使命。

1955 年吾于德州诊一男性中学教师，腰酸、腿痛，喝茶转筋，发生腓肠肌痉挛，走路困难。即授予补骨、壮骨、活血、镇痛者，水泛成丸，其中含有小量马钱子，吃了感觉不舒，类似四肢抽动，十分钟停止；嘱咐把量减半，没再出现。这是由药师精心制过的，尚有如此现象，若炮制火候欠缺，则不堪设想了。

◼ 941. 亡阳不一定都有舌润

读书为了寻求知识，了解古今，增长智慧，投向实践、提高医疗水平、丰富临床。先贤徐大椿书海泛舟，聪明过人，兼通兵法战术，为杏林豪杰；但有的经验观察，并非唯一依据，例如言及脉微、足冷、汗出、舌润亡阳四症，平素阳虚者可以窥见，若大汗亡阳则先亡阴而后阳散，不会存在舌润现象——津液丧失大多口干，唾液分泌减少，舌润不宜列为亡阳主症切入点。

1950 年家父遇到一男子，因感冒吃发汗散，鬼门大开，湿透被褥，转为战栗恶寒、脉搏沉微、面色㿠白、手足发凉，反而口渴。急取《伤寒论》通脉四逆汤与之，加了吴茱萸、龙骨、牡蛎。三剂，挽危回安。这个问题，老朽从未和同道商榷，兹特录出，供作参考。

◼ 942. 小承气汤治胃肠积气

"医术济世赛天马，扬鞭奋蹄孺子牛"，作为岐黄传人，应走这条道路；不宜心存"风行蝶变越野，借机飞黄腾达"。若百姓奖励，得到"民医"勋章，最为华贵。仲景先师戴上官帽"太守长沙"，实际是无考杂说，反而蒙羞，《伤寒论》价值有目共睹。书中所载小承气汤，投量分别运用，能调理许多疾患，以大黄为主，泻火通便；枳壳为主，降气开胸；厚朴为主，消除腹内胀满。三味组方，对胃肠郁热、停食、积气、粪块阻塞，都起作用。可解除大承气、调胃承气、桃核承气汤不易施治之症，属四承气汤的温和方，只要无燥邪表现，就可服用。

1965 年吾在山东省中医院遇一四川石化干部，经常恶心，胸中痞满，肠内气体多、排出则快；医院检查，无胸腔积液、冠心病，有轻度胃黏膜增生，吃药未效。即以此方予之，计厚朴 15 克、枳壳 15 克、大黄 2 克，加入槟榔 10 克，每日一剂，水煎，分三次用。连饮十天，感觉减轻；又啜一周，不适现象悉平。如扩大移植，会发挥多项作用。

◼ 943. 习惯用药以经方为主

老朽学习《伤寒论》《金匮要略》二书，常师法投药规律，并结合部分经验之品，提高疗效，获益甚佳。一般方向是：

哮喘用麻黄、杏仁、厚朴、葶苈子、皂荚；

咳嗽用贝母、紫菀、款冬花、干姜、细辛、五味子；

往来寒热用黄芩、柴胡；

发汗解表用麻黄、桂枝、生姜；

逆气上冲用半夏、桂枝、大黄、代赭石；

阳虚肢冷畏寒用干姜、附子、吴茱萸、肉桂；

口渴用党参、文蛤、乌梅、天花粉；

蓄水小便不利用茯苓、泽泻、椒目、猪苓、滑石、瞿麦；

燥屎内结用大黄、元明粉；

妇女闭经用桃仁、水蛭、红花、䗪虫、土瓜根、虻虫；

痰火结胸用瓜蒌、枳壳、黄连、旋覆花；

心下痞满用干姜、黄连、半夏、枇杷叶；

腹中隐痛用当归、蜀椒、羊肉、白芍、甘草；

停饮、水肿用炮制小量甘遂、芫花、大戟、商陆；

高热持续用竹叶、石膏、知母、青蒿、大青叶、板蓝根；

虚烦不眠用黄芩、阿胶、酸枣仁、山栀子；

痢疾里急后重用秦皮、葛根、黄连、白头翁；

心悸不宁用桂枝、茯苓、龙骨、牡蛎、炙甘草；

胸痹闷痛用瓜蒌、薤白、丹参、川芎、郁金、参三七、黄酒；

神志恍惚、如祟所凭用百合、小麦、生地黄、远志、石菖蒲、合欢皮；

肝脾肿大用鳖甲、柴胡、牡丹皮、鼠妇、露蜂房、蜣螂、凌霄花；

疟疾用蜀漆、柴胡、常山；

风寒湿肌肉、关节痛用麻黄、防风、独活、附子、乌头、细辛、汉防己；

排脓用桔梗、芦根、鱼腥草；

吐涎沫用半夏、皂荚、生姜、吴茱萸、甘草；

涩肠止泻用黄连、紫参、诃黎勒、赤石脂、禹余粮、干姜；

水邪上凌头眩用茯苓、泽泻、白术、天麻；

黄疸用茵陈、黄柏、山栀子、大黄、田基黄；

止血用黄芩、阿胶、灶心土、艾叶、生地黄；

镇呕用半夏、竹茹、生姜、代赭石、橘皮、大黄；

益气、养阴、补血用当归、白术、五味子、人参、麦冬、党参、阿胶、小麦、生地黄、山药、甘草、大枣、粳米、紫河车、白芍、刺五加、女贞子、旱莲草。

▣ 944. 解表杂方亦妙

伤寒派被称"三九雪"，时方家为"报春花"，杂方业医人士触角伸向上述两个阵营，广纳精华，绰号"水火龙"，无门户局限，能大显身手，乃其特色。杂方家治疗外感风寒，鉴于社会上白领阶层对麻黄汤恐惧，甚至拒绝投用，则以荆芥、柴胡、苏叶、羌活、生姜、葱白代之，解表作用并不低下，得到风行，诵为良方。老朽亦喜邯郸学步，不断给予患者，反馈满意。

1966 年吾在山东省中医院诊一会计，头痛、流涕、发热、恶寒、脉紧、无汗。即开了苏叶 10 克、柴胡 10 克、荆芥 10 克、羌活 10 克、生姜 10 片、葱白三段，水煎，分两次服，盖被取汗，啜热粥助药力；连吃两剂，病情大减。又加藿香 10 克、苍耳子 10 克；一剂痊愈。应时药物，也发挥重要作用，经方时方，心中芥蒂必须消除。

▣ 945. 壮阳、通阳三药

《伤寒论》温里壮阳药，指白通汤、四逆汤、通脉四逆汤、干姜附子汤，称"纯阳四大霞光"，不包括真武汤、茯苓四逆汤。白通汤含附子、干姜、葱白，无甘草；四逆汤有甘草无葱白；通脉四逆汤加重附子、干姜的投量，为四逆汤的升级方；干姜附子汤无甘草、葱白，仅此二味，属双刀直入者。近代火神派重点投附子，拿四逆汤作出手鸟，忽视了白通汤、干姜附子汤、通脉四逆汤，比较片面。四汤均用生附子，乃抵消阴盛内寒的首选，突出振起阳衰，以脉沉微、下利清谷、手足厥冷、有汗恶寒为主症。生附子要久煮，破坏其生物碱，灭毒后疗绩不会丧失；和干姜、葱白组方，能提高辛热助火、驱寒之力。甘草补中益气，不属点缀品，性缓，可牵拉附子、干姜、葱白释放威力，发挥延时长效。

1966 年春季，吾于山东省中医院遇一工厂行管人员，因阳虚乏力、怕冷、易汗就诊。开了干姜 20 克、生附子 30 克（先煎两小时）、葱白五段，水煎，每日一剂；连吃三天，情况转化良好，唯疲劳未减，遂加入炙甘草 10 克。继饮五剂，症状逐渐消失。葱白的通阳作用，在方中独具特色。

▣ 946. 生姜大枣治感冒

《伤寒论》处方约百分之五十加生姜、大枣，除调和营卫、改善口感，生姜尚可止呕、大枣益气养血，有多靶向用。看来似属点缀，实非滥竽充数之品。在山左沂蒙地区，民间每逢外感风寒，常用生姜 10 片、大枣 10 枚（擘开）煮水，加红糖 20 克啜之，蒙头、盖被取汗，易于表解而愈，号称"长沙遗法"。生姜辛散的功能，占据第一。

老朽 1970 年在鲁中巡回医疗，遇到类似情况，也将上方给予许多患者。对普通感冒均起作用，值得介绍推广，尽受其益。

▣ 947. 吴茱萸的临床

吴茱萸辛热，降气镇痛、温中祛寒，调理手足发凉、胃肠痉挛，回阳不如附子，解决陈久腹泻则居上游。仲景先师处方吴茱萸汤、温经汤、当归四逆加吴茱萸生姜汤奉为主药，《金匮要略》附子九痛丸，亦含有本品，与炮附子合用。近代火神派举旗附子，对吴茱萸冷落；杂方家嫌其味浊，都疏而远之，大煞风景，令人尴尬不安。实际疗途有四：辛散、镇呕、驱寒、止泻，属于专长。虽对胃病灼心、吞酸水很起作用，然量大反易导致消化不良，切勿把制酸能保护中州之功效放在首位。临床投量 6～20 克较宜，超过 30 克会发生眼干、昏视现象，功不抵过。

1963 年吾于山东中医学院遇一家庭妇女，经常反酸，腹内隐痛、夜间尤甚，吃一张煎饼即可缓解，医院诊断胃、十二指肠溃疡；外观表现口水多，喜热畏寒，大便偏溏。就以吴茱萸汤加炮附子与之，计党参 10 克、吴茱萸 20克、炮附子 15 克、生姜 10 片、大枣 15 枚（擘开），水煎，分三次饮下。施治过程顺利，每日一剂，连服十二天，症消而瘳。

▣ 948. 临床灵活蕴巧

学习岐黄之道，应师法《周易》太极生两仪、两仪生四象、四象生八卦，掌握发展"变"字，运用古圣先贤理论、经验，才能突出辨证施治，达到灵活要求。如中风投桂枝汤、伤寒吃麻黄汤，病邪未解，不宜再发汗攻表，亦可仍用桂枝汤。阳明高烧开白虎汤，喝证口渴加党参，疟疾寒热往来加桂枝，阳关三叠，皆是临床样板。现代实践，以中暑为例，则有较大发展，若气液两伤则投生脉饮（人参、麦冬、五味子）加知母、石膏，不仅属医疗的进步，亦是科学技术的补充与转化。

1976 年吾在山东医学院诊一教授，感冒恶寒无汗，饮了麻黄汤，汗后仍有头痛、脉紧、项强、全身不舒；患者因怕汗多亡阴，希望不要再开麻黄剂。经过反复考虑，即给予桂枝汤加葛根，含桂枝 15 克、白芍 15 克、葛根 15 克、甘草 10 克、生姜 6 片、大枣 10 枚（擘开），水煎，分两次用，温覆微汗。连服两天便愈。前人曾言：三折肱阅历丰富。岐黄之道，除载于书中，尚有活的经验，邪退方见术中蕴巧。

■ 949. 细辛的真实作用

细辛为马兜铃科植物全草，味辛气热，与蜀椒相似，有麻醉性，《伤寒论》《金匮要略》约二十首处方含有本品。温化痰饮，同麻黄合用，可平喘止嗽；通经活络、祛寒镇痛，同附子组方；开窍治鼻渊，可疗流涕、气塞、嗅觉失灵，加入苍耳子、藿香、白芷、辛夷行列中比较适宜。要打破投量不过钱（3 克）之说，开 6~15 克，放出笼内鹦鹉，才能获得显著功效。老朽经验，因祛水饮、痰浊，可医喘咳证；通利经络，富有止痛作用；上行巅顶，善疗低血压头痛、脑鸣、各种鼻炎，堪称良药。

1968 年吾在博山遇一妇女，头痛、眩晕、神疲、乏力，医院诊为慢性鼻炎、神经衰弱、更年期综合征，吃药未见其力，乃转中医。给予川芎 15 克、白芷 15 克、苍耳子 12 克、辛夷 12 克、藿香 15 克、藁本 12 克、细辛 6 克，仍无进退；将细辛之量放大，改成 15 克。又饮五天，不只病减，头痛解除，血压也升至正常了。

■ 950. 陈皮不如橘皮

橘果外皮，嫩者为青皮，成熟的为橘皮，储存日久者为陈皮，加药制过的为青盐陈皮、蛇胆陈皮。青皮气味浓烈，疏肝破气；陈皮力缓，健脾开胃，疗途广泛。橘红为去白的橘皮，长于化痰、降呕，是调理肺、胃要药。传统所用以产于广东化州的最佳。北派典型伤寒家均开橘皮，指出存放时间过久，气味

477

丧失，且有灰尘、虫蛀，不宜入方，陈皮二字几乎沉没。这一特点，在民初尚可见到，随着流派凋谢，今已绝迹。

1957 年吾于山东省中医进修学校诊一恶阻患者，开始恶心、嗜辣，继之呕吐不止，无法进食。给予《金匮要略》橘皮竹茹汤，计竹茹 30 克、党参 10 克、陈皮 20 克、甘草 6 克、生姜 15 片、大枣 10 枚（擘开），避免汤液难下，水煎，分四次饮之。因投了陈皮，病况减不足言，急改成新鲜阴干的橘皮 30 克，一剂便止。除增入 10 克之量，也证明未经久藏的橘皮气味醇厚，作用较强。凡干燥超过一年以上的橘皮，则称陈皮，此其区别。

▣ 951. 枳术汤治气水郁结

《金匮要略》治水饮聚结，"心下坚，大如盘"，投枳术汤，枳实七枚、白术二两，水煎，分三次用。枳实之量太多，一般局限 60 克，金元之际洁古老人改为枳术丸，服量更少。由于枳实行气破坚超过白术投量，健脾益气行水的功能减小，虚弱患者不太适宜。老朽临床习开枳壳，常对等应用，攻补同步；或枳壳三、白术二，将差距缩至低度，仍以攻为主，但比较平妥，很少产生不良反应，越出枳术丸的功力 2 ~ 3 倍。凡纳呆、停饮、气体充积、胸腹胀满、大便不爽、小溲短少，都可服之。

1965 年吾在山东中医学院遇一学生家长，因家事斗殴、抑郁成疾，胸闷、腹胀、食欲低下、长吁短叹、大便难解、胃肠内震荡有声。表现气水相结，即以此方予之，含枳壳 60 克、白术 30 克，加入厚朴 10 克、大黄 3 克，引邪下行、从二阴排出，水煎，分三次用。连啜三剂，大小便畅通，症状逐渐消失。气水郁结，给予大量枳壳配合白术护正利水，互动彰显，病人最易得益。

▣ 952. 麻黄附子汤医阳虚水肿

民国时期吾曾见北派伤寒家马老前辈，投药简洁、数少，伸手可得，很受欢迎。调理肾炎水肿，小便不利，身上无汗，开《金匮要略》麻黄附子汤。认为阳虚津液不能升腾，膀胱缺乏气化，尿量短少，应加附子壮阳、促进气化升降、调节制水，麻黄发汗、下通尿道，非此二味莫属。以麻黄为君，附子居臣，甘草益气和中，称"三堂会审"。为了防麻黄升提血压，且增强驱水之力，加入泽泻很起作用。特点是不要桂枝、白术、猪苓，同样生效，杏林评价甚好，号"麻黄附子王"。

1970 年吾在徂徕山巡回医疗，遇一支气管哮喘，年逾六十岁仍能从事田间劳动，头面、腿足浮肿，按之凹陷，脉沉、疲乏、尿少、无汗，医院印象非心力衰竭，与急性肾炎无直接关系，表示原因不明，介绍转吃中药。老朽进退维谷，取了这一疗法，给予麻黄 15 克、炮附子 10 克、甘草 6 克，温覆发汗，做探路石子，水煎，分两次服。方未更易，每日一剂，连饮六天，病况缓解，水去过半；将麻黄降至 10 克，又啜一周，即肿消而安。

▣ 953. 麻黄汤加味用于痛风

研究岐黄之学，应有联想，扩大知识领域；切忌贵耳贱目，盲从名家，随人吆喝，缺乏主见，要抓真才实学武装自己。典型伤寒家虽固守《伤寒论》《金匮要略》，处方遣药并不局限条文，常广泛运用于其他学科。以麻黄汤为例，除调理外感伤寒，亦施于哮喘、水肿；加葛根治肩凝、项背强直；加紫菀、泽漆、款冬花、干姜、细辛、五味子治咳嗽；加白芍、附子治肌肉、关节疼痛，似此情况都须掌握。老朽少时曾见一民间大家，投麻黄汤加防风、乌头给予风湿性身痛，五剂下床活动，令人惊奇。

1961 年吾在山东中医学院诊一痛风病，四肢关节剧痛，呼喊求救，医院提示尿酸性关节炎，建议转就中医。考虑寒凝致痛，即遵着上述疗法授予麻黄 10 克、桂枝 15 克、杏仁 10 克、防风 30 克、炮附子 60 克（先煎两小时），因无乌头，改为黑皮附子，日饮一剂，水煎，分三次服。连啜十天，症状缓解；把量减半，继续未停，最后获愈。不言而喻，扎实、灵活、精巧选药，也是取效的重要条件。

▣ 954. 保肺六神

《伤寒论》小青龙汤，对外感风寒支气管哮喘，功力较佳；调理炎性咳嗽，孤军奋战，难见显效。医林前辈吴七先生常添茯苓、紫菀、款冬花，和方内干姜、细辛、五味子配伍，称"保肺六神"。仲圣传人往往根据书中咳加干姜、细辛、五味子，忽视《金匮要略》所用茯苓、紫菀、款冬花，影响了疗绩的提高。苓甘姜味辛夏仁汤，虽属治嗽正鹄，偏于内伤，挟有表邪者不宜应用，乃实践的分水岭。细辛涤饮，茯苓祛痰，紫菀、款冬花温肺宁嗽缓解支气管炎变，咳嗽便可停止。在麻黄开腠的引领下，诸药最易发挥集中作用，老朽深有体会。

479

1975 年在山东医学院诊一行管人员，遭受风寒后咳嗽严重，日夜不止。即以小青龙汤予之，因额头出汗，将麻黄减去，投了桂枝、半夏、白芍、细辛、干姜、五味子、甘草七味，水煎，分三次服；连啜三剂有所好转，持续咳嗽依然如故，增用麻黄 10 克。又服三剂，咳嗽症状则逐渐解除。这一经验值得推敲，说明麻黄能起杠杆作用。同时又告诉人们，小青龙汤尽管对咳嗽缺乏选择性，也存在治愈的机制，本案就是例子。

▣ 955. 柴胡竹叶石膏汤的应用

《伤寒论》小柴胡汤、大柴胡汤用于少阳，和阳明白虎汤、大承气汤调理经、腑二证相同，小柴胡汤施治广泛，超过诸方。吾继承家传，将竹叶、石膏汇合其中，更名"柴胡竹叶石膏汤"，给予流行性热证发生，若发热持续不退就可与之。通过柴胡汤和解表里，竹叶、石膏清化热邪，特别是柴胡的宣散外透，更能提高退热效果，扶正祛邪起双向调节作用，降低体温比白虎汤、竹叶石膏汤为优。临床投量，根据需要，一般是柴胡 15 ~ 20 克、竹叶 15 ~ 30 克、石膏 20 ~ 50 克。柴胡开北方产者，习称大柴胡，切勿混入南地狭叶柴胡。

1966 年吾在山东省中医院遇一外感温病，汗出高烧不退，口渴、恶心、烦躁、有时神志昏糊、大便数日未行。即以此汤相授，含柴胡 20 克、竹叶 40 克、石膏 45 克、黄芩 15 克、党参 10 克、半夏 12 克、甘草 6 克、生姜 10 片、大枣 10 枚（擘开），加了大黄 3 克，水煎，分三次服。连饮两剂，更衣一次，体温下降，症情缓解；减量又啜，四天而愈。

▣ 956. 龙骨、牡蛎有多项功能

《伤寒论》对烧针、火疗误治发生的惊恐、烦躁、坐卧不宁，处方内加龙骨、牡蛎，发挥镇静安神作用，后人尚用于心悸、多汗、遗精、精神分裂症。叶桂学派取其抑制肝风内动，配合龟板、鳖甲、玳瑁、珍珠母、石决明、紫贝齿介类沉纳潜阳，强调大剂入方，量小乏效，很有价值。

1958 年吾于山东中医学院诊一市民，性格刚烈，嫉恶如仇，遇不平事见火即燃，铁肩担道义，爱斗强扶弱，因受其累，面红、耳热、胸闷、烦躁。邀老朽调理，即授予四逆散加此二味，计柴胡 15 克、枳壳 15 克、白芍 15 克、甘草 3 克、龙骨 30 克、牡蛎 30 克，水煎，分两次饮下；吃了三剂，已见效果，惟夜间仍难睡眠，乃将龙骨升至 60 克、牡蛎 60 克，另加大黄 3 克。又服

三天，症状大减，病去而愈。比目鱼龙、牡二药，可平中出奇。大黄泻火，也助一臂之力。

■ 957. 痤疮宜用大黄牡丹蒲地二仙汤

老朽师承南派伤寒家衣钵，对颜面所生颗粒型痤疮、白头大粉刺，一般不投连翘、金银花、龙胆草、大青叶、野菊花、山慈菇、蜀羊泉，常开《金匮要略》大黄牡丹汤加蒲、地二仙，突出清热、活血、通利肠道、排除污浊毒邪，与施治肠痈异中有同，称弥勒疗法，皆大欢喜。其中以大黄、牡丹皮泻火凉血为主；蒲公英、紫花地丁解毒为臣；小量元明粉为佐使；冬瓜子润下不属重点，弃而不用，亦有效果。若疗力较差，添入败酱草、山栀子、重楼，能助战成功。

1980 年吾于济南诊一学生，不仅满脸皮豆隆起似小枣，前胸、后背也漫布肿疡，灼热、瘙痒，大便二日一行，要求速决，恢复庐山面目。当时就以本方予之，计大黄 6 克、牡丹皮 15 克、桃仁 10 克、冬瓜子 20 克、元明粉 3 克、蒲公英 30 克、紫花地丁 30 克，每日一剂，水煎，分三次用。连饮一周，疮头塌陷、肿状缩小、大便转为日行二次，症情锐减；嘱咐继续勿辍，先后约服二十余剂，反馈已愈。从此命名"大黄牡丹蒲地二仙汤"。

■ 958. 薏苡附子败酱散治腹泻

《金匮要略》薏苡附子败酱散医肠痈化脓，投予者不多；清末石印本《柘园烛下续录》谓改作汤剂，可施治夏季暑泻，以清热固涩为主。突出薏苡仁用量，健脾渗湿；败酱草祛火解毒，量占薏苡仁之半；为了保护阳气免受损伤，加少量附子，占败酱草之半，易于恢复健康。书中强调，附子炮制，不宜超过 15 克，否则影响消除肠炎，反起激发作用，转向负面。这一疗法来自北派伤寒家，虽然运用者寥若晨星，却寓意甚佳，符合临床。吴七先生弟子告诉老朽：其师不断授予患者，均称有效。

1971 年吾在山东大学生物系讲学时，诊一毛囊炎，尔后陪母求疗伤暑腹泻，疼痛喜按，排出物含未消化的食物残渣，手足发凉，有阳虚现象。即取本方赠之，计薏苡仁 40 克、败酱草 10 克、炮附子 15 克，减少败酱草、升了炮附子之量，每日一剂，水煎，分三次服。连饮六天，症状缓解，腹泻停止。借用移植肠炎，薏苡附子败酱散值得深入研究。

▣ 959. 石膏、附子错时应用

《伤寒论》属处方学，简明扼要，无繁琐饾饤内容，所载白虎汤、四逆汤寒热分明，被呼"双狮争霸"。石膏、附子黑白二将，和麻黄、桂枝相比，亦有广阔的疗途。二将调理疾患虽主沉浮，在攻补、寒热并施范围内却无它的席位共同组方。伤寒家对阳虚之人感冒风寒、哮喘发作，常令先吃麻杏石甘汤，再饮四逆汤，很有远见，是防止心衰的高层次治法。吾少时从族伯父门诊，得到启示，洞开心扉，尔后投向其他杂证，均获成效。

1965 年于济南诊一温病，恢复期余邪未尽、仍有低烧，身体虚弱、精神不振、便溏日行二三次，有心衰现象。与同道协商，开了两首《伤寒论》方，嘱咐先啜竹叶石膏汤（石膏 30 克、竹叶 30 克、半夏 6 克、麦冬 10 克、党参 10 克、甘草 6 克、粳米 60 克），四小时后再服小量四逆汤（炮附子 10 克、干姜 6 克、甘草 10 克）加东北人参 15 克，交替互用，都分三次喝下。结果情况转佳，体温未升反而下降，两剂即安。此案掌握的标准，附子量小，干姜更少，恐火上浇油，发生不测。事实告诉，石膏同附子错时而用，无有不良反应。视为水火，隔河相望，抱着缺乏根据的旧说"石膏十日不服附子、附子十日不服石膏"，奉为禁忌，庸腐陋习，应打破这个陈规。

▣ 960. 地区与人用药差异

临床遣药应因地、因人制宜，量上不能雷同。严冬季节风寒感冒投麻黄发汗，辽宁开 15 克、山东 12 克，广东以 6 克为界，多能伤人，少则无效。若身体强实或虚弱不耐药力，还要掌握增量与减量，这是活的调治方法，至关重要。南派伤寒家来北方开业，收效往往不显，就因为量。门可罗雀，不应同医疗水平挂钩。

1955 年春节前，吾在天津诊一饭店厨师，是黑龙江佳木斯人，头痛、流涕、恶寒、无汗、频频咳嗽。开始给予《伤寒论》小青龙汤，药后病情稍退；但恶寒、无汗、流涕的症状，依然未减，乃换了麻黄加味汤，计麻黄 15 克、杏仁 10 克、桂枝 15 克、甘草 10 克、紫菀 12 克、款冬花 12 克，将麻黄推到第一线，水煎，分两次服，日饮一剂，温覆取汗。连吃两天，即腠开表解，邪去而愈。量的问题万不可忽视，炮弹火力决定胜负。

961. 读《伤寒论》结合《金匮要略》

《伤寒论》投药有规律性，易于学习，若口渴加党参，项强加葛根，心悸加茯苓，胸闷去白芍，呕吐去白术。随着病情需要，亦有加数味者，哮喘加杏仁、厚朴、麻黄，咳嗽加干姜、细辛、五味子。结合《金匮要略》，能扩大应用范畴，项强无汗加葛根、有汗开瓜蒌根（即天花粉），热哮没有烦躁亦用石膏，咳嗽则加紫菀、泽漆、款冬花，都应牢记。吾幼年攻读二书，以《医宗金鉴》为蓝本，背诵这些内容，十分得益，投向实践，信手拈来；尔后业师画龙点睛，单独分析药物，步步深化更佳。

1992 年吾在山东中医学院门诊部，一外地医生进修，遇到风寒感冒支气管炎咳嗽，开了小青龙汤去白芍（恐酸寒收敛），连吃五剂效果不显，委老朽处理。告其组方甚好，针对咳嗽功力不足，再加紫菀、泽漆、款冬花三味试之。又服四剂，症状逐渐解除。说明师法《伤寒论》，如同《金匮要略》相关内容融于一起，就会避免发生类似事情。

962. 桂枝汤加附子、大黄治胃病

《伤寒论》组方，平均五味药，与《金匮要略》不同，理论开门见山，最为简明，能全部背诵者颇不乏人。重点之方附有加减，以利选用。罗芷园前辈入泮后业医，调理胃病腹中胀痛，喜投温里通下法，开桂枝汤加少量大黄、炮附子，强化攻补兼施，在止痛方面起良好作用。定居北京，以医、画问世，仍经常应用该法。吾师其意，给予慢性胃炎、胃溃疡、胃神经官能症，都有功效。

1959 年在山东省中医院遇一江苏农民，脘内胀满、疼痛，吃冷物加剧，大便二日一行，排出矢气则快，医院诊为浅表性胃炎、十二指肠溃疡。即取本汤授之，计桂枝 20 克、白芍 20 克、甘草 10 克、生姜 10 片、大枣 10 枚（擘开）、炮附子 10 克、大黄 2 克，每日一剂，水煎，分三次饮下。连服三天，入厕两回，竟症去而安。此方具备验、便、廉要求，值得普及临床。

963. 温经汤的应用

《金匮要略》温经汤调理妇女内分泌紊乱月经先后无定期、五心烦热、精

神不宁、婚久不孕，能温中养血、滋阴生津、防止逆气上行。就目前而言，在妇科领域投予者不多。民国时期，佛门白衣庙老尼精通医术，对不孕症除先天性生理缺陷，凡冲任失调所致者常开此方，加入沉香、细辛通络，紫石英补益血海，比《医林改错》专于活血的少腹逐瘀汤（小茴香、干姜、延胡索、没药、当归、川芎、肉桂、赤芍、蒲黄、五灵脂）施治全面、功力广泛。慈善机构曾制成水丸，赠送给月经周期紊乱、久不生育、营养状况低下的女子，普遍有效。老朽也喜用本汤，重点授予经断前后发生之内分泌变化带来的多种症状，以面红耳赤、手足心灼热、多疑易怒、夜梦纷纭、心悸难眠为主，均见成果。

1970 年吾在山东大学生物系遇一女性患者，心烦、头面烘热、耳鸣、感觉手足心冒火，然体温不高，二便正常。即改动剂量、投了原方，含当归 10 克、川芎 10 克、白芍 15 克、党参 10 克、桂枝 6 克、吴茱萸 3 克、牡丹皮 10 克、阿胶 10 克（烊）、麦冬 10 克、半夏 6 克、甘草 6 克、生姜 6 片，水煎，日饮一剂。连服二周，停药未再复发；事过二年，生一男儿。

▣ 964. 甘麦大枣汤治精神异常

《金匮要略》对妇女脏躁数欠伸，喜悲伤欲哭，如神灵附身，投甘麦大枣汤，与外界刺激、精神紧张、情绪不稳、热邪内扰有一定关系，食疗小方能起作用。甘草益气养心、大枣补血生津、小麦清火安神，有健脑、强身、滋养、镇静之功。看似卑不足道，临床却起意想不到的作用。老朽每逢神经、精神疾患，推出作为辅助疗法，不仅改善口感，尚能提高疗效。临床观察，量小等于空中鸟迹，甘草超过 30 克、小麦 60 克、大枣 20 枚，才可见到天露彩虹。若视为一般食物，则大煞风景，贬低了三味良品。

1980 年吾在河南旅途遇一同道，谓其女动作、行为失常，曾诊称癔病、精神分裂症、意识变异，久医收效甚微。嘱吃此汤，三个月划一疗程，开了炙甘草 40 克、冬小麦 80 克、大枣 30 枚（擘开），水煎，分三次服。连饮六周，病情缓解；半年后即恢复财会工作，且未再发。

▣ 965. 祛痰用《外台》茯苓饮

肺纹理紊乱、支气管扩张，痰量增多，均按痰饮施治，一般常有胸闷现象，哮喘、咳嗽居次。北派伤寒家除给予《金匮要略》泽漆汤（半夏、紫菀、泽漆、白前、黄芩、党参、桂枝、甘草、生姜），还开附方《外台》茯苓饮，功力颇好。只是量大骇人，以茯苓 60 克挂帅，枳壳、白术、橘皮皆 30 克，党参 15 克、生姜 15 片，药物平妥，无不良反应。白领阶层见量生畏，要减半应用。南派伤寒家限于地区、环境、体质差异，以二分之一量为最高标准。可以考虑师法，不宜因噎废食。

1982 年吾在重庆至南京长江船上，遇一新闻编辑，吸烟嗜酒，胸闷，咳痰极多，逢寒冷加剧，医院拍片支气管扩张，且有弥漫性炎症。当时即取此方予之，计党参 10 克、茯苓 50 克、白术 30 克、枳壳 30 克、橘皮 30 克、生姜 10 片，每日一剂，水煎，分三次服。连啜二十余剂，痰去三分之二，接近痊愈。

◼ 966. 清热泻火攻下第一

老朽临床运用《伤寒论》三承气汤，传承业师经验：凡胃肠热邪蓄积、粪块聚结，胸闷、腹胀，投小承气汤（枳壳、厚朴、大黄）；火极旺，便秘数日不行，投大承气汤（枳壳、厚朴、大黄、元明粉）；身体较虚，肠内干燥，无积气现象，投调胃承气汤（炙甘草、大黄、元明粉）。若发烧不退加知母、石膏、茵陈蒿；阴液亏损口渴不止加党参、文蛤、天花粉。黄连苦燥伤津，虽能解毒，影响火热下行从肛门排出，最好回避，遵着前贤吴又可之见，宁开黄芩不用黄连，对其敬而远之。业师曾言：投三承气汤的目的，皆通肠道，尽管泻下程度不同，都属向外驱邪；堵住此路，等于自寻窒息、火上浇油。

1955 年吾在德州诊一小学教师，颜面痤疮、口腔溃疡、习惯性便秘，感染春温体温升高、持续不降。考虑清热解毒当先，授予栀子金花汤，含黄芩 15 克、黄连 15 克、黄柏 10 克、山栀子 15 克、大黄 10 克，水煎，连吃三剂；因黄连"厚肠胃"关系，只更衣一次，病情依然如故。乃改换调胃承气汤，计炙甘草 6 克、大黄 10 克、元明粉 10 克；又饮三剂，入厕五次，症状迅速缓解。张子和先哲的攻下疗法能占上风。

◼ 967. 桂枝活血化瘀

《伤寒论》所遣药物，除甘草、生姜，含桂枝处方为数颇多。一是辛温解表，二是活血通络，三是降气上冲，四是促进膀胱气化、通利小便。后世应用强调同麻黄发汗、驱逐风寒之邪，缩小了施治范围，令人无限感慨。家父从桃

485

核承气汤、《金匮要略》桂枝茯苓丸皆用本品，体会到它能消散积聚、癥瘕，应列入活血一流；虽次于水蛭、虻虫、大黄、蟅虫，却和桃仁、红花平分秋色，尤其气味辛温，与牡丹皮相比，则占上游。

1971 年吾在山东大学生物系诊一女子，月经延期来潮，量少，色暗，腹痛，块下则舒，属于膜性痛经，每月持续一周，苦不堪言，要求中药救援。开了杂方家习用的当归 15 克、川芎 15 克、吴茱萸 10 克、延胡索 15 克、香附 10 克、小茴香 3 克、五灵脂 10 克，连饮五剂，未见显效；尔后加入桂枝 20 克，月经前三天开始水煎口服，仍啜五天。共三个周期，色泽变红、量增、块状物减少。桂枝的化瘀作用，要报以青睐，纠正既往只表不里的观念。

▣ 968. 古方剂量切勿照抄

师法古人学说、经验，力求实用，最怕蒙目效颦，况且书经翻刻还有错写，注意不要自误误人。如《金匮要略》大半夏汤之治"胃反"，投水洗生半夏二升，超过正常三倍，其量太大；加水和蜂蜜扬之二百四十遍，实际在锅内烹煮反复起沸，就能将蜜稀释溶化，没有必要运用这道工序，随着社会的发展，须进行变革。老朽家传，先煎半夏、党参 30 分钟，去滓，再放入蜂蜜继续 10 分钟；否则，蜂蜜的营养成分被破坏，失去作用。业师曾说：包括伤寒家在内，泥古之害屡有发生；执业者负有重任，笔下留神，完全可以避免。

吾于 1953 年在吴桥诊一男子，恶心呕吐，医院认为反流性胃炎。吾开了大半夏汤，病人知医，同意给予此方，但不了解东汉时代衡器与目前不同，以为古今一样，主张将半夏定为 60 克、人参 20 克、蜂蜜 30 毫升。老朽阻止勿用，把量减去一半，水煎，分三次服。每日一剂，两剂即愈。不然，中毒事情下咽便来。

▣ 969. 五元汤的应用

老朽家传，调理心下、腹内疼痛，手足发凉，大便较溏，投《金匮要略》附方九痛丸的附子、干姜、吴茱萸，加桂枝、九香虫，改成煎剂，名"五元汤"，以温里祛寒、助阳通络为主，有广阔施治范围。对胃炎、肠炎、痛经、慢性盆腔炎、子宫腺肌症，皆可应用。其中炮附子、吴茱萸领军，干姜、桂枝相辅，九香虫行气散结，小方五味，频起作用。量不宜大，蝉联口服，可获长效。

1965 年吾在山东省中医院遇一初中学生，感觉下腹部隐痛，热敷则舒，每日入厕二次不成形状，已有八个月，医院检查乃肠系膜淋巴结炎。老朽嘱该父母转吃此方，含炮附子 10 克、桂枝 10 克、干姜 10 克、九香虫 6 克、吴茱萸 6 克，水煎，因读书无暇，分两次用。先后饮了二十余剂，症状解除，且未复发。

▣ 970. 崩漏不止用白头翁汤

调理妇女崩漏子宫出血，同道顾君投予《金匮要略》白头翁汤，询诸来源，三缄其口；尔后从道观流传石印《尘言夜谈》见到，才知学有所本。老朽亦仿照给予患者，凡血下过多、不停，立即应用，能立竿见影；分型施治皆取此汤则并不理想，实际是清热凉血和收敛的作用。本方原医肠道痢疾，扩大临床，针对血证，乃属后世经验。实践告诉，重点以白头翁、黄连为君，黄柏、秦皮次之；根据需要，也可添入阿胶、甘草，即白头翁加甘草阿胶汤。

1968 年吾在禹城诊一少女，月经数月不至，来潮三十天不停，属功能性子宫出血，与周期排卵型月经过多不同，病史已延二年；因屡治无效，其父要求切勿再开四物汤加减药，避免拖延病情。当时就介绍该方试之，计白头翁 45 克、黄连 15 克、秦皮 10 克、黄柏 10 克，水煎，分三次服，每日一剂。吃了三天，出血便止；继饮当归、生地黄、地榆、牡丹皮、艾叶、龟板、紫石英，改善内分泌功能，月经周期恢复，经量转安。

▣ 971. 降四高用百寿汤

历代先贤所组保健方，比较风行，除补益气血、协调阴阳，其中许多药物能降血压、血脂、血糖、血黏度，起延年增寿、预防疾病作用。如黄芪、人参、地黄、何首乌、黄精、枸杞子、泽泻、玄参、黄芩、杜仲、黄连、决明子、夏枯草、槐米、仙灵脾、茺蔚子、紫灵芝、莲子心、豨莶草、桑寄生、野菊花、参三七、山药、玉竹、仙鹤草、山楂、苍术、党参、葛根、虎杖、茵陈蒿、天麻、钩藤、龙胆草、女贞子。杂方派将葛根、黄芩、桑寄生、山楂、决明子、莲子心、炒杜仲、黄连、槐米推出，做为常用者，因均投十克，命名"九十汤"。尔后，又加入疏肝抑制阳亢生风、防止视物昏花的夏枯草 10 克，帽插金花，改称"百寿汤"。

1980 年吾于山东中医学院诊一顽固性高血压病，五十余岁，体重超标 20

公斤，头痛、耳鸣、暴躁、浅睡、多梦、双眼看东西模糊，血脂、血糖、血黏度均超过上限，有明显脑动脉硬化。思考再三，即开了此方，每天一剂，水煎，分三次服。连饮三周，大便日行二次，四高下降，症状逐步消失；原量未动，又继续一周。追踪两个月，反馈稳定。

▣ 972. 防己黄芪汤治血痹无力

民国时期，一河北医家来山东开业，对四肢酸软、全身疲惫，找不到致病因素，认为属于气虚形成血痹，主张补气养血兼祛风通络，以促进动态平衡为导向，喜投《金匮要略》防己地黄汤加大量黄芪。强调桂枝活血、防风散滞、防己少许疏利湿邪，并不照书内索骥，跳出了"狂状妄行、独语不休"的圈子，医界起而效尤，颇得其益。

1955 年吾在鲁北遇一商人，发病二年，开始感觉懒惰，逐渐手握无力，双腿沉重、肌肉萎缩、行走困难，无明显疼痛、麻木情况，饮食、二便无变化，医院印象怀疑重症肌无力、神经元变异。即以本汤予之，含生地黄 60 克、桂枝 15 克、黄芪 60 克、防风 10 克、汉防己 6 克、甘草 6 克，每日一剂，水煎，分三次服。连吃十天，依然如故；又啜二周，走路好转，打软腿的现象未再发生。嘱咐将量减半，继续勿停，共三个月，症状解除三分之二。说明有一定效果，但没夺取痊愈。

▣ 973. 门派秘传

学习《伤寒论》要注意十八须知：

一是伤寒服麻黄汤发汗，不啜热粥以助药力；

二是吃麻黄汤表邪没有全解，改用桂枝汤温覆取汗；

三是白虎汤证高烧口渴，加党参养阴生津；

四是阴盛阳衰投四逆汤，用生附子；

五是汗出而喘、体温不高，开桂枝汤加厚朴、杏仁；

六是腹痛用白芍，放在桂枝汤内；

七是外感咳嗽加干姜、细辛、五味子，要有麻黄；

八是通大便燥结开元明粉，须和大黄同用；

九是投石膏应当布包，防止沉满锅底影响起沸，他药难得溶解；

十是桂枝降气逆上冲，由 15 克开始，少则无力；

十一是茵陈蒿治黄疸，配合山栀子、黄柏、大黄，方见良效；

十二是柴胡不与石膏、附子为伍，转向阳明、少阴、太阴，不利和解少阳；

十三是祛痰饮主以茯苓，一般不用猪苓、泽泻利水；

十四是葱白通阳，虽和附子组方亦不能回阳；人尿、猪胆汁疗阴盛格阳，量多反会损阳；

十五是生姜、甘草、半夏泻心汤用党参滋养益气，制约干姜、黄连燥性伤阴；

十六是升麻清热解毒，不用其升提下陷；

十七是麻黄同龙骨、牡蛎一开一阖，不宜合用；

十八是活血药均有桃仁、大黄。

这些论点来自仲景先师继承者，课徒时第三年交给门生的对外不传之秘，又称“圣书十八牢记”。民初北派伤寒家有三位前辈强调上述规律。家父补充说：执此同条共贯，分析南阳系统，很具特色。老朽在业医过程中，喜遵守先人遗训，但亦根据病情需要打破翀幪，如白虎汤加柴胡内清外散、可收捷效。故发皇历史经验，也重视化古为新。

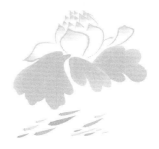

附：

索　　引

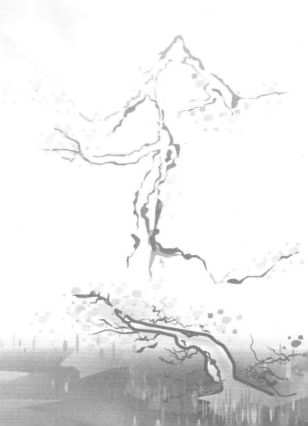

一、人名索引

（以汉语拼音为序）

二、方名索引

（以汉语拼音为序）

三、病症名索引

（以汉语拼音为序）

四、药名索引

（以汉语拼音为序）

五、简称索引